临床口腔疾病检查技术与治疗实践

主 编 张 磊 刘莉娜 吴 江
副主编 陈俊宏 刘荣光 郭华生

江西科学技术出版社

江西·南昌

图书在版编目(CIP)数据

临床口腔疾病检查技术与治疗实践／张磊，刘莉娜，吴江主编. — 南昌：江西科学技术出版社，2018.11（2021.1重印）

ISBN 978 - 7 - 5390 - 6566 - 3

Ⅰ.①临… Ⅱ.①张… ②刘… ③吴… Ⅲ.①口腔疾病 - 诊疗 Ⅳ.①R78

中国版本图书馆 CIP 数据核字（2018）第 233694 号

国际互联网（Internet）地址：

http：//www.**jxkjcbs.com**

选题序号：**ZK**2018454

图书代码：**B**18200 - 102

临床口腔疾病检查技术与治疗实践　　　张　磊　刘莉娜　吴　江　主编

出版发行	江西科学技术出版社
社址	南昌市蓼洲街 2 号附 1 号
	邮编：330009　电话：(0791)86623491　86639342(传真)
印刷	三河市双峰印刷装订有限公司
经销	全国各地新华书店
开本	787mm×1092mm　1/16
字数	314 千字
印张	12.75
版次	2018 年 11 月第 1 版　第 1 次印刷
	2021 年 1 月第 1 版　第 2 次印刷
书号	ISBN 978 - 7 - 5390 - 6566 - 3
定价	86.00 元

赣版权登字 -03 -2018 -361

前　　言

　　口腔颌面部疾病是人类的常见病、多发病。尽管大部分口腔疾病在初始阶段并不引起人们的十分关注，然而处理不当亦会引起较为严重的后果。一方面给患者本人造成额外的机体与精神痛苦，另一方面给后续治疗带来很大困难，也加重了短缺的口腔医疗卫生支援的占用。因此，对于此类疾病的早期防治非常重要。随着国家经济建设的迅速发展和人们生活水平的提高，人们对口腔保健的需求进一步增加，从而为口腔疾病的发展提供了机遇。同时，口腔医疗的发展，也要求临床医生不断巩固和提高临床医疗水平。因此，专门组织从事于口腔科一线的医务工作者编写了此书，旨在有助于广大临床医生了解和掌握目前口腔科常见疾病的最新临床诊疗经验和方法，以便更好地为广大患者服务。

　　本书共分为五章，内容涵盖了临床常见口腔疾病的诊断与治疗，包括：龋病、牙体硬组织非龋性疾病、牙髓病和根尖周病、牙周组织病、牙与牙槽外科。

　　针对书中涉及的口腔疾病，均进行了详细介绍，包括：疾病的病因病理、症状表现、检查诊断方法、鉴别诊断、内外科方法、相关手术操作技巧及预防等。增强了本书的临床价值及实用性，内容丰富，贴近临床实践，为口腔科的医务人员提供相关参考与帮助。

　　本书在编写过程中，借鉴了诸多口腔相关临床书籍与资料文献，在此表示衷心的感谢。由于本编委会人员均身负科一线临床工作，故编写时间仓促，难免有错误及不足之处，恳请广大读者见谅，并给予批评指正，以更好地总结经验，以起到共同进步、提高口腔科临床诊治水平的目的。

《临床口腔疾病检查技术与治疗实践》编委会

2018 年 11 月

目录
CONTENTS

第一章　龋病

第一节　龋病的分类和临床表现

一、按龋病的深度分类

（一）浅龋

浅龋（shallow caries）指龋坏限于牙釉质和牙骨质，一般无明显牙体缺损或仅有牙面局部色泽改变。

（二）中龋

中龋（middle caries）指龋病发展到牙本质浅层，一般可见龋洞形成。由于龋坏通常沿釉牙本质界发展，临床往往出现表面范围小，而实际内部龋损已很广泛的潜行性龋坏。

（三）深龋

深龋（deep caries）指龋病已发展到牙本质中层或深层，多有明显龋洞形成，龋洞内含有大量软化牙本质或食物残渣。

二、按龋病损害的解剖部位分类

（一）窝沟龋和平滑面龋

窝沟龋指发生于磨牙和前磨牙𬌗面窝沟或前牙舌面沟处的龋病，往往口小底大，表面呈黑色或墨浸状。平滑面龋包括邻面和近颈缘或近龈缘的牙面。

临床上根据窝沟形状（图1-1）分为如下几种情况

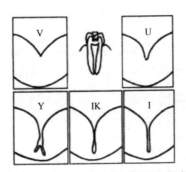

图1-1　咬合面常见的不同窝沟形态

1

1. V 型:顶部较宽,底部渐窄,约占 34%。

2. I 型:呈一窄的裂缝,约占 19%。

3. U 型:从顶部到底部几乎相同,约占 19%。

4. Y 型:约占 7%。

5. IK 型:底部带有宽的间隙,约占 19%。

窝沟形状与龋病发生发展速度有关,细而深的窝沟比平坦而浅的窝沟更容易潴留食物且不易清洁,易发生龋病。图 1-2 显示𬌗面窝沟龋不同发展阶段。

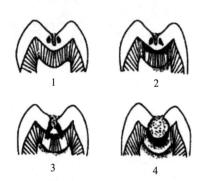

图 1-2 咬合面不同深度的窝沟龋与修复性牙本质形成示意图

1. 早期窝沟釉质龋;2. 龋坏累及釉牙本质界,髓腔面修复性牙本质形成;3. 龋病沿釉牙本质层界发展,修复性牙本质形成增多;4. 龋病发展到牙本质深层,牙髓感染

除窝沟外的牙面发生的龋损为平滑面龋。根据龋损部位又分为发生于近远中触点处的邻面龋和发生于牙颊或舌面釉牙骨质界处的颈部龋。

(二)线形釉质龋

线形釉质龋(linear enamel caries)指发生在上颌前牙唇面新生带处的龋损。新生线是出生前和出生后釉质的界限,上颌乳前牙龋损呈新月形。

(三)根面龋

根面龋(root caries)指发生于釉牙骨质界以下根面的龋坏。中老年人牙龈退缩,牙根暴露,患根面龋较多。根面牙骨质化学组成和结构完全不同于牙釉质和牙本质,推测致病菌和病理过程与釉质龋和牙本质龋不同。

(四)隐匿性龋

隐匿性龋指釉质下方脱矿形成龋洞,具有隐匿性。好发于磨牙沟裂下方和邻面,临床易于漏诊,应仔细检查,见病变区色泽较暗,X 射线检查易确诊。

三、按龋病的发展速度分类

(一)静止龋

静止龋(static caries)指龋病发展过程中,由于局部环境条件的改变,原来隐蔽的龋坏暴露于口腔,细菌和食物残渣易被进食、漱口或刷牙所去除,菌斑不能形成,失去了代谢产酸的条件,龋病发生停止。静止龋牙本质呈黑褐色、坚硬,多见于牙齿浅而平坦的殆面和邻面的龋损。典型的例子是第三磨牙拔除后,第二磨牙远中邻面浅龋或中龋往往停止发展而成为静止龋。

(二)慢性龋

慢性龋(chronic caries)发展速度缓慢,持续数年而不累及牙髓。慢性龋在一定条件下可以变成急性龋,龋坏组织呈棕褐色或棕黑色,较干燥,用挖匙不易剔除。髓腔内成牙本质细胞受到长期慢性刺激,修复牙本质形成量多,成人和老年人龋病多属此种。

(三)急性龋

急性龋(acute caries)发展速度快,数月可见组织缺损、龋洞形成。洞内龋坏湿润,呈浅黄色或灰白色,用挖器可以被大片挖出,急性龋多见于青少年恒牙或儿童乳牙。由于急性龋发展速度快,牙髓组织可在尚未形成修复性牙本质时就已发生感染、坏死。

(四)猖獗龋

猖獗龋(rampant caries)又称猛性龋,是急性龋的一种形式,表现为在短时间内全口多个牙发生较严重龋坏。猖獗龋龋损内有大量软化牙本质,呈浅黄或灰白色,多见于全身系统性疾病。如头颈部肿瘤放射治疗后,破坏了唾液腺,引起唾液的质和量的改变,患有口眼干燥、关节炎综合征的患者易患猖獗龋。

四、根据以往有无治疗分类

(一)原发性龋

原发性龋(primary caries)指初发并未经治疗的龋坏。该型龋坏依据不同病损程度,临床上有不同的表现。

(二)继发性龋

继发性龋(secondary caries)指以往治疗充填后因龋坏未去净或消毒不严,充填材料收缩,微渗漏形成而发生的龋坏。此种龋坏较隐蔽,有时难以发现。

第二节 龋病的诊断和鉴别诊断

一、诊断方法

(一)问诊

询问患者有无疼痛,疼痛的方式、诱因、位置,伴随身体的其他症状等。龋病早期有患者无不适感觉,所以容易被忽视。

(二)视诊

观察牙齿有无色泽的变化,如黑褐色改变和失去光泽的白垩色斑点,有无腔洞形成。怀疑邻面龋时,观察邻面的边缘嵴有无变暗或白垩色斑晕。

(三)探诊

探查龋损部位有无粗糙、钩拉或插入的感觉。探测龋洞是否变软、酸痛,还可探查龋洞的位置、深度和范围、有无穿髓等。

（四）温度刺激测试

当龋洞深达牙本质时，患者可有冷、热、酸、甜刺激痛。医生通常采用冷、热诊法如氯乙烷、热牙胶检查患牙，也可用电子牙髓活力测试仪测试牙髓活力。

（五）拍 X 射线牙片

邻面龋和继发龋或隐匿龋肉眼难以观察和检查，可通过拍 X 射线片帮助诊断，并可以观察龋坏部位、深度等。

（六）透照

可采用光纤透照方法对前牙邻面龋洞进行检查，该法效果较好，可直接看到龋洞的部位、深浅、范围。

二、诊断标准

（一）浅龋

一般分为早期釉质龋和釉质龋。

1. 早期釉质龋

（1）无自觉临床症状；

（2）去除牙菌斑并吹干牙面，可见病变区呈白垩色改变，牙面光泽消失；

（3）牙面外形完整，无实质性缺损，若对病区探诊，可感觉粗糙、质地松软。鉴于发生在光滑面的釉质早期龋可以通过再矿化的方法使其停止发展并重新变硬，一旦确诊该种龋病，不要对病损区进行过多的探诊。

2. 釉质龋

（1）一般无自觉临床症状；

（2）牙齿表面呈白垩色或棕褐色，可见表面组织缺损；

（3）发生在釉质的浅龋，探诊时可以感觉到牙表面的完整性已经破坏，洞底位于牙釉质层，粗糙、质软。发生在窝沟的浅龋可能卡住探针，发生在暴露的牙根面的浅龋，呈棕色，探诊粗糙、质软，但缺损不明显；

（4）对不易确定的、发生在邻面的龋损，拍咬合翼 X 射线像片显示釉质层 X 射线透射区。

（二）中龋

中龋是指已发展到牙本质浅层的龋病。

1. 临床上对冷热或甜酸刺激敏感，多为一过性的敏感症状，无持续性疼痛症状；

2. 可见龋洞。发生在邻面或窝沟处的龋，可见相应部位（如边缘嵴和窝沟边缘）釉质呈墨浸样变；

3. 探诊可及窝洞，洞底位于牙本质浅层，洞底质软，轻度敏感；

4. 对不宜确诊的发生在邻面的龋，拍咬合翼 X 射线片可见釉质和牙本质浅层透影增加。

（三）深龋

龋病进展到牙本质深层，临床上可见明显的龋洞，易于探查。位于邻面和充填体下方的深龋以及有些隐匿性龋洞，洞口很小，外观仅有色泽改变，而病变进展很深，临床检查较难发现,应结合患者主观症状,仔细探查。必要时需在处理过程中除去无基釉质,然后再进行诊断。

1.临床上出现明显的冷热酸甜刺激敏感症状,或有食物嵌塞后的一过性疼痛,但无自发痛;

2.可见大龋洞。发生在深窝沟下的龋,有时洞口不大,但洞缘两侧呈墨浸色的范围较大,提示龋损的范围大;

3.探诊可及龋洞,洞底位于牙本质深层,探诊敏感,但去净腐质后不露髓;

4.冷热诊无明显异常;

5.咬合翼 X 射线片可反映龋损的范围,但一般小于实际病损范围。

对于诊断不清或不确定的病例,建议试补后随访观察,待确诊后再行永久充填。

三、龋病的鉴别诊断

1.正常窝沟与窝沟龋　　正常窝沟色浅,表面光滑,无卡探针现象。窝沟龋呈黑色或棕黑色,表面可有粗糙感,探针尖可插入,回拉时有阻滞感。

2.光滑面龋与釉质发育不全和氟斑牙　　光滑面龋探诊表面粗糙,质软,色素沉着呈灰黄色或黄褐色斑块。釉质发育不全是牙齿在发育过程中成釉细胞代谢障碍所致,表现为同一时期发育的牙齿受累,一般左右对称。釉质发育不全表面因色素沉着呈黄褐色或棕黄色,探诊表面粗糙不平,甚至有缺损,但质地坚硬,无卡探针现象。氟斑牙为地方性水氟含量过高,造成成釉细胞功能障碍所致。氟斑牙发病对称,同一时期发育的牙齿全部发病。氟斑牙冠部牙釉质呈黄褐色,表面光滑,严重时伴有牙体组织(多为釉质)缺损。

3.深龋与牙髓充血

(1)深龋常规冷测不敏感,冷水进洞可敏感;牙髓充血常规冷测可出现敏感症状;

(2)深龋对任何刺激不出现持续性或延缓性疼痛症状,而牙髓充血时在刺激去除后可有短暂的疼痛症状。

4.深龋与慢性闭锁性牙髓炎

(1)深龋无自发痛史;牙髓炎可有自发痛史,疼痛性质多为放射性;

(2)深龋无叩诊时的异常反应,牙髓炎可有叩诊异常;

(3)深龋常规温度测无疼痛,牙髓炎温度测尤其是热测时可诱发迟缓性疼痛;

(4)深龋时龋损不波及牙髓,牙髓炎时多数龋已波及牙髓。

5.深龋与死髓牙

(1)深龋无自发痛史,死髓牙可有自发痛史;

(2)深龋探诊敏感,死髓牙探诊无反应;

(3)深龋温度诊有反应,电活力测正常,死髓牙无反应。

第三节　　龋病的治疗

龋病治疗的目的在于终止病变的发展,保护牙髓,恢复牙的形态、功能及外观,并维持与邻近软、硬组织的正常解剖和生理关系。临床中对不同程度的龋损要采用不同的治疗方法。

一、治疗原则

1. 理想的龋齿治疗不仅仅是对个别牙窝洞的充填或修复,还应包括对患者进行龋的控制,预防继发龋和再发龋。

2. 龋齿治疗应按下列顺序 终止病变发展,保护正常牙体组织和牙髓,有效修复龋损部分,恢复牙齿形态、外观和功能,防止继发龋和再发龋。

3. 明确特定患者易患龋的因素,有针对性地进行防龋指导。如有效的牙齿保健方法、局部用氟和饮食控制等。

4. 对多发性龋、急性龋、猖獗性龋患者,在对患牙治疗的同时,应给予适当预防措施,如局部用氟和窝沟封闭。

5. 早期龋、牙根面浅龋,可通过防龋指导、局部涂氟和再矿化的方法予以治疗,并于半年到 1 年间定期复查。如有明显龋洞形成,则应行修复治疗。

6. 已形成龋洞的牙齿必须通过去腐、备洞进行修复治疗。

7. 修复治疗前,必须去除所有病变和感染的牙体组织。

8. 单纯龋齿治疗不应损伤或破坏正常牙髓。

9. 确定定期复查的频率。急性龋、猖獗龋患者应每 3 个月复查 1 次,儿童应每半年复查 1 次,一般患者应 1 年复查 1 次。

二、非手术治疗

龋病的非手术治疗是采用药物或再矿化等保守方法终止或消除龋病。

(一)药物治疗

1. 适应证

(1)尚未形成龋洞的恒牙早期釉质龋,特别是龋坏位于易清洁的平滑面者;

(2)1 年内将被恒牙替换的乳前牙邻面浅龋和乳磨牙𬌗面的广泛性浅龋;

(3)呈浅碟状的𬌗面点隙龋损;

(4)恒牙釉质发育不全并发𬌗面广泛浅龋,且备洞困难者。

2. 氟化物治疗

(1)氟化物:常用的氟化物有 75% 氟化钠甘油糊剂、8% 氟化亚锡溶液、单氟磷酸钠溶液及含氟凝胶等。氟化物对软组织无刺激性,不使牙变色,安全有效,前后牙均可使用;

氟化物可在釉质中形成氟磷灰石,增强釉质抗酸性,同时还影响牙菌斑微生物的代谢,抑制细菌产酸,氟化物还能促进早期龋损处的脱矿釉质再矿化,从而终止龋病的发展。

(2)操作要点

①使用前,必须清洁牙面,用球钻除净龋损的腐质,暴露病变部位;调磨薄壁弱尖,避免牙折的发生及锐尖对软组织的刺激;消除食物滞留的环境;

②使用时,必须隔湿、干燥患区牙面;

③涂布药物。用浸有氟化物的小棉球反复涂擦患处 3～5min 即可。如用含氟涂料,可不必反复涂擦。视患区病情和效果可连续多次涂擦;

④使用后不应让患者立即漱口,应保证氟与牙面尽可能长时间接触。

(3)注意事项

①涂氟过程中要注意隔湿,注意将多余的药液吸出,不得让患者咽下;

②涂氟治疗至少应在 1 个月内重复 4 次;

③可以与自用低浓度氟化物(氟化物牙膏、氟漱口液)同时进行;

④涂氟所用均为高浓度氟化物,必须由专业人员施行。

3.硝酸银治疗

(1)硝酸银:10％硝酸银或氨硝酸银;

(2)硝酸银治疗龋齿的机制:硝酸银具有强腐蚀性和抑菌(低浓度时)、杀菌(高浓度时)作用。由于硝酸银对软组织有强腐蚀性,涂布后可使牙齿变黑,现已被新型树脂材料替代,本书不再专门介绍。

(二)再矿化治疗

用人工的方法使已脱矿、变软的釉质或牙骨质再矿化,恢复其硬度,使早期龋损终止或消除的方法称再矿化治疗。

1.适应证

(1)光滑面上的早期龋;

(2)龋易感者的预防;

(3)控制广泛性龋。

2.再矿化液的组成　再矿化液有多种配方,主要成分是含有氟的磷酸钙溶液,钙、磷和氟的浓度和比例对龋损再矿化程度有明显影响。此外,为加强再矿化液的稳定性,常在再矿化液中加入适量的氯化钠,酸性环境可减弱矿化液对釉质的再矿化作用。再矿化液一般浓度为 70g/L 较宜。

3.再矿化液的使用方法

(1)湿敷:适用于个别牙齿的再矿化。清洁牙面,隔湿、干燥,用浸有再矿化液的棉球湿敷牙面的脱矿部位,每日 1 次,每次 15min,连续 15～20 次为一疗程。可连续进行 2～3 个疗程。

(2)含漱:每次含漱 5～10min,每日 3 次。

(三)窝沟封闭治疗

窝沟封闭治疗是预防窝沟龋的有效方法。封闭剂(一种高分子树脂材料)作为屏障,使窝沟与口腔环境隔绝,阻止细菌、食物残渣及其酸性产物等致龋因子进入窝沟,达到防龋的目的。

1.适应证

(1)主要用于可疑窝沟龋;

(2)沿面与充填窝沟相邻的无龋深沟裂,不需做预防性扩展,仅用封闭剂处理即可。

2.封闭剂　窝沟封闭剂主要由树脂、稀释剂、引发剂及一些辅助成分(如填料、氟化物、染料等)组成。树脂是封闭剂的主体材料,双酚A甲基丙烯酸缩水甘油酯(Bis-GMA)是目前常用的、性能良好的树脂。

3.操作步骤　临床操作步骤包括清洁牙面、隔湿、酸蚀、涂布及固化封闭剂。

(1)清洁牙面:用机用小毛刷或牙刷蘸不含氟的抛光膏或牙膏清洗牙面和窝沟,目的是去除表面和窝沟内的牙垢、菌斑和有机物。氟易与牙齿矿物质形成氟化钙,影响后面的酸蚀效果,故不用;

(2)隔湿和酸蚀:术野隔湿,理想条件下应使用橡皮障,也可用棉卷,隔湿的效果决定封闭效果。用35%磷酸液(或凝胶)对要封闭的部位进行酸蚀,恒牙20～30s,由于乳牙釉质表层多为无釉柱层并含有较多有机物,对乳牙的酸蚀时间可延长60s,酸蚀的范围应为接受封闭的范围,一般为牙尖斜面的2/3;

(3)冲洗吹干:酸蚀后的表面要用清水彻底冲洗,不能遗留酸,然后以气枪吹干。冲洗吹干后的牙表面必须重新隔湿,不得再受唾液的污染;否则,应重新冲洗、酸蚀、干燥;

(4)涂布封闭剂:化学固化类的封闭剂需将两等份的液体混合,以小毛刷或小海绵将封闭剂直接涂于欲封闭的窝沟中,光固化不必调拌;

涂布方法:用涂刷蘸取封闭剂适量,沿窝沟从远中向近中逐渐涂布,同时毛刷上下微微抖动,使封闭剂渗入窝沟,排出空气,防止出现气泡。涂布范围应覆盖全部酸蚀面。在不影响咬合的前提下,应尽可能涂厚些。

(5)固化:自凝固化待其固化,一般需1～2min。光固化类材料可照射20s,或遵照材料说明书的要求进行光照。照射范围应大于涂布范围。

(6)检查:检查封闭的部位是否有气泡、封闭是否完整。应适当调整影响咬合的部分。封闭后应定期(3个月、半年或1年)复查,观察封闭剂保留的情况。

三、窝洞充填修复治疗

除一些早期龋可以用非手术治疗外,一般来说,龋病都要用充填修复的方法来治疗。充填术是修复牙体缺损的临床常用技术,即用牙体外科手术方法去除龋坏组织,预备成一定洞形(窝洞),再选用适宜的修复材料修复缺损,恢复牙的形态和功能。

(一)牙体修复的原则及修复材料的选择

1.牙体修复的原则　恢复牙体形态与功能,恢复口颌生理健康。

(1)去除龋坏牙体组织,消除感染源,终止龋病,预防继发龋;

(2)尽可能保留健康的牙体组织,保护牙髓;

(3)窝洞预备符合生物学及机械力学的要求。

2.充填材料的选择　充填材料种类很多,可根据牙齿的部位、窝洞的位置、患者的要求和口腔状况正确选择修复材料。修复材料的正确选择和使用是牙体修复治疗成功的关键。

(1)物理和机械性能尽可能符合牙体生物学要求;

(2)生物学性能有较好的生物相容性,无毒、无害、安全,对牙髓、牙周组织无刺激;

(3)化学性能稳定,在口腔内不腐蚀、不溶解、不变色,固化收缩小等。

（二）窝洞的分类与结构

经手术的方法去除龋坏组织，并按要求预备成一定的洞形，以容纳和支持修复材料。这一步骤叫窝洞预备，简称备洞。

1.窝洞的分类　窝洞分类方法较多，临床上常用方法为 G. V. Black（1908 年）分类，即按龋损发生的部位，将窝洞分为 5 类（图 1—3）。这是目前国际上普遍采用的窝洞分类法。

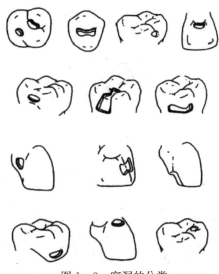

图 1—3　窝洞的分类

（1）Ⅰ类洞：指发生在所有牙面发育点隙裂沟的龋损所预备的窝洞，包括磨牙和前磨牙的
𬌗面洞、上前牙腭面洞、下磨牙颊面𬌗 2/3 的颊面洞和颊𬌗面洞、上磨牙腭面𬌗 2/3 的腭面洞
和腭𬌗面洞；

（2）Ⅱ类洞：指发生在后牙邻面的龋损所预备的窝洞，包括磨牙和前磨牙的邻面洞、邻𬌗
面洞、邻颊面洞、邻舌面洞和邻𬌗邻洞；

（3）Ⅲ类洞：指发生在前牙邻面未累及切角的龋损所预备的窝洞，包括切牙和尖牙的邻面
洞、邻舌面洞和邻唇面洞；

（4）Ⅳ类洞：指前牙邻面累及切角的龋损所预备的窝洞，包括切牙和尖牙的邻切洞；

（5）Ⅴ类洞：为所有牙的唇（颊）、舌面颈 1/3 处的龋损所预备的窝洞，包括前牙和后牙颊
舌面的颈 1/3 洞。

由于龋损多样化，Black 的分类法不能涵盖所有临床需要，临床把前牙切嵴或后牙牙尖发
生的龋损制成的窝洞称为Ⅵ类洞。

此外，也可按窝洞涉及的牙面数分类，即单面洞为只波及一个牙面，双面洞为波及两个牙
面，复杂洞为波及两个以上牙面。

2.窝洞的命名　以其所在牙面命名。如位于𬌗面的洞叫𬌗面洞，位于颊面的洞叫颊面
洞，位于邻面和𬌗面的复面洞叫邻𬌗面洞。为便于临床记录，常以各牙面英文第一个字母的
大写表示。如切缘 incisal 以 I 表示，唇面 labial 以 La 表示，舌面 lingual 以 L 表示，以此类推，

颊面 B、腭面 P、骀面 O、近中面 M、远中面 D。唇面和颊面又统一以 F(facial)表示。近中邻骀面洞可记录为 MO。

3.窝洞的结构　窝洞由洞壁、洞角和洞缘组成(图 1—4)。

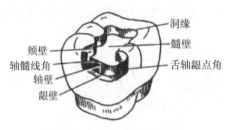

图 1—4　窝洞的结构

(1)洞壁:分侧壁和髓壁。侧壁是与牙面垂直的洞壁,在冠部由釉质壁和牙本质壁组成,在根部由牙骨质壁和牙本质壁组成。侧壁以其所在牙面命名,如位于颊面者叫颊壁,靠近龈缘者叫龈壁。髓壁位于洞底,覆盖牙髓,与洞侧壁垂直。与牙长轴平行的髓壁又叫轴壁,以与骀面的髓壁相区别;

(2)洞角:洞壁相交形成洞角,两壁相交构成线角,三壁相交构成点角。洞角以构成它的各壁联合命名,如颊壁与髓壁相交构成的线角叫颊髓线角,颊、轴、龈三壁相交构成的点角叫颊轴龈点角;

(3)洞缘:窝洞侧壁与牙面相交构成洞的边缘,即洞缘,是由洞侧壁与牙面相交形成的线角,即洞缘角或洞面角。

(三)窝洞预备的基本原则

备洞时应遵守生物学原则和力学原则。

1.生物学原则

(1)彻底清创:即去净病变组织,以颜色、硬度为标准,必要时配合龋蚀检知液染色观察。对近髓较深的龋洞,如去腐质过程中预计可能露髓,可采取两次甚至多次去腐法;

(2)保护牙髓:熟练掌握牙髓腔的解剖形态及其增龄性的变化,备洞时注意避让髓角。备洞过程中尽可能减少操作对牙髓所造成的理化刺激,如:①切割器械应锐利,高速涡轮机应有冷却装置,慢手机钻磨时应保持术区干燥。②切割牙齿时应采用间断磨除法。③中深度龋损应注意垫底。④深龋备洞时,不向髓腔方向加压;

(3)尽量保存健康的牙体组织;

(4)无痛原则:牙体手术过程会造成疼痛反应,术前应做必要的解释工作,缓解患者的紧张情绪,对年老体弱者应注意全身变化,高血压和心脏病的患者最好在局部麻醉无痛下进行。

2.力学原则　充填术采用机械固位原理,备洞时兼顾抗力形与固位形。

(1)抗力形:抗力形是使充填体和余留牙体组织能够承受咬合力而不会破裂的特定形状。抗力形的设计应使应力均匀地分布于充填体和余留牙体组织,尽量减少应力的集中。设计原则如下:

①洞缘外形线圆缓,转折处勿形成锐角,洞缘线应避开咬合接触区,尽量保留尖、嵴等抗力强大的部位;

②窝洞的深度应达到釉牙本质界下 0.2～0.5mm,以使充填体获得足够的厚度;

③窝洞洞形应底平、壁直、点线角清晰而圆钝,以使内应力均匀分布,避免洞底及点线角处应力集中而致牙体折裂(图 1-5)。

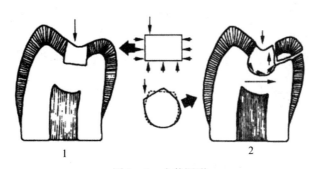

图 1-5 盒状洞形

1. 正确;2.错误(洞底呈圆弧形)

④鸠尾洞形的峡部宽度不宜过窄,并且不能使峡部与轴髓线角处于垂直连线上,以免造成充填体自峡部折断;

⑤备洞时应去除无基釉,并避免在制洞过程中产生新的无基釉,脆弱的尖嵴适当降低。

(2)固位形:固位形是防止修复体在侧向或垂直方向力量作用下移位、脱落的形状。窝洞的固位形必须具有三维的固位作用方能保持修复体的稳定。此外,固位形的要求与窝洞涉及的牙面数有关。单面洞修复体只能从与洞底垂直的方向脱位,而双面洞则可从与洞底呈水平和垂直两个方向脱位,在设计固位形时应视不同情况而做不同的选择。基本固位形有以下几种形式:

①侧壁固位:是各类洞形最基本的固位形,以洞侧壁与充填材料间密合而产生的摩擦力来固位,盒状洞形的侧壁应相互平行并具一定深度,使洞壁和充填体之间产生摩擦固位力;

②倒凹固位:在侧壁髓线角区平洞底向侧壁做出的潜入小凹(图 1-6),一般应位于厚实坚固的牙尖下方。因牙尖下方正是髓角所在,制作时注意避让;

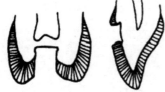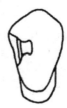

图 1-6 倒凹固位形

③梯形固位:是复面洞的邻面部分所采用的固位形,龈侧大于𬌗侧的梯形,防止修复体从梯形底边呈垂直方向的脱位;

④鸠尾固位:是复面洞的一种固位形(图1-7),鸠尾峡部宽度一般为颊舌牙尖间距的1/4~1/3,并注意整个鸠尾的比例协调性,峡部的位置应在轴髓线角的靠中线侧;

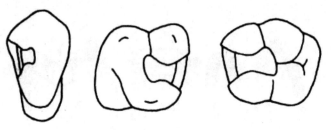

图1-7 鸠尾固位形

⑤辅助固位:固位沟、固位槽、固位钉。

3.备洞器械 备洞时所用的器械有两类:一类是机动器械,一类是手用器械。

(1)机动器械:目前临床上使用的有电动钻牙机和气涡轮机。前者借助电机转动,后者借助空气压缩机产生的高速气流推动钻牙机内的钻针转动。电动钻牙机由电动机、传动部分和机头组成;

①机头:又称手机,有直、弯两种。备洞多用弯手机;

②钻针:用于切割牙体组织,其样式和品种多样,临床根据备洞需要选择。工作时把钻针安装在手机上。①钢钻:有长柄、短柄两种。长柄钻用于直手机,短柄钻用于弯手机。长柄钻长约45mm,短柄钻长约22mm。钻针分头、颈、柄三部分。头即工作端,由8~12道刃口组成,颈是头和柄之间的狭窄部分,柄是上在机头上的部分。短钻针的末端有一小槽,而且还有与长柄平行的2.5mm的半截面。槽和半截面是供嵌在机头内用的,其工作头均可分为3类(图1-8)。裂钻的钻头有柱状和锥状,裂钻的刃口互相平行,平行的刃口有的和钻针方向一致,有的则倾斜,有的刃口呈锯齿状,工作头长4~5mm。裂钻常用于扩大洞形,修整洞壁。倒锥钻的钻头顶端直径大于柄端,侧面有刃达顶端,钻头较短,长0.5~1.5mm,常用于制作倒凹,磨平洞底,扩大洞形。球钻(又称圆钻)有倾斜单刃和锯齿刃两种。球钻常用于去除龋坏,开扩洞口,制作圆弧形倒凹,各种钢钻均有不同的大小和型号;②石尖:由人造石制成,通常是长柄,有各种形式和大小,可用其磨除边缘嵴和牙釉质;③金刚石尖:用人造金刚石制成,也有不同式样和大小。硬度大,切割效率高,有球形、柱形、锥形等。

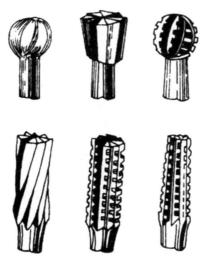

图 1—8　钻针

气涡轮机又叫风动钻牙机,它的转速可达 20 万~50 万 r/min,切割效率高,震动轻,扭转力小,有喷水冷却装置,使用钨碳钢钻针。目前应用较普遍。

(2)手用器械

①挖器:工作头呈形,边缘为刃口。一般是双头,调转工作头的方向则可以左右两个方向进行剔刮。深龋近髓时使用挖器,不易引起穿髓;

②凿:凿有双面刃和单面刃。单面刃常用于去无基釉,修整邻面洞的龈壁和颊舌壁的锋锐边缘。临床应用少;

(四)窝洞预备基本步骤

1.窝洞预备

(1)开扩洞口及进入病变区域:一般病变区域较为隐蔽,为使视野清楚,查清病变的范围和程度,正确设计窝洞外形,便于操作,首先应开扩洞口,寻找便于进入窝洞的通道。咬合面龋常表现为潜行性损害,龋洞口小底大,需先去除洞口的无基釉,扩大洞口;而邻面龋开扩洞口应视具体情况采取不同方式进入。后牙邻面龋,如接触点已破坏,应磨除殆面相应边缘嵴,从殆面进入龋洞。如尚未累及接触点,仅局限于牙颈部,则可从颊或舌侧进入,以避免去除过多牙体组织。前牙邻面龋,为保持唇面的完整和美观,多从舌侧进入。如龋损近唇面,采用牙色材料修复,可从唇面进入,保持舌侧边缘嵴,利于承受咀嚼力。

(2)设计和预备窝洞外形:窝洞的洞缘构成了洞外形。外形的建立,应最大限度地保存牙体组织和减少继发龋的发生。其原则为:①以病变范围为基础设计洞形。②尽量避开牙尖和嵴等承受咬合力的部位。③沿点、隙、裂沟扩展,并进行适当预防性扩展。④外形曲线圆缓,以减少应力集中。⑤邻面洞的外形线应达自洁区,防止继发龋。龈缘与邻牙之间至少有 0.5mm 宽的间隙(图 1—9),不必扩展到龈下。⑥不同部位进入牙本质深度不同,一般牙釉质界下深 0.2~0.8mm,咬合面不超过 0.2mm,平滑面 0.5mm,牙根面 0.8mm。

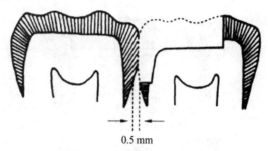

0.5 mm

图 1-9 邻面洞龈缘的位置

（3）预备抗力形和固位形：在洞外形基本形成侧壁和洞底后，经修整，预备具抗力形和固位形的盒形洞，并用球钻或裂钻预备清晰圆钝的线角和洞底的倒凹。

（4）预备修整洞缘：包括洞缘壁的修整和洞角的设计。防止充填体与牙体组织之间出现缝隙，产生微渗漏。同时，洞缘处的充填体和牙体组织应具有足够的强度，防止充填体边缘破裂。

洞缘预备时，要考虑牙面的釉柱方向，使釉质壁的釉柱止于健康的牙本质上，防止折裂。

洞面角的预备取决于所使用的充填材料。银汞合金材料边缘韧性差，易折裂，洞面角应制成 90°；复合树脂材料韧性较好，洞缘可制成短斜面，以利于黏固修复。

（5）备洞的过程尽量采用无痛制洞：如选择锋利的器械，间断、带水操作；局部麻醉操作；步骤尽量合并完成，并可变更和省略。

2.术区的隔湿、消毒

（1）窝洞隔湿：窝洞预备好后需隔离口腔环境，即隔离唾液，防止唾液渗入，以避免细菌感染，影响消毒药物和充填材料的性能，从而保证洞壁的密合，保证视野清楚，便于充填。常用的隔湿方法包括以下几种。

①棉卷隔湿：消毒棉卷隔湿简便而有效，临床最常用。将棉卷置患牙的唇（颊）前庭沟处和舌侧口底，吸除术区附近唾液。如同时将棉卷置于腮腺导管口处，隔湿效果更佳。术中要注意更换棉卷（图 1-10）。

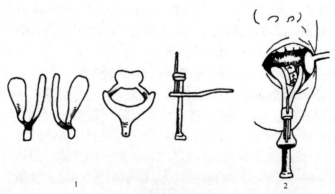

1   2

图 1-10 棉卷隔湿
1.器械；2.操作

②吸唾器:利用水流和抽气产生的负压,吸出口腔内的唾液。用时将吸唾管置于患者口底,注意勿紧贴黏膜。吸唾器与棉卷隔湿常配合使用。

③橡皮障隔湿:橡皮障隔湿是用一块橡皮膜经打孔后套在牙上,利用橡皮的弹性紧箍牙颈部,使牙与口腔完全隔离开来。

橡皮障隔湿所需器械较多,包括橡皮障、橡皮障打孔器、橡皮障夹、橡皮障夹钳、橡皮障支架等。

该法一般需由助手协助进行,操作费时,但效果好,能使手术区视野清楚,防止损伤口腔黏膜及牙龈组织,防止小器械及切削的牙体组织碎屑吞入食管或气管,确保手术安全,减少交叉感染,防止乙肝和艾滋病的传播。

④选择性辅助隔湿法:龈下和近龈缘的牙颈部龋可用退缩绳,防止术中龈沟液干扰,特别适用于复合树脂修复。方法是将蘸有非腐蚀性收敛剂的退缩绳(图1-11)塞入龈沟内,绳的直径和长度可灵活选择,必要时用阿托品使唾液分泌减少。也可采用开口器,多用于后牙长时间牙体修复中,可维持恒定的张口度,减轻患者开口肌群的疲劳,同时也方便术者操作。

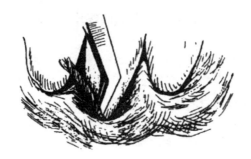

图1-11 退缩绳的使用

(2)窝洞的消毒:在窝洞预备完成之后充填之前,可选用适宜药物进行窝洞消毒。理想的窝洞消毒药应具有消毒力强、对牙髓刺激小和不使牙变色等特性。常用的消毒药有25%～50%麝香草酚酒精溶液、樟脑酚溶液及75%酒精等。

对窝洞的消毒一直存在争议。传统的观点认为,窝洞预备好后,洞壁牙本质小管中还残存有少量细菌,为了更好地消除残余感染,防止继发龋,充填前需进行窝洞消毒。另一种观点则认为,窝洞内即使有少量残存细菌也会因充填后环境的改变而不利于其生长,经一定时间后逐渐失去生存能力而死亡,故不必再行窝洞消毒。目前主张只彻底清洗窝洞,通过黏结剂封闭窝洞,尽量减少微渗漏,再加上洞衬剂和垫底材料的抑菌作用及含氟充填材料,进一步防止继发龋。

3.窝洞封闭、衬洞及垫底 由于窝洞深浅不一,深洞洞底往往不平,而且一些修复材料对牙髓有刺激性。因此,在充填前应根据窝洞的深度和修复材料的性质对窝洞进行适当处理。处理目的是隔绝外界和修复材料的刺激,保护牙髓,并垫平洞底,形成充填洞形。

(1)窝洞封闭:在窝洞洞壁涂一层封闭剂,以封闭牙本质小管,阻止细菌侵入。目的是隔绝来自修复材料的化学刺激,但因封闭剂很薄,不能隔绝温度刺激。此外,封闭剂能增加修复材料与洞壁的密合性,减小微渗漏,也可减少银汞合金中的金属离子渗入牙本质小管而防止牙变色。

封闭剂主要有以下几种。

①洞漆:采用天然树脂(松香或岩树脂)或合成树脂(硝酸纤维或聚苯乙烯),呈清漆状。涂于釉质壁和牙本质壁上,有机溶剂挥发后留有一层树脂薄膜,一般涂 2 次,以增强充填材料与洞壁的密合性,减少微渗漏。

由于洞漆中的有机溶剂可与复合树脂中的树脂成分反应,影响树脂聚合,所以,树脂充填时忌用洞漆。

②树脂黏结剂:黏结剂能有效地封闭牙本质小管,其减小微渗漏的作用优于洞漆。

(2)衬洞:在窝洞封闭之后,还要在洞底衬一层能隔绝化学和一定温度刺激且有治疗作用的洞衬剂,其厚度一般小于 0.5mm。常用的洞衬剂有氢氧化钙及其制剂、氧化锌丁香油酚黏固剂、玻璃离子黏固剂。

(3)垫底:在洞底(髓壁和轴壁)垫一层足够厚度(>0.5mm)的材料,隔绝外界和修复材料的温度、化学、电流及机械刺激,同时有垫平洞底,形成充填洞形,承受充填压力和咀嚼力的作用。

常用的垫底材料有氧化锌丁香油酚黏固剂、磷酸锌黏固剂、聚羧酸锌黏固剂及玻璃离子黏固剂。

①垫底的适应证:①深龋近髓的窝洞应垫底护髓。②去龋后洞底不平者,应垫平。③洞不深,但充填材料对牙髓有刺激性,应垫底隔绝刺激。④经完善牙髓治疗后的无髓牙,应垫底使洞形符合要求,应力分布合理再充填永久性修复材料。

②垫底的方法:有单层和双层垫底法两种。浅的窝洞不垫底;中等深度的窝洞,洞底距髓腔的牙本质厚度大于 1mm,可用磷酸锌黏固剂或聚羧酸锌黏固剂单层垫底;深的窝洞,洞底距髓腔很近,为了保护牙髓,需双层垫底,第一层垫氧化锌丁香油酚黏固剂或氢氧化钙,第二层垫磷酸锌黏固剂。

③垫底的部位:只限于𬌗面髓壁和邻面轴壁,要求底平壁净,留出足够的深度(1.5～2.0mm),使修复体有足够的抗力和固位(图 1—12)。

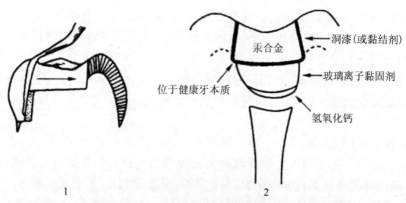

图 1—12 垫底
1.轴壁垫底;2.深窝洞的髓壁垫底

（五）银汞合金充填术

窝洞的充填是指用人工材料充填在牙体已预备好的窝洞上，恢复牙的形态和功能。

银汞合金作为传统充填材料，具有较大的抗压强度、硬度和耐磨性，对牙髓无刺激，且操作方便、价格低廉、性能稳定，目前仍是后牙的主要充填材料。

银汞合金的缺点是颜色与牙齿不匹配，与牙齿无黏结性，对窝洞要求较高，须牺牲部分健康牙体组织来获取良好的固位形和抗力形。此外，汞生产和使用环节可对环境造成污染。以上缺点限制了银汞合金的使用，前牙及部分要求美观的后牙龋损修复时所用充填材料已被牙色材料所取代。

1.适应证

（1）Ⅰ、Ⅱ类洞。

（2）后牙Ⅴ类洞，特别是可摘义齿的基牙修复。银汞合金耐磨，能抵抗卡环移动所致的磨损。

（3）对外观要求不高，患者的尖牙远中邻面洞，龋损未累及唇面者。偶尔也用于下前牙邻面洞。

（4）大面积龋损时配合附加固位钉的修复，以及冠修复前的牙体充填。

2.窝洞预备要求　银汞合金的性能决定了其窝洞预备原则。窝洞的预备除应符合备洞的总原则外，还具有以下特点。

（1）窝洞必须有一定的深度和宽度，使其有足够强度和固位。

（2）窝洞应预备为典型的盒状洞，增加辅助固位形，以便取得良好的固位形。

（3）洞面角应呈直角，不在釉质侧壁做短斜面（图1-13）。

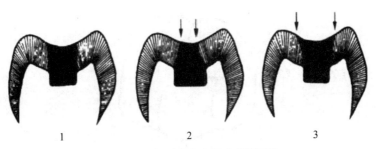

图1-13　银汞合金充填术的洞面角
1.正确；2.无基釉；3.短斜面

3.各类窝洞的预备方法及要点

（1）Ⅰ类洞（图1-14）：多为单面洞。

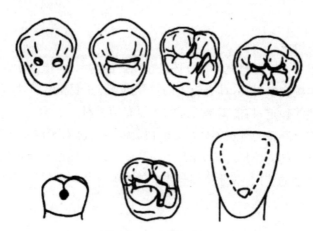

图 1-14　Ⅰ类洞外形

①常见Ⅰ类洞形预备要点

a.扩大洞口:用涡轮裂钻自龋损部位钻入洞内,然后向侧方钻磨去除无基釉,将洞口扩大。

b.去净腐质:棉球擦干窝洞,用适当大小的球钻小心除尽腐质。

c.预备洞形:根据龋损范围用涡轮裂钻预备成底平壁直的盒状洞形。窝洞范围应包括与龋损相邻的深窝沟,窝洞深度达到釉牙本质界下 0.2～0.5mm,洞深超过此限之处,应用垫底方法将洞底垫平,保护牙髓。

d.修整洞形:用慢速手机裂钻对窝洞进行修整,使窝洞外形线圆缓流畅(图 1-15);牙尖部位的侧壁略内倾,窝沟部位的侧壁略外敞,以与釉柱方向保持一致;洞缘角呈直角,切勿形成小斜面;点线角用小球钻修成钝角;大而浅的窝洞在牙尖的下方用倒锥钻预备倒凹固位形。

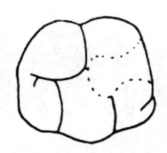

图 1-15　洞外形呈圆缓曲线

②其他Ⅰ类洞形预备要点

a.𬌗面窝沟发生两个以上龋损时,在去净腐质后,若龋损之间距离≥1mm,则分别制洞,以最大限度地保存牙体组织,否则则将龋损合并成一个窝洞。

b.上磨牙腭沟或下磨牙颊沟的龋损,如未累及𬌗面,则按单面洞预备。此部位承受咀嚼压力较小,制洞时主要考虑固位形,预备成盒状洞形。如制作倒凹固位形,倒凹应在𬌗壁或龈壁上。

c. 颊舌面龋损累及𬌗面或𬌗面龋损在去净腐质后距边缘嵴＜1mm 时,则须制成复面洞,制洞方法与Ⅱ类复面洞类似。

(2)Ⅱ类洞(图 1—16):根据病损范围可预备成单面洞或复面洞。如病变已累及接触区,应预备成邻𬌗洞。

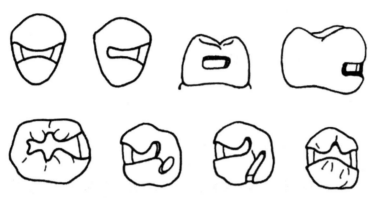

图 1—16　Ⅱ类洞外形

①预备方法

a. 寻开口,扩大洞口:用涡轮裂钻从𬌗面边缘嵴处钻入邻面,然后向颊舌方向扩展去除无基釉将洞口扩大。

b. 去净腐质:同Ⅰ类洞。

c. 预备洞形:邻面洞预备:用涡轮裂钻向颊舌方向扩展洞形,邻面窝洞应包括所有龋损并将颊舌壁扩展至外展隙(自洁区)。颊舌壁略外敞,外形呈向𬌗面略聚拢的梯形;龈壁位置视龋损涉及深度而定,首选龈上,其次齐龈,不得已时放在龈下,龈壁平直,宽度为 1.0～1.5mm。

𬌗面洞预备:用涡轮裂钻自邻面在釉牙本质界下 0.5mm 处向𬌗面扩展,预备鸠尾固位形。𬌗面鸠尾榫做在窝沟处,鸠尾峡位于颊舌牙尖之间,在轴髓线角的靠中线侧。鸠尾峡部宽度一般为颊舌牙尖间距的 1/4～1/3,与鸠尾形最宽部的比例为 1:2 或 2:3。

近年来对邻面龋破坏范围小者主张不向𬌗面扩展做鸠尾固位形,不做阶梯,只需从边缘嵴进入邻面龋坏,预备邻面洞,在颊轴线角和舌轴线角制作两个相互对抗的固位沟,以加强固位。

如牙的近、远、中邻面都发生龋坏,且累及接触区,则应制成邻𬌗邻洞,即在𬌗面做成一个共同的鸠尾(图 1—17)。

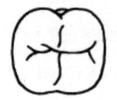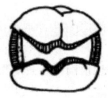

图 1—17　后牙邻𬌗邻洞

d. 修整洞形：用慢速手机裂钻修整轴壁，使其与牙邻面弧度一致；用倒锥钻去除龈壁无基釉，使洞缘的釉质壁向颈部倾斜，与釉柱保持一致；用倒锥钻或裂钻修整轴髓线角，使其圆钝。其他部位的修整同Ⅰ类洞。

②Ⅱ类单面洞形预备要点：接触点已破坏的邻面龋损必须预备成复面洞，只有在下列情况下才预备单面洞。

a. 与患牙龋坏部位相邻的牙齿缺失且龋坏去净腐质后距𬌗面边缘嵴>1mm，有足够的操作空间预备单面洞。窝洞的颊舌壁略外敞，𬌗壁和龈壁制作倒凹固位形。

b. 患牙与相邻的牙齿有接触，邻面接触点尚未被破坏，根据龋坏部位选择入口，如龋洞偏颊，则用裂钻从颊侧邻面磨一水平方向的沟通向龋洞，使龋洞敞开。球钻去净腐质后用裂钻预备舌、𬌗、龈壁，用倒锥钻在𬌗、龈壁上制作倒凹固位形，并形成洞口的颊壁。

（3）Ⅲ类洞：根据病变范围和邻牙情况，预备成单面洞或复面（邻舌）洞。先用小号球钻或裂钻邻面去腐，再根据邻面洞的大小，在舌腭面设计并预备鸠尾形。鸠尾峡宽度为邻面洞舌方宽度的1/3~1/2。必要时，可在龈轴线角和切轴线角做倒凹，以增强固位，线角应圆钝。邻牙缺失或牙间隙大者，可在邻面做单面洞。

Ⅲ类洞的预备要点如下。

①邻面单面洞可预备成与前牙邻面相似的底向根方的三角形盒状洞，在洞底 3 个点角处，预备倒凹固位。

②邻舌复面洞在邻面预备成唇侧大于舌侧的梯形，并在龈轴线角和切轴线角预备固位沟；在舌面预备扣锁形，并在龈髓线角和切髓线角作固位沟，不做预防性扩展。允许适当保留洞缘无基釉，并应修整光滑，与釉柱方向一致。龈壁应在龈缘的𬌗侧，使充填材料不接触牙龈，避免刺激牙龈（图 1—18）。

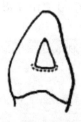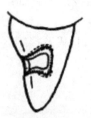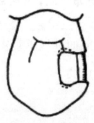

图 1—18　Ⅲ类洞的外形与固位形

20

（4）Ⅴ类洞：为单面洞，因不直接承受咬合力，制洞时以固位形和外形为重点。Ⅴ类洞多在颊面，不需扩大洞形。前磨牙和磨牙制成肾形，前牙制成半圆形。

①Ⅴ类洞的预备要点：以固位形为主。凸面向着牙颈部，凸缘距牙颈线1mm处；近远中壁与釉柱方向一致略向外敞开（图1-19）；在𬌗轴线角与龈轴线角预备倒凹；洞深1.0～1.5mm；轴壁与相应牙面弧度一致。

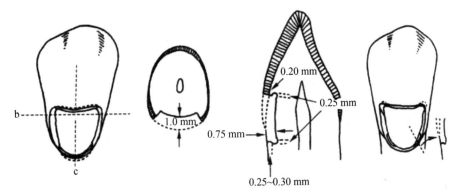

图1-19　Ⅴ类洞的外形与固位形

②调制：目前调制方法主要为电动研磨，有全自动封闭式和半自动两种调拌机。前者将汞与银合金粉分别装入调拌机内盛汞及银合金粉的瓶中，按不同合金粉调节汞与合金粉的量、研磨时间、速度，然后开动机器，即可自动调制。后者将配好的汞与合金粉装入调拌机的有盖小杯内，小杯置于固定夹上，调节其调拌时间，开机即振动调拌。如用银汞合金胶囊，将胶囊放入调拌机内振荡即可。电动研磨使用方便，调拌出的银汞合金质量好，时间少，且能减少汞污染。采用银汞合金电动调制器，调制时间为40s左右。由于污染原因，手工研磨已弃用。

③充填步骤：银汞合金从调制到充填完毕，应在6～7min内完成。如搁置时间太久，则银汞合金会变硬，可塑性降低，影响其与洞壁的密合。注意充填过程中要避免唾液、血液等污染，以免造成银汞合金的二次膨胀。

a.保护牙髓：银汞合金为电和热的良导体，在充填前，可用洞漆或树脂黏固剂进行窝洞封闭。若中等深度以上的窝洞，应垫底。

b.放置成形片和楔子：双面洞在充填前应安放成形片，作为人工假壁，以便加压充填材料，形成邻面生理外形及建立邻牙接触关系。

充填银汞合金用的成形片为不锈钢金属片，分前磨牙双面洞、磨牙双面洞和后牙三面洞3种规格。用时应根据牙的大小选择长、宽适宜的成形片，用成形片夹将其套在患牙上收紧、固定。其边缘应置于龈壁的洞缘稍下方，但勿损伤牙龈，𬌗方边缘要稍高于𬌗面以便于边缘嵴处成形。邻面龈间隙须放小楔子（图1-20），从舌侧插入，以使成形片与牙颈密贴后再充填。若成形片未能与牙颈贴合，充填材料易形成悬突而损伤牙周组织。

21

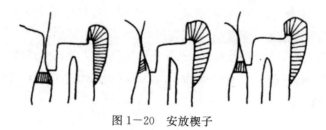

图1—20 安放楔子

成形片夹有两种,分别是邻𬌗洞成形片夹和邻𬌗邻洞成形片夹(图1—21)。

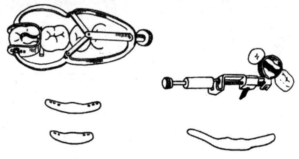

图1—21 成形片及成形片夹

如没有邻𬌗洞成形片夹,可用不锈钢薄片自制 T 形成形片。用时将 T 形片头的两翼向内弯曲,然后将其尾部插入,套在牙上拉紧,最后将尾端反折过去压紧(图1—22)。

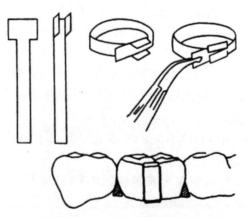

图1—22 T形成形片的制作与安装

c.充填材料:用银汞合金输送器将银汞合金少量多次送入窝洞内。先用小的充填器将点、线角及倒凹、固位沟处压紧,再换较大的充填器向洞底和侧壁层层加压,使银汞合金与洞壁密合。同时随时剔除余汞,使充填的银汞合金略高于洞缘。最后用较大的充填器与洞缘的釉质表面平行,进行最后加压,以保证洞缘银汞合金的强度(图1—23)。邻𬌗面洞应先填邻面,后填殆面,特别注意鸠尾峡部应填紧。

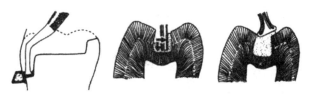

图1—23 银汞合金充填方法

d. 雕刻成形:银汞合金调制后20min内可塑性最大,24h完全固化。临床上银汞合金充填后,须在20min内进行充填体雕刻成形。用银汞合金雕刻器先除去洞缘外和洞表面多余银汞合金充填物,再从邻面向中央窝雕刻外形。取出小楔子,用镊子或手将成形片紧贴邻牙,从一侧邻间隙向颊或舌向移动,缓慢取出,继续雕刻。

邻面洞、双面洞需用探针检查邻面有无悬突,如有悬突,要及时去除。

e. 调整咬合:银汞合金外形雕刻完成后,殆面受力部位应调殆,使其有正常的咬合关系。如对颌牙有高陡的牙尖或边缘嵴,应先调磨,让患者作正中及侧方殆运动,检查有无咬合高点直至调磨合宜。

f. 打磨抛光:术后24h,银汞合金完全固化后,选用形态适合的磨光钻,可进行抛光、打磨,进一步检查充填体,如有咬合高点、悬突,应一并磨除。最后用橡皮杯蘸浮石粉抛光表面。使充填体表面光滑,防止继发龋发生。

近年来有临床探讨将银汞合金充填的优良性能和黏固剂的有效边缘封闭相结合,以期减少充填体微渗漏,增加固位力,保存更多的健康牙体组织(图1—24)。

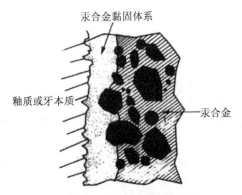

图1—24 银汞合金黏固修复术

适应证:牙体大面积缺损又不做冠修复者或牙冠的龈距离短而不宜做冠修复者;龋坏至龈下,不宜做复合树脂修复者;银汞合金充填体部分脱落者。

临床操作:去净腐质及薄壁弱尖,牙体缺损大者需做固位形;酸蚀、冲洗、干燥;涂布10~15μm厚黏固剂;在黏固剂尚未聚合前,充填银汞合金,雕刻外形。

（六）黏固修复术

1.复合树脂黏固修复术　复合树脂是在丙烯酸酯基础上发展起来的一种新型修复材料，主要由树脂基质和无机填料组成，是目前较为理想的牙色修复材料。其优点是美观、窝洞预备简单，能更多保留牙体组织，现临床应用越来越广泛。商品化的复合树脂种类很多，黏固系统的发展更是日新月异，但操作方法却大同小异。现以最常用的釉质黏固系统和光固化复合树脂为例介绍复合树脂黏固修复术。

（1）原理：复合树脂黏固修复术是借助牙体表面处理技术和黏固技术使复合树脂与牙体硬组织牢固结合，修复牙体缺损或缺陷。因无须预备机械固位力形，所以最大限度地保护了健康牙体组织。

（2）适应证

①前牙Ⅰ、Ⅲ、Ⅳ类洞修复。

②前牙和后牙Ⅴ类洞的修复。

③牙形态、色泽异常的美容修复。

④前牙小间隙关闭。

⑤后牙非殆面牙体组织缺损，商品标明适用后牙充填者也可用于殆（邻殆）面洞的充填。

⑥制作桩核冠的桩核（树脂核）。

（3）术前准备

①材料与器械

a.切割及修整磨光器械：裂钻、球钻、系列金刚砂钻、系列磨光砂片或橡皮杯、磨光砂条。

b.垫底材料：氢氧化钙垫底剂、磷酸锌黏固剂、玻璃离子黏固剂。

c.黏固及充填材料：釉质黏固系统（37％磷酸、釉质粘合剂）、遮色剂、光固化复合树脂、小毛刷或小海绵块、比色板、可见光固化灯。

d.充填及成形器械：赛璐珞条、薄不锈钢成型片、楔子、充填器（最好为非金属）。

②消除牙龈炎症：牙龈炎患者应于术前1周进行洁治，牙龈增生影响术区者应进行牙龈切除术。

（4）复合树脂与牙体组织的黏固方式：窝洞洞壁由釉质壁和牙本质壁组成，釉质和牙本质的成分及结构不同，其黏固方式和机制也不同。

①釉质黏固：主要采用酸蚀技术，即通过酸蚀釉质表层，获得树脂修复体的微机械固位，从而增强复合树脂与釉质的黏固强度。此法是 Buonocore 于 1955 年提出的。釉质酸蚀有 3 种模式：釉柱中心脱矿为主；釉柱周围脱矿为主；釉柱和釉柱周围均脱矿，釉质酸蚀后均增加黏固面积。酸蚀釉质常使用 30％～50％磷酸，酸蚀 1min。若同时酸蚀釉质和牙本质，采用全蚀刻体系，常用 10％磷酸、2.5％硝酸及一些有机酸，如 10％枸橼酸、10％马来酸等。酸蚀釉质对牙髓无损害，但酸蚀牙本质可刺激牙髓，并引起牙髓病变，因此，酸蚀活髓牙牙本质应慎重。

釉质黏固剂多为不含或少含无机填料的低黏度树脂。它作为修复树脂与蚀刻釉质的中间层，通过微机械固位和共聚作用而增强修复树脂与釉质的黏固强度。此外，釉质黏固剂的应用减少了釉质与树脂界面的孔隙，且其黏固强度能抵抗树脂聚合收缩所产生的拉力，故釉质黏固剂能有效防止洞缘与修复体间的微渗漏。

②牙本质黏固：牙本质黏固的主要机制是黏固体系与牙本质形成的微机械扣锁作用。为增

进牙本质黏固,一般先用处理剂处理牙本质表面,去除玷污层,后涂布底胶,再涂布黏固剂。牙本质黏固体系一般由处理剂、底胶和黏固剂组成。常用的牙本质处理剂有 0.5mol/L 乙二胺四乙酸(EDTA)、10%磷酸、20%聚丙烯酸、10%马来酸。底胶是树脂的良好助渗剂,可促进疏水黏固树脂润湿牙本质,多与黏固剂合用,并能与黏固剂的树脂共聚。黏固剂的主要作用是稳定混合层和延伸至牙本质小管中形成树脂突。由于氧能抑制树脂聚合,故在黏固剂的表面形成氧阻聚层,它能提供足够的不饱和烯键,使黏固剂与修复树脂形成共聚物。黏固剂有化学和光固化两种,后者在充填复合树脂前先固化。黏固剂不宜太厚,太厚可降低黏固强度。

(5)操作步骤

①选牙色:在自然光线下,用厂商提供的比色板或同种材料自制的比色板进行比色,选择相应型号树脂备用。参照物为患牙完整部位或邻牙,比色时牙面保持湿润。

②开扩洞口、去净腐质:裂钻开扩洞口,球钻去净腐质,着色牙本质应一并去除。

③预备窝洞:窝洞的点、线角应圆钝,倒凹呈圆弧状,以利于材料的填入和与窝洞的密合。不直接承受咬合力的地方可适当保留无基釉。窝洞小时,可不预备固位形。Ⅲ类洞尽量从舌面进入病变区,尽量保留唇面以维护牙体美观。

④预备洞缘斜面:用球状或杵状金刚砂钻将洞缘釉质磨成凹形斜面,斜面宽度视缺损大小而定,原则上缺损面积应与预备的釉质面积相等。在咬合面,洞缘斜面的外形线应避开咬合接触点。缺损面积较大者,增加机械固位形(参考银汞合金充填术中Ⅱ类洞备洞方法)或辅以固位钉。前牙缺陷美容的直接贴面修复,牙体预备的方法是将唇面釉质平均磨除0.2~0.5mm,切缘及近远中边缘宜磨除略深,但不能破坏邻面接触点。龈缘在不影响美观的前提下,最好放在龈上,其次齐龈,再次龈下 0.5mm 处。龈缘预备应清晰,以免使材料超填。

⑤垫底:中、深度龋洞可用玻璃离子黏固剂单层垫底,近髓洞用氢氧化钙垫底剂和玻璃离子黏固剂双层垫底;牙髓治疗后的患牙,应以玻璃离子黏固剂或磷酸锌黏固剂垫底。

⑥酸蚀牙面:在预备的洞缘斜面或磨过的唇面釉质上均匀涂布酸蚀剂。酸蚀剂滞留1min(氟牙症酸蚀 2min)后,用高压水流冲洗 30s,洁净空气吹干。酸蚀过的牙面应呈白垩色,否则须重新酸蚀。

⑦涂布釉质粘合剂:先用赛璐珞条将患牙与邻牙隔离,用小毛刷或小海绵块蘸取釉质粘合剂,均匀涂布于酸蚀过的牙面及整个洞壁,用洁净柔风吹匀,光照20s。

⑧充填

a. 未贯穿舌面的唇面洞用选择好的复合树脂直接充填,未贯穿唇面的舌面洞用同型号深色复合树脂充填。

b. 贯穿唇舌面的邻面洞或切角、切端缺损,先用同型号深色复合树脂充填舌面,再用选择好的复合树脂充填唇面。

c. 直接贴面修复,牙颈 1/3 部用同型号深色复合树脂修复,切端 2/3 部用选择好的复合树脂修复,两部分结合处交叉重叠,色泽过度自然。如牙体着色较深,在充填复合树脂前,应先涂布遮色剂。

d. 洞深超过 2mm 时,应分层充填,最好采用斜向分层填入树脂,每层材料厚度不超过 2~3mm,每层固化 20~40s,这样可防止树脂由周围向中心收缩所致的微渗漏(图 1-25)。面积大的贴面修复应分区固化。邻面用赛璐珞条成型(图 1-26),牙顶部用薄不锈钢片成型。充填后的材料厚度应略高于牙面。

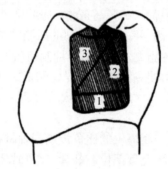

图1-25　斜向分层填入复合树脂

1、2、3示填入顺序

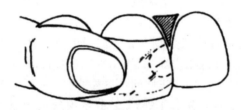

图1-26　前牙聚酯薄膜成形片的使用

⑨修整和磨光

a.调𬌗及初步成型:用火焰状较粗金刚砂钻从修复体向牙面进行修整,调磨咬合高点,使修复体大致成型。初步成型的修复体应略高于牙面。

b.精修:用火焰状细金刚砂钻从修复体向牙面进行修整,去除修复体飞边,雕刻牙体形态,精修后的修复体与牙面平滑衔接。

c.磨光:用系列磨光砂片由粗到细顺序磨光,或单用橡皮杯磨光,邻面用磨光砂条磨光。

(6)注意事项

①术前1周洁治,消除牙龈炎症。

②比色板应避光保存,未固化树脂不能用于比色;比色时应采用瞬间(小于5s)比色;比色时应去除周围色干扰(如擦掉口红等),贴面修复时,选牙色应照顾患者肤色。

③去腐时应将着色牙本质一并除尽。

④不宜用氧化锌丁香油酚黏固剂及含有酒精、氯仿、乙醚类等阻聚材料垫底,无黏固性的垫底材料不应过多地覆盖牙本质,更不得覆盖牙釉质。

⑤酸蚀后的牙面严禁唾液、血液等污染,酸蚀过的牙面应呈白垩色,否则须重新酸蚀。

⑥充填树脂时应遮挡强光,每层均应压实;充填器械保持干净,最好用非金属器械。

⑦重度着色牙修复时,应正确选择使用遮色剂;修复体与牙体组织移行处的边缘牙体预备应足够,以免使修复体过薄透出底色。

⑧可见光固化灯定期检测;固化灯工作端与修复体表面距离为2～3mm,切勿触及未固

化的树脂表面;照射时间按材料注明时间而定;注意保护眼睛。

（7）并发症处理

①冷热激发痛

a.备洞、酸蚀及树脂材料的机械化学刺激所致。临床可观察1～2周,仍不好转者,应除去充填体,进行安抚治疗,待症状消失后再行充填。

b.中深度洞未垫底或垫底不全。除去充填体,进行安抚治疗,待症状消失后再行充填。

c.边缘不密合。如暴露牙本质或垫底材料,须重新充填。

②自发痛

a.理化刺激过重,造成不可逆的牙髓炎症,应进行牙髓治疗。

b.误诊。将慢性牙髓炎或牙髓坏死误诊为深龋,应进行牙髓治疗。

③牙龈炎:与牙龈接触的充填体边缘不光滑或存在悬突,应磨改充填体,消除悬突。

④充填体脱落

a.粘接面积不够。增加机械固位洞形或支架,缺损超过冠1/2者,考虑冠修复。

b.操作不规范所致。如酸蚀刻未达到要求,酸蚀后的牙面污染,黏固剂涂布过厚等。

c.充填体高点,咀嚼硬物。

d.𬌗关系异常。术前注意检查,对刃𬌗或咬合关系过紧的切端缺损,通过调𬌗不能解除异常𬌗关系者不宜选择本方法。

⑤边缘着色:可能由边缘不密合或材料超填形成飞边使色素滞留所致。修整抛光充填体,如边缘裂隙较大,则须重新充填。

⑥表面着色:修复体表面粗糙或患者的饮食习惯所致。重新抛光修复体,做好卫生宣教。

⑦继发龋:重新充填修复。修复时应注意将腐质彻底去除干净,边缘充填密合,洞缘线在自洁区,以免再发生继发龋坏。

2.玻璃离子水门汀修复术　传统的玻璃离子水门汀与复合树脂相比有其优点,它可释放氟离子,具有防龋能力;与牙齿有内在的黏固性,无须使用额外的黏固剂;与牙体组织有近似的热膨胀系数和低的固化收缩,能提供良好的边缘封闭,减少微渗漏,有较高的固位能力;具有良好的生物相容性,对牙髓刺激小。但在抗磨性、美观性、临床操作性及材料的稳定性等方面不如复合树脂,这在一定程度上限制了其临床应用的范围。随着玻璃离子水门汀材料性能的改进,新型玻璃离子水门汀材料,如光固化型玻璃离子水门汀和高强度玻璃离子水门汀,越来越多地应用于Ⅴ类洞、部分Ⅰ类洞和Ⅱ类洞的充填修复治疗,其疗效也明显提高。

（1）适应证:Ⅲ、Ⅴ类洞和后牙邻面不受咀嚼压力的洞及乳牙各类洞的充填;牙颈部楔状缺损的修复;衬洞和垫底材料;黏固固定修复体,正畸附件及固位桩钉;窝沟封闭;外伤牙折后暴露牙本质的覆盖,松动牙的固定及暂时性充填等。

（2）窝洞预备特点:前牙Ⅲ、Ⅴ类洞应有一定深度,对固位形的要求可放宽,只需去净腐质,不作扩展;仅在必要时,做附加固位形以增进固位;洞底可呈圆弧形,点、线、角应圆钝;洞面角呈直角,不必制成短斜面;非𬌗力区,不强调做固位形。

（3）调制:传统型玻璃离子和R－GC两型,均由粉、液组成。R－GC机械性能和黏固性优于传统型,故是临床上常用的类型。充填按粉液3∶1重量比,用塑料调刀在涂塑调拌纸或玻璃板上调制,1min 内完成。如用作黏固剂或封闭剂,则可减少粉剂用量,使其流动性增大。

(4)操作步骤

①牙体预备:同复合树脂牙体预备。

②牙面处理:先用橡皮杯蘸浮石粉将窝洞清理干净,根据所用产品的说明处理牙面。一般不需垫底,如洞底距牙髓不足 0.5mm 的深洞需用氢氧化钙衬洞。

③涂布底胶和(或)黏固剂:R－GC 型需涂布,自凝型不需涂布。

④充填材料:采用塑料充填器充填材料,从洞侧壁填入洞内,水平移动加压使材料就位。

⑤涂隔水剂:化学固化型完全固化需 24h。为防固化反应受唾液干扰和固化脱水产生龟裂,充填后表面涂釉质黏固剂。R－GC 型用光照促进固化,则不需涂隔水剂。

⑥修整外形及打磨:化学固化型应在 24h 后进行,R－GC 型在光固化后即可进行。方法同复合树脂修复术。

玻璃离子黏固剂和复合树脂联合修复牙本质缺损,称夹层修复术,即三明治修复术(图 1－27),是指利用玻璃离子黏固剂和牙本质,复合树脂和牙釉质的良好黏固性,先将玻璃离子黏固剂垫于洞底与牙本质结合,固化后,酸蚀再充填复合树脂。这两种材料借助微机械嵌合而结合,明显减少洞壁的微渗漏,增强了固位效果。

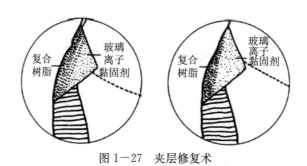

图 1－27　夹层修复术

修复的主要步骤包括:①牙体预备;②玻璃离子黏固剂垫底;③酸蚀黏固剂表面及洞壁釉质壁,冲洗,干燥;④涂黏固剂;⑤复合树脂充填窝洞。

四、大面积龋损的修复

大面积龋损的修复用常规牙体修复法不能获得足够抗力和固位,可采用附加固位法。

(一)附加固位钉(桩)的牙体修复

附加固位钉(桩)牙体修复指带固位钉(桩)的银汞合金和牙色材料修复。

1.适应证

(1)大面积缺损,且承受较大𬌗力或固位困难,如后牙失去一个或几个牙尖;前牙失去切角;后牙邻面洞侧壁超过轴面角;Ⅴ类洞近、远中壁超过轴面角等。

(2)牙尖脆弱需加横向连接固定,以避免牙齿咬合折裂。

(3)全冠修复的银汞合金钉固位核或树脂核。

2.固位钉的作用

(1)固定、连接充填体到牙体组织上,防止松动、脱落。

（2）脆弱牙尖通过横向固位钉的固定、连接，防止受力后劈裂。

临床上应注意，使用固位钉的数目不要太多，直径也不要太粗。

3.固位钉的类型　有黏固、摩擦和自攻螺纹3种钉。目前临床常用自攻自断螺纹钉。该钉颈部较狭窄，当旋至钉道底时，遇阻力即在颈部自断，其固位力强（为黏固钉的5～6倍）；用于慢速手机，操作方便；造成牙裂的可能性较摩擦钉小（图1－28）。

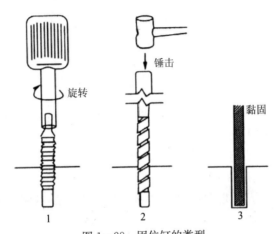

图1－28　固位钉的类型
1.自攻螺纹钉；2.摩擦固位钉；3.黏固钉

4.固位钉的设计

（1）固位钉的选用：原则上钉数尽可能少，直径和深度尽可能小，以获最佳固位效果。一般缺一个牙尖用1个钉，边缘嵴缺损用2个钉，后牙全冠缺损用4～5个钉。前牙切角缺损可用L或I形固位钉，前牙切嵴缺损则用U形固位钉。颊舌径较宽的邻𬌗邻洞或仅剩颊尖或舌尖的牙，常在颊、舌轴壁做水平钉道，以交叉连锁方式修复（图1－29）。前牙多选用小直径钉，后牙选用大直径钉。

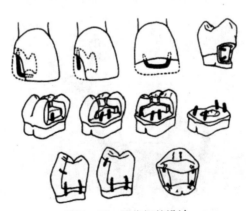

图1－29　固位钉的设计

(2)固位钉在牙本质和修复体中的深度:固位钉深入牙本质和修复体均为 2.0mm(图 1—30)。固位钉上面覆盖的修复材料厚度不得小于 2.0mm,以避免断裂。

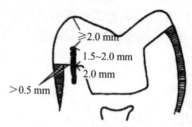

图 1—30　固位钉的长度

5.钉道的定位　钉道的位置在釉牙本质界内 1.0mm 为宜;如在釉牙骨质界的根方制钉道,则钉道距牙表面的距离不得小于 1.0mm;钉道最好在轴面角处制作,避让牙尖下的髓角和根分叉薄弱区;钉道位置不能太靠近洞侧壁,距洞壁至少 0.5mm;若多钉应用时,大钉间距不得小于 5.0mm,小的应大于 3.0mm。

钉道方向应与牙面平行,以防侧壁穿通。多钉道应在牙的不同平面制作,以免同一平面力导致牙劈裂(图 1—31,图 1—32)。

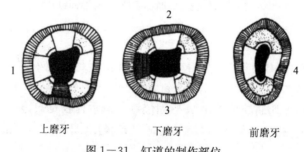

上磨牙　　　　下磨牙　　　　前磨牙

图 1—31　钉道的制作部位

1.远中面;2.颊面;3.舌面;4.近中面

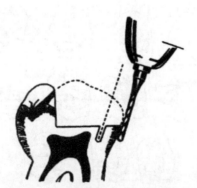

图 1—32　钉道制作的方向与牙面平行

6.操作程序

(1)牙体预备:遵循窝洞预备原则。

(2)钉道预备:选择好固位钉,在确定数目和位置后,先用小球钻磨一小凹,换与钉配套的螺钻制作钉道(图1－33)。操作中应注意:①慢速(300～500r/min)旋转。②支点稳而不晃动。③一次完成,勿上下提插和中途停钻。

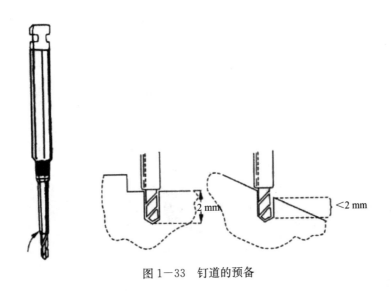

图1－33　钉道的预备

(3)清洗、隔湿、干燥牙面和钉道。

(4)固位钉就位:根据固位钉的类型采用相应的方法。

①黏固钉:在钉表面和钉道内分别涂少量黏固剂,后将钉送入钉道。黏固剂勿太稠、太多。

②摩擦钉:轻敲钉就位,用力勿太大,且要顺钉道方向。

③螺纹钉:用配套的手用扳手顺时针向将钉旋入钉道,或用慢速手机推钉至钉道,钉便自断(图1－34)。

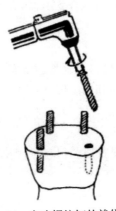

图1－34　自攻螺纹钉的就位方法

(二)沟槽固位与银汞合金钉技术

固位钉的存在会降低修复体的强度及产生牙本质微裂。20世纪80年代后,学者们提出用沟槽固位(图1-35)和银汞合金钉(图1-36)部分取代固位钉。二者可随需制作,操作简便,可单用,也可与固位钉合用。该技术要求有足够体积的牙本质,牙本质较薄区(如前牙切嵴和牙颈部)不宜采用。

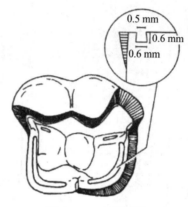

图1-35 沟槽固位

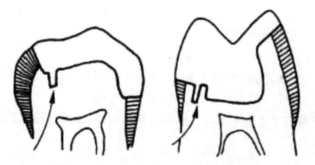

图1-36 银汞合金钉(箭头示钉的位置)

(三)嵌体修复术

嵌体是一种嵌入牙体窝洞内部,可以恢复牙齿形态和功能的冠内修复体。嵌体按照所用材料可分为三种,金属嵌体、烤瓷嵌体和树脂嵌体。比较一般的充填材料,嵌体具有机械性能良好、边缘性良好并可高度抛光等特点。

1.适应证

(1)牙体缺损较大,一般充填材料难以获得良好固位。

(2)殆力过大的后牙牙体缺损。

(3)后牙牙尖、边缘嵴缺损。

(4)后牙接触点的恢复。

（5）用高嵌体恢复牙冠高度及外形。

（6）支持可摘局部义齿的支托。

（7）牙体缺损至龈下，一般充填材料难以获得良好的边缘性。

2. 基本要求

（1）嵌体窝洞不能有倒凹，洞壁可稍外展，一般 2°～5°，不超过 6°。

（2）嵌体窝洞边缘要预备 45°洞斜面，保护洞缘薄弱的釉质，增加边缘密合度。𬌗面的洞斜面应深及釉质的全长。

（3）剩余牙体组织较薄弱，特别是后牙近中—𬌗—远中嵌体，嵌体要覆盖整个𬌗面，称作高嵌体。

（4）嵌体窝洞的𬌗面洞缘线要离开𬌗接触区 1mm，邻面洞缘线要离开接触点位于自洁区。

3. 牙体预备

（1）去净腐质，行预防性扩展。

（2）窝洞无倒凹，嵌体箱洞洞形的所有轴壁外展 2°～5°。

（3）预备洞缘斜面，在洞缘釉质内预备出 45°斜面，斜面宽度 1.5mm，一般起于釉质厚度的 1/2 处。

（4）斜面片切形：对邻面缺损表浅、突度小、邻接不良的患牙，要预备做邻面片切形（图 1—37），目的是使恢复缺损区邻接，改善邻面突度。片切面的颊舌边缘应达到自洁区，可在片切面做固位形或小肩台。

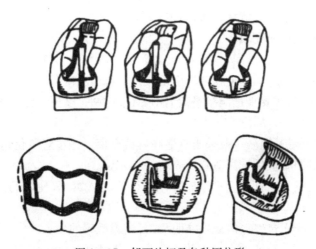

图 1—37　邻面片切及各种固位形

（5）辅助固位形：根据需要做固位沟、钉洞等固位形。

五、深龋的治疗

龋病发展到牙本质深层，牙髓很容易被外界因素刺激，如温度、物理、化学和龋坏的牙本质细菌及其代谢产物所激惹,牙髓常常有一定的炎症反应。如能去除刺激,牙髓便可恢复正常。因此,深龋治疗有其特点。

(一)治疗原则

1.停止龋病发展,促进牙髓的防御性反应　去净腐质,消除感染源是停止龋病发展的关键步骤。原则上应去净腐质,而尽量不穿髓。由于深龋接近牙髓,去腐质时应特别小心,必须根据不同年龄的髓腔解剖特点,结合洞底的颜色、硬度和患者的反应等具体情况而作处理。如年轻人的髓腔大、髓角高,急性龋的软化牙本质多、着色浅、硬化牙本质少,去腐时易穿髓。临床最好使用龋蚀检知液染色,以准确地去除感染的牙本质,保留质软但无感染的牙本质。操作时应采取两次甚至多次去腐法,利用药物(如氢氧化钙、羟磷灰石等)促进脱矿的牙本质再矿化。

2.保护牙髓　术中必须保护牙髓,减少对牙髓的刺激。去腐时,可用较大的球钻间断、慢速钻磨,切勿向髓腔方向加压。随时用温水冲洗窝洞,棉球拭干,保护视野清楚。一般需双层垫底,以隔绝来自充填材料和外界的刺激。

3.正确判断牙髓状况　深龋时,牙髓受外界刺激而发生病变的可能性较大。故治疗深龋时,首先要对牙髓状况作出正确判断,才能制订出正确的治疗方案。

研究表明,牙髓反应与牙本质厚度和钙化程度、牙髓细胞和微循环、病变进程、细菌种类、数量和致病性及患者年龄等因素有关。临床应详细询问病史,了解患牙有无自发痛和激发痛,结合临床检查(如视、探、叩诊等)作出诊断。必要时进行温度、电活力牙髓测试及 X 射线检查。该病主要与慢性牙髓炎相鉴别,切勿将牙髓炎误诊为深龋。

(二)治疗方法

1.垫底充填术　用于龋坏能完全去净而牙髓正常的患牙,多可一次完成。洞备好后,直接垫底后用适宜的永久材料充填。

(1)适应证:无自发痛,激发痛轻微,无延缓痛,能去净腐质,无穿髓孔。

(2)操作要点:去除洞缘无基釉和龋坏组织,进入龋洞,去除龋坏组织预备洞形,用挖匙或慢速球钻去除深部腐质,按要求把洞壁磨直,洞底不要磨平,以免穿髓。用垫底材料垫平后,做固位形。

(3)充填治疗:为保护牙髓,一般采用双垫底后再充填。先垫氢氧化钙或丁香油氧化锌黏固粉,再垫磷酸锌黏固粉,最后选用适宜的充填材料充填。

2.安抚治疗　将具有安抚、消炎、镇痛作用的药物封入窝洞,使牙髓充血恢复正常,消除临床症状。

(1)适应证:适用于无自发痛但激发痛明显、备洞极敏感的患者。

(2)操作方法:多用丁香油酚小棉球放入备好的窝洞内,用氧化锌丁香油酚黏固剂暂封,先期观察 1~2 周。复诊时,如无症状,电牙髓活力测试正常,无叩痛,则取出棉球,做双层垫底后永久充填或做间接盖髓术。如复诊时仍有症状,可试做二次安抚术。如安抚过程中出现自发痛,示意诊断有误,应立即去除暂封物,则行牙髓治疗。

3.间接盖髓术　用具有消炎和促牙髓-牙本质修复反应的制剂覆盖洞底,从而保存活髓的方法叫间接盖髓术。

(1)适应证:适用于牙髓-牙本质反应力正常,软化牙本质不能一次去净,髓壁有少许腐质的患牙。

(2)操作方法:治疗分两次。首次在备好的洞底均匀放置一层氢氧化钙盖髓剂,再用氧化锌丁香油酚黏固剂暂封,观察1～3个月。复诊时若患牙无症状,牙髓活力好,X射线片正常,则可去除大部分暂封体,垫底,进行永久充填。

(三)深龋的治疗方案

深龋治疗方法的选择主要根据患者的主观症状和洞底软龋是否去净综合考虑(表1-1)。

表1-1 深龋的治疗方案

龋病类型	软龋能否去净	牙髓状况	最佳治疗方案
急性龋、慢性龋	能	正常	垫底充填
急性龋、慢性龋	能	充血	安抚→垫底充填
急性龋	不能	正常	间接盖髓→垫底充填
急性龋	不能	充血	安抚→间接盖髓→垫底充填
急性龋	不能	正常	间接盖髓→去净软龋→间接盖髓→垫底充填
急性龋	不能	充血	安抚→去净软龋→间接盖髓→垫底充填

六、龋病治疗失误的预防及处理

充填术是治疗龋病的有效方法。在龋病治疗过程中,根据患牙龋损的具体情况,做出正确诊断和制订相应的治疗方案,按照正规程序进行治疗,一般不会出现失误。如果诊断不正确,特别是对牙髓状况判断失误或操作不当,极可能造成治疗失败。因此,充分认识可能出现的失误,分析治疗失败的原因,并做妥善处理是十分必要的。

(一)意外穿髓

1.常见原因

(1)对髓腔解剖不熟悉:髓腔大小、髓角高低与患者年龄和龋病类型有关,乳牙、年轻恒牙髓腔相对较大、髓角高,急性龋修复性牙本质薄,操作中对髓腔解剖不熟悉,则易造成意外穿髓。

(2)髓腔解剖结构的变异:有些牙齿的髓角特别高(如下颌第一前磨牙的颊侧髓角,上颌第一磨牙的近中颊侧髓角等),故在预备窝洞前,最好能拍摄X射线片以协助了解牙髓腔的情况,备洞时注意避让这些高陡髓角。

(3)髓腔的形态会随着年龄的增长而不断发生变化:年轻恒牙的髓腔较大、牙体硬组织较薄,备洞时应注意窝洞的深度。老年人由于继发牙本质的形成,髓室顶底距离缩小,髓角也相对较高,且在穿通髓角时由于不敏感、不出血而未被发现,造成术后疼痛,故在备洞完成后应仔细探查,确认有无穿髓点。

(4)操作不当:窝洞预备的每个环节都应细致操作,稍有疏忽就有可能造成牙髓穿孔。在去腐时,最好使用慢速手机或手用器械(如挖匙),先去除外围腐质,再去除近髓处的腐质,近髓处的操作应小心谨慎,忌用高速涡轮机;急性龋的软化牙本质多,修复性的牙本质薄,可采取两次甚至多次去腐法,一次去腐极易穿髓。深的窝洞洞底应该用材料垫平而非磨平。牙本质钉置入时,应注意钉道位置及方向。

2.处理 发生意外穿髓时,可根据患牙的牙髓生活状态、穿髓孔大小选择直接盖髓术或进行根管治疗。

(1)穿髓直径≤0.5mm的恒牙,行直接盖髓术。

(2)穿髓直径>1.0mm的恒牙,行根管治疗术。

(3)穿髓直径>1.0mm的年轻恒牙,根尖未形成,行活髓切断术或根尖诱导成形术。

(二)充填后疼痛

1.牙髓性疼痛 与温度密切相关的充填后近期疼痛,应考虑牙髓性疼痛,包括激发痛、与对拾牙接触时痛和自发痛。

(1)激发痛:充填后出现冷热刺激痛,但无明显延缓痛或仅有短暂延缓痛。

①常见原因:备洞时过冷的水冲洗窝洞、连续钻磨产热及钻牙的负压激惹牙髓。深龋未垫底或垫底材料选择不当,导致银汞合金传导温度至牙髓。复合树脂直接充填修复或深龋直接用磷酸锌黏固粉垫底可刺激牙髓。

②处理:症状轻者,可观察。如症状逐渐缓解,可予不处理。如症状未缓解,应去除充填物,安抚治疗后重新充填。

(2)与对颌牙接触时痛

①常见原因:口腔内两种不同金属的修复体,本身存在着电动势差,咀嚼时由于唾液的作用可产生微弱的电流而刺激牙髓(流电作用)。

②处理:对流电作用牙,应更换成一种金属,如去除银汞合金充填体,用复合树脂充填或改行同类金属的嵌体修复。

(3)自发痛:充填后出现阵发性自发痛,不能定位,温度刺激可加剧,尤以夜间发作明显,应考虑牙髓炎。

①常见原因

a.近期出现的原因对牙髓状况判断错误,未发现的小穿髓孔,上述引起激发痛的各种因素严重或持续作用,未及时消除。

b.远期出现的原因充填材料对牙髓有慢性刺激。急慢性龋的深窝洞腐质未除净,致病变发展而累及牙髓。

②处理首先去除充填物,开髓引流,待急性症状缓解后,行牙髓治疗。

2.牙周性疼痛

(1)咬合痛:充填物过高,咬合时出现早接触所致。检查确定早接触部位,磨除高点,症状即可消除。

(2)持续性自发钝痛:可定位,与温度刺激无关,咀嚼时加重。

①常见原因

a.牙龈损伤:术中器械伤及牙龈,甚至伤及牙周膜,或酸蚀剂溢出至牙龈而引起牙龈炎。

b.充填体悬突:压迫牙龈,引起牙龈炎、牙龈萎缩及牙槽骨吸收。

c.食物嵌塞:邻面接触点恢复不良,造成食物嵌塞,并引起牙龈炎、牙龈萎缩及牙槽骨吸收。

②处理:轻度牙龈炎者,局部冲洗,涂碘甘油;去除充填体悬突,去除局部刺激物;接触点恢复不良者应重新充填,或酌情进行嵌体或冠等固定修复。

(三)充填物折断及脱落的原因

1.常见原因

(1)深龋备洞不当

①备洞深度或垫底不良:致充填体太薄,不能承担咀嚼力。

②承担𬌗力区预备不良:邻𬌗面洞鸠尾峡过窄,轴髓线角过锐,洞底不平,龈壁深度不够。

③充填体固位不良:如洞口大于洞底未成盒状,邻𬌗面洞无鸠尾固位形,无邻面梯形及其他附加固位形,充填体易脱落。

(2)充填材料调制不当:充填材料的比例不当,材料被唾液或血液污染及调制时间过长等使性能下降。

(3)充填方法不当:未严格隔湿,充填压力不够,材料未填入倒凹或有气泡等。

(4)过早咬合:材料未完全固化前,其机械强度差,如过早咬合,易折裂。

2.处理　去除残存充填体,修整洞形,按正规操作调制材料和完成窝洞充填。认真交代医嘱。

(四)牙折裂

1.常见原因

(1)窝洞预备时未去除无基釉,未降低承受咬合力大的脆弱的牙尖的咬合。

(2)磨除过多牙体组织,削弱了牙体组织的抗力。

(3)窝洞的点、线、角不圆钝和外形曲线不圆缓,导致应力集中。

(4)充填体过高、修复后牙尖过陡,引起𬌗创伤。

(5)充填材料膨胀,如银汞合金在固化过程中与唾液、血液等接触造成的迟缓性膨胀。

2.处理　折裂可去除小裂片,修整洞形后重新充填。如固位和抗力不够,可用附加固位钉或黏固修复。完全折裂至髓底者应拔除。

(五)继发龋

充填后,在洞缘、洞底或邻面牙颈部等处再出现龋坏。

1.常见原因

(1)备洞时未去净腐质,致充填后龋继续发展。

(2)洞缘在滞留区内或深沟处。

(3)无基釉没有去净或备洞时又产生,受力折裂出现边缘裂隙,易滞留食物和沉积菌斑。

(4)充填体与洞壁界面间有微渗漏,其原因为:材料性能不良或调制不当;充填手法不当,使材料产生羽毛状边缘,受力后出现折裂,产生边缘裂隙;操作不当,充填材料未压紧或未与洞缘密贴而出现裂隙;垫底不当,粘于洞缘侧壁的垫底材料被唾液溶解而出现裂隙。

2.处理　一经诊断继发龋,应去除全部充填体,并将腐质清除干净,修整洞形,重新充填。洞漆和黏固剂的使用可增加充填材料与洞壁间的密合度,降低微渗漏的发生率。

第二章　牙体硬组织非龋性疾病

牙体硬组织非龋性疾病是指发生在牙体硬组织上的由非龋蚀造成的牙体硬组织色、形、质的改变,包括牙发育异常、牙体损伤和牙本质过敏症等疾病。

牙在生长发育期间,由于受到某些全身或局部不利因素的影响,在结构、形态、数目和萌出等方面出现异常,且常同时伴有牙的色泽改变,影响整体美观。非龋性疾病还包括各种由物理或化学原因所致的牙体缺损和牙的损伤。

牙本质过敏症虽非一种独立疾病,但它常与磨损、楔状缺损等非龋性牙体疾病并存,因此也列入本章。

第一节　牙发育异常

人类牙齿发育是一个自胚胎6个月就开始的、长期而复杂的过程。机体内外各种不利因素作用于牙齿发育的不同阶段可以造成不同类型的发育异常,如牙齿萌出异常、数目异常、形态异常和结构异常,其中多数发育异常有遗传倾向。该类疾病发生时间多在胚胎和儿童牙齿发育期内,在牙齿萌出后才能被发现,临床上多为对症治疗。

一、牙萌出异常

牙的萌出遵循一定的生理规律,具有顺序性、对称性和时间性。如果因某种干扰因素致使牙未能按规律正常萌出,则称为牙萌出异常,通常表现为早萌、迟萌及错位萌出等现象。

(一)早萌

早萌指牙萌出过早。乳牙早萌多见于初生婴儿乳下切牙。乳下中切牙应在出生后6个月左右萌出,如果新生儿即见乳下中切牙已萌出("诞生牙")或婴儿出生后不久见乳下中切牙萌出("新生儿牙"),则为早萌。不论是正常乳牙还是额外牙,早萌乳牙的牙根和牙周组织均发育不健全,常很松动,难以久留,还会影响哺乳,甚至引起龈创伤或溃疡,可酌情拔除。

个别恒牙早萌,多由乳牙早脱所致。多数或全部恒牙早萌极为罕见,在脑垂体、甲状腺及生殖腺功能亢进的患者,可出现恒牙早萌。

(二)迟萌

乳牙迟萌常由全身性因素,如维生素D缺乏、甲状腺功能不足、遗传性因素,或局部牙龈黏膜肥厚、外伤、局部感染等因素导致。前者表现为多数牙迟萌,后者为个别牙迟萌。

全部恒牙迟萌可由全身性疾病如营养障碍、内分泌功能紊乱等引起,但发病率较低。个别恒牙迟萌在临床上很常见,往往因乳牙滞留,占据恒牙位置,或乳牙过早脱落,局部牙龈因咀嚼作用而增厚,使恒牙不易穿破或因乳牙早脱致全部牙移位,使恒牙萌出间隙不够,从而阻生或错位萌出导致迟萌,常见于上颌中切牙。

处理:拍摄 X 射线片了解牙胚情况,如为全身因素引起者可对症治疗,但当发现乳牙迟萌出现时,常已为时过晚。牙龈肥厚者,择期切龈助萌。

(三)错位萌出

牙齿不在正常牙位上萌出为错位萌出。恒牙错位萌出常见于上下前磨牙舌侧错位、下前牙拥挤重叠。

1.原因

(1)颌骨发育不足造成牙弓过小,乳牙过早丧失或滞留,使恒牙的萌出失去正常的引导作用。

(2)乳牙过早缺失致邻牙移位,间隙不足而错位。

2.处理　恒牙在萌出过程中出现的轻度排列不齐或错位,大都可以自行调整,不必处理。自行调整有困难者,应进行正畸治疗;乳牙滞留引起的恒牙错位萌出则应及时拔除滞留乳牙。如乳磨牙早脱,可借助导萌器或间隙保持器,使萌出恒牙具有充足的位置。

二、牙数目异常

牙数目异常包括额外牙(supernumerary tooth)和先天性缺牙(congenital anodontia)等。正常情况下乳牙为 20 个,恒牙为 28～32 个。超出这些数目的牙即为额外牙,低于这些数目即为先天缺牙。

(一)额外牙

额外牙又称多生牙,可能由过多的牙蕾或恒牙胚直接分裂而成。额外牙可发生在颌骨的任何部位,有的萌出于口腔中,有的埋伏于颌骨中,后者可通过照片而偶然发现。额外牙可发生于乳牙列,也可发生于恒牙列,但恒牙列发生率多于乳牙列。额外牙经常在上颌出现,上下颌出现比例为 10:1;可单个或多个、单侧或双侧出现;形态可与正常牙相同,也可为畸形牙、过小牙。

额外牙最常发生的位置在上中切牙之间,称之为"正中牙"。其次是上颌磨牙区,称为上颌第四磨牙,位于第三磨牙远中,很少萌出口腔,常通过 X 射线片发现。有时也可在下颌、上颌前磨牙区或上颌侧切牙区。

处理:已萌出的额外牙可引起邻牙拥挤、牙错位或使正常牙无法萌出,因此额外牙应尽早拔除。未萌出的额外牙一般也应拔除,因在额外牙冠周围可能会发生囊肿。若未出现病症,可以保留,但也应定期观察。

(二)先天缺牙

先天缺牙可分为个别缺牙、多数缺牙和全部缺牙三种情况。个别缺牙多见于恒牙列,且常表现出对称性,最多见为缺失第三磨牙,其次为上颌侧切牙或下颌第二前磨牙。先天缺牙也可为非对称性,如下颌切牙区缺单个牙。在乳牙列,最多见上颌乳侧切牙缺失。

多数缺牙或全部缺牙称为无牙畸形。全部缺牙者常为全身性发育畸形的口腔表现,常伴有外胚叶组织发育异常,如缺少汗腺、毛发、指甲、皮脂腺、毛囊等,有家族遗传史。个别缺牙的原因尚不清楚,但一般认为有家族遗传倾向。

处理:缺失牙要进行修复治疗,因长期缺失可导致咬𬌗关系障碍。

三、牙形态异常

(一)畸形中央尖

畸形中央尖(abnormal central cusp)是由于在牙发育期,牙釉上皮向外突起及增生而产生,多见于黄种人,发生率约为2%,发病原因不明。

畸形中央尖多位于下颌前磨牙,尤以第二前磨牙最多见,偶见于上颌前磨牙,常对称发生。一般出现在颊舌牙尖之间的𬌗面正中央,偶尔出现于近中凹、远中凹或颊舌嵴,其形态呈圆锥形、圆柱形或半球形等,高度为1~3mm,其内有髓角伸入(图2-1,图2-2)。

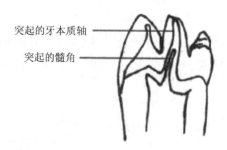

突起的牙本质轴
突起的髓角

图 2-1　畸形中央尖

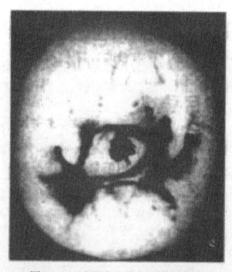

图 2-2　畸形中央尖折断或磨损后

畸形中央尖患牙萌出时,由于高耸的中央尖位于咬合面,随着牙冠不断萌出,当与对𬌗牙产生咬合接触时,尖细形的中央尖极易断裂,从而暴露尖内的牙髓,引起牙髓炎症。临床表现为阵发性剧痛,夜间加重。若不及时处理,牙髓可能坏死,进一步发展为根尖周炎。牙髓的感染坏死,使尚未发育完成的牙根停止发育,临床表现有患牙根尖区的牙龈反复肿胀流脓。检查见𬌗面中央有圆形或椭圆形黑环,环内为浅黄色或褐色的牙本质轴,在轴中央有时可见黑色小点,此点为髓角,但即使是细的探针也不能探入。牙龈常有一瘘管,X射线片检查牙根未发育完全,根尖孔呈喇叭状,根尖区有暗影。

处理:畸形中央尖若圆钝而对咬合无妨碍,可不进行处理;新萌出牙的高陡而尖锐的畸形中央尖,应多次少量调磨,降低咬合,促进修复性牙本质形成而避免因中央尖折断所引起的牙髓暴露。中央尖因磨损或折断导致牙髓炎,若为牙根尚未发育完成的年轻恒牙,则必须进行相应的保髓治疗;若牙髓已坏死且并发根尖周炎,则采用根尖诱导成形术。

(二)牙内陷

牙内陷(dens invaginatus)是牙齿在发育时期,上颌切牙的成釉器形态分化异常,舌侧过度卷叠、内陷或过度增殖所形成的畸形牙齿。牙釉内陷包括畸形舌侧窝、畸形舌侧沟、畸形舌侧尖和牙中牙。该病发病原因不明,似有遗传因素,多见于上颌侧切牙,上颌中切牙偶见。常为双侧发生,也有发生在单侧者,发生率为 $2.0\% \sim 5.1\%$。

1.类型

(1)畸形舌侧窝:畸形舌侧窝是牙釉内陷中最轻而较常见的一种畸形。舌侧窝出现深浅不等的囊状凹陷,与口腔相通。窝壁为发育异常的釉质,有时缺乏釉质,仅为一薄层牙本质。窝内易滞留食物残渣和菌斑,不易清洁,故较易患龋,并导致牙髓感染及坏死,甚至根尖周病变(图 2—3)。

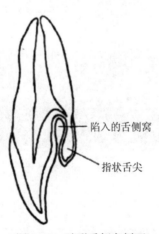

图 2—3　畸形舌侧窝剖面

陷入的舌侧窝

指状舌尖

(2)畸形舌侧沟:牙釉内陷在牙舌侧,有时呈沟状内卷,越过舌隆突延至根面。有时这种沟达根尖,将一牙根分裂为二。这类牙易患牙龈炎和牙周炎(图 2—4)。

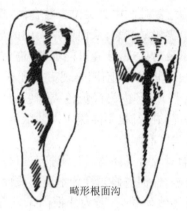

畸形根面沟

图 2—4 畸形根面沟

(3)畸形舌侧尖:畸形牙有时除舌侧窝内陷外,还伴有舌隆突,呈圆锥形突起,形成畸形舌侧尖,其中可有纤细的髓角突入。当牙齿有咬合接触后,舌侧尖可能会有折断,直接引起牙髓感染。

(4)牙中牙:牙中牙是牙内陷最严重的一种。有时舌侧窝内叠卷入较深,牙齿呈圆锥形,在 X 射线片上表现为一个小牙包于大牙中的影像,髓腔和根管的影像不清楚(图 2—5)。

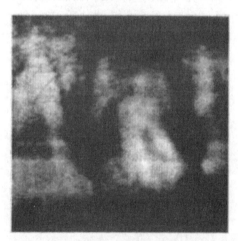

图 2—5 牙中牙磨片

2.治疗原则

(1)浅窝、短沟无症状者,不必处理。

(2)畸形舌侧窝略深或已并发龋齿者,间接盖髓后充填治疗。

(3)患牙已继发牙髓炎或根尖周炎者,应当做根管治疗。如根管畸形,导致不能做根管治疗,可做根尖切除手术后倒充填。

(4)深沟引起牙周炎时,须行牙周治疗。

（三）融合牙、结合牙、双生牙

1.融合牙(fused tooth) 是指两个或两个以上的正常牙胚融合而成,牙齿可以完全融合,也可以仅为冠融合或根融合,但牙本质是相连通的,根管可合为一或分为二。此情况乳、恒牙均能见到,有的融合牙有遗传倾向。有融合牙的牙列中,牙齿数目相应减少(图2-6)。

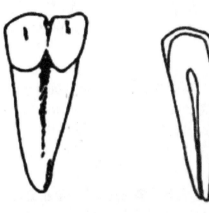

图2-6 融合牙

2.结合牙(concrescence of tooth) 为两个牙齿的牙根仅借牙骨质相连而结合,可能是牙根形成过程中牙胚的拥挤或位置混乱所致,偶见于上颌第二和第三磨牙区。另一种结合牙由牙骨质增生而形成(图2-7),偶见于中老年人。

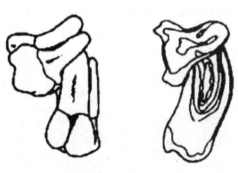

图2-7 结合牙

3.双生牙(geminated tooth) 是牙齿发生期中由一个牙胚分裂为二而形成的畸形,有分开的髓室和共同的根管。常见于下颌乳切牙。有的双生牙有遗传倾向。有双生牙的牙列中,牙齿数目不会减少(图2-8)。

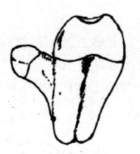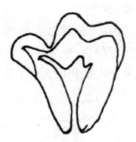

图 2-8　双生牙

乳牙列的融合牙或双生牙有时不能辨别,均有可能延缓牙根的生理吸收,阻碍其继承恒牙的萌出,故应定期观察,及时拔除。发生在恒牙前牙区的融合牙、双生牙,牙齿大且在联合处有深沟,影响面容美观,可用磨改术和复合树脂修改牙冠形态,以改善外观并消除菌斑滞留区。还可适当调磨,改善外形。

(四)过小牙、过大牙

牙的大小若与面部的比例失调,与牙体解剖测量平均值相比,偏离了正常值的范围,且明显与其他牙不相称时,就可以认定是异常。单个过小牙常见于上颌侧切牙、第三磨牙和额外牙。过小牙(microdontia)、额外牙若呈圆锥形,叫锥形牙(conic shaped teeth),即牙的切端比颈部狭窄。有时上颌中切牙冠过大,而牙根并不长,称过大牙(macrodontia)。

全口牙都呈过大或过小的情形极少,这种情况可能与遗传和内分泌有关。全口性过小牙可发生于外胚层发育不良、Down(唐氏)综合征、先天性脑垂体功能减退的患者。单侧牙过大,可见于颜面偏侧肥大者。

处理:过小牙在前牙区常影响美观,可用复合树脂修复外形。如有足够长度的牙根,可考虑固定修复,以改善外观。阻生的过小牙应拔除,以阻止囊肿的形成。过大牙一般情况下不进行处理,如冠过大而根小导致菌斑聚集和牙周组织病发生,又影响美观,可考虑拔牙后行牙列修复。

四、牙结构异常

(一)釉质发育不全

釉质发育不全是指在牙发育期间,由于全身疾病、营养障碍或严重的乳牙根尖周感染导致的釉质结构异常。根据致病因素累及的时间,将牙釉质结构异常分为釉质发育不良型、釉质矿化不良型。釉质缺损的程度取决于三个方面:①致病因子的强度。②致病因子攻击持续的时间。③致病因子攻击时牙冠所处的发育阶段。

1.病因

(1)严重营养障碍:维生素 A、维生素 C、维生素 D、钙和磷缺乏,全身发热性疾病如麻疹、水痘、猩红热等均可影响成釉细胞分泌釉基质和矿化。营养障碍的严重程度和持续时间不同,会导致牙釉质呈点状、沟状或带状缺损。

(2)内分泌失调:甲状旁腺与机体的钙磷代谢密切相关。甲状旁腺功能降低时,血钙含量降低,导致釉质基质矿化不良。

(3)婴儿或母体疾病的影响:先天性代谢疾病,如苯丙酮尿症;新生儿疾病,如低钙血症、溶血性贫血、肾病综合征、胃肠道疾病以及肝脏疾病;母体孕期患风疹、毒血症等。

(4)局部因素:常见于乳牙根尖周反复胀肿或乳牙外伤累及乳牙根下方恒牙的成釉器,导致继承恒牙牙冠颜色改变或釉质点状、不规则缺损。这种情况往往仅累及单一牙,前磨牙居多,称之为特纳(Turner)牙。

(5)遗传因素:近期有研究表明,釉质发育不全是一类影响釉质发育的遗传性疾病,无性别差异。遗传方式为常染色体显性遗传。

2.临床表现　临床上常根据釉质发育不全病损程度的不同将该病分为三类。

(1)轻度:釉质表面基本完整,仅有色泽改变,形成不透明的白垩色斑块,无实质性缺损,一般无自觉症状。

(2)中度:釉质表面除色泽改变外,存在形状、大小、数量不定的点状、窝状或带沟状缺损,缺损部位常有色素沉积。

(3)重度:釉质缺损严重,呈蜂窝状。前牙切缘变薄,后牙牙尖缺损或消失。

局部因素仅累及单一牙,全身因素累及所有正在发育的恒牙,故受累牙常呈对称分布。一般发生在出生后 6 岁以前,在这期间,除第三全磨牙外,所有恒牙冠都处在发育期。牙釉质缺损的部位常常对应于发育异常的时间,由此可根据釉质发育不全的部位,推断发生障碍的时期(图 2-9)。例如乳牙发生釉质发育不全,表明障碍发生在胎儿期。恒中切牙、第一磨牙发生釉质发育不全,则障碍发生在 1 岁以内。

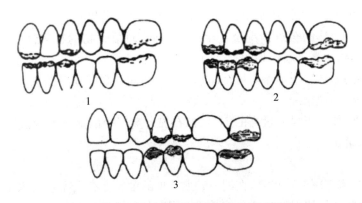

图 2-9　不同年龄釉质发育不全的罹患牙位

1.出生后第 1 年罹患牙位;2.出生后第 1、2 年罹患牙位;3.出生后第 3 年罹患牙位

3.预防与治疗　釉质发育不全系牙在发育矿化过程中受损造成的,并非牙萌出后机体健康情况的反映,因此应加强母婴疾病的预防,阻止由后天因素所引起的釉质发育不全的发生。对于遗传性釉质发育不全或已经发生釉质发育不全者,由于结构或形态发生缺损,患牙极易磨损,因而需要修复治疗以改善牙的外观和功能并保护下面的牙结构。可采用复合树脂、成品塑料牙面或烤瓷贴面覆盖,也有采用烤瓷全冠修复者。

(二)氟牙症

氟牙症(dental fluorosis)又称氟斑牙或斑釉牙(mottled enamel),是地区性慢性氟中毒的一种突出症状,是一种地方病。这种结构异常是牙齿发育时期人体摄入氟量过高所引起的特殊型牙齿釉质发育不全。在我国,氟牙症多分布在西北、华北等高氟地区。

正常人体每日需氟量仅为 0.5～1.5mg。氟的摄入量过高引起氟牙症,严重的氟牙症可合并全身性氟骨症。氟的致死量,体重 70kg 的成年人为 2.5～5.0g,小儿仅为 0.5g。服用致死量的氟化物后,2～4h 内可发生死亡。

1.病因 人体对氟的摄入量受许多因素的影响。

(1)氟进入人体的时期:氟主要侵害釉质发育期间牙胚的成釉细胞,过多的氟只有在釉质发育矿化期进入体内,才能引起氟牙症。

(2)饮水中含氟量过高:高含氟水是人体摄入氟过多的主要来源。综合国内外氟斑牙发病的调查报告,牙齿发育期间饮水中含氟高于 1mg/L 即可发生氟斑牙,且该病的发生及其严重程度随该地区饮水中含氟量的增高而增加。饮水中含氟量与龋齿发病率的关系综合分析结果表明,饮水中含氟量为 1mg/L 时,既有防龋作用,又不至于产生氟牙症。

(3)饮食种类:不同地区居民的生活习惯和食物种类不一样,各种食物的含氟量也不相同。饮食中的氟含量又随当地土壤、水和施用肥料中的氟含量以及食物加工方式的不同而变化。如茶叶的含氟量可有 5～100mg/L 的差别。有些地区饮水中含氟量低于 1mg/L,但当地居民的主食和蔬菜中含氟量高,也能影响牙齿的发育,发生氟牙症。

含钙磷和维生素比例高的食物可以保护人体少受氟的毒害。动物实验证明,高钙磷食物饲养的鼠牙对氟的敏感性最低。

(4)温度:高温地区,人体饮水量大,对氟的摄入量也相应增加。

(5)个体差异:个体的全身情况及生活习惯不同,对氟化物的敏感性也不一样。文献报道,胸腺和促甲状腺激素对氟化物的毒性有协同作用,这两种激素分泌的变化均可引起个体对氟中毒敏感性的差异。个体差异可用以解释生活在同一高氟地区的人,不一定都患氟斑牙或严重程度不一样的现象。

(6)其他因素:如使用含氟量高的燃料(如石煤),空气中的氟化物通过呼吸进入人体,可影响氟的总摄入量。

2.临床表现

(1)氟牙症临床表现的特点是,在同一时期萌出的釉质上有白垩色到黑褐色的斑块,严重者有釉质的点窝状实质缺损。临床上按其严重程度分为轻度(白垩型)、中度(着色型)和重度(缺损型)3 个类型。

①轻度:少数牙釉质表面有白垩状斑块,但仍保持牙面硬而有光泽。

②中度:多数牙表面有由白垩到黄褐或暗棕色的斑块,以上颌前牙最为明显,但仍保持牙面的光滑坚硬,牙形态无变化,无实质缺损。

③重度:多数或全口牙均出现黄褐或暗棕色斑块,同时有点、线或窝状凹陷,牙面失去光泽,凹陷内均有较深着色。

(2)多见于恒牙,以上前牙多见,其次为尖牙和第一磨牙,也常累及所有恒牙。因胎盘对氟有一定的屏障作用,因此乳牙发生氟牙症甚少,且程度较轻。但若摄入氟过多,超过胎盘屏障筛除功能的限度时,也能不规则地表现在乳牙上。

(3)氟牙症一般对龋病和酸蚀具有一定的抵抗力。

(4)严重的慢性氟中毒患者,可有骨骼的增殖性变化,骨膜、韧带等均可钙化,从而产生腰、腿和全身关节症状。初期为关节持续性酸痛,但无炎症表现,且不受季节、气候变化影响。后期则出现关节活动受限、强直、变形以至佝偻病。急性中毒症状为恶心、呕吐、腹泻等。由于血钙与氟结合,形成不溶性的氟化钙,引起肌痉挛、虚脱和呼吸困难,以至死亡。

根据表面染色、光泽度及缺损程度,Dean 指将氟斑牙分为正常、可疑、极轻、轻度、中度、重度几种类型(表 2-1)。

表 2-1 氟牙症的 Dean 分类法

级别	临床特征	记分
正常	釉质表面光滑,有光泽,通常呈浅乳白色	0.0
可疑	釉质半透明度有轻度改变,可从少数白纹斑到偶见白色斑点,临床不能诊断为极轻型,而又不完全正常的情况	0.5
极轻	小的似纸一样白色的不透明区不规则地分布在牙齿上,但不超过唇面的 25%	1.0
轻度	牙釉质的白色不透明区更广泛,但不超过牙面的 50%	2.0
中度	牙齿的釉质表面有明显磨损,棕染,常很难看	3.0
重度	釉质表面严重受累,发育不全明显,以致可能影响牙齿的整体外形。有几块缺损或磨损区,棕染广泛。牙齿常有侵蚀现象	4.0

根据上述分类和计分方法,计算出氟牙症指数,用于反映一个地区的人群中氟牙症的流行情况和严重程度。氟牙症指数大于 0.4 时,表示有氟中毒现象;指数大于 0.6 时,应高度重视。

$$氟牙症指数=\frac{0.6×可以人数+1×极轻人数+2×轻度人数+3×中度人数+4×重度人数}{受检人数}$$

3.诊断 氟牙症是一种地区流行病,应详细询问患者在 6 岁前是否居住在高氟地区。氟牙症患牙表面呈白垩色、黄褐色、棕褐色斑块或条纹,以上颌前牙唇面最明显,具有对称性。探查表面坚硬,有光泽。重症者釉质可出现窝状缺损,染色明显,无光泽。

4.鉴别诊断 氟牙症主要需与釉质发育不全相鉴别。

(1)釉质发育不全白垩色斑的周界比较清楚,其纹线与釉质的生长发育线平行吻合;氟牙症为长期性的损伤,白垩色斑块呈散在的云雾状,周界不清楚,并与生长发育线不相吻合。

(2)釉质发育不全可发生在单个牙或一组牙;而氟牙症发生在多数牙,尤以上颌前牙为多见。

(3)氟牙症患者可有在高氟区的生活史,尤其在儿童时期。

5.预防与治疗 最有效的预防方法是改良水源,饮用含适量氟的水(1mg/L 以内)。对已形成氟牙症者,根据病损程度不同,选用不同方法处理。轻度氟牙症,只有颜色改变,而无实质性缺损,可采用酸蚀漂白法改善牙外观;中度氟牙症,伴有釉质点窝状缺损者,可采用酸蚀刻复合树脂黏固技术;重度氟牙症,牙体着色较深,伴有釉质蜂窝状缺损者,或使用以上方法效果不理想者,可采用烤瓷全冠修复。

（三）四环素牙

在牙齿发育、矿化期间,由于使用四环素类药物使牙齿的颜色和结构发生改变的疾病称为四环素牙(tetracycline stained teeth)。该病最先报道于 1956 年,因青年患者由于牙齿变色从而影响外观、社交活动,进而有心理压力,常全身着黑色服装而称为"黑色综合征"。以后,陆续有人进行调查研究,国内不同地区报道的发病率自 4.9％～31.3％不等。20 世纪 80 年代以后,医务界对孕妇和儿童基本不使用四环素类药物,因而该类疾病的发生大为减少。

1.病因　服用正常量四环素就可以发生四环素牙。四环素牙的色泽深浅、明暗程度和严重程度与药物种类、服药时期、剂量、浓度、持续时间有关。四环素类药物中,四环素和去甲基金霉素引起的牙齿变色较金霉素和土霉素明显。妇女妊娠 4 个月以后,服用的四环素类药物可通过胎盘屏障与胎儿发育中的牙齿矿物质结合,使乳牙变色和牙齿发育障碍。婴幼儿越早期服用,牙本质的变色带越靠近釉牙本质界,临床变色越明显。一次剂量的四环素足以造成四环素牙。服药疗程与变色程度成正比,但用药的总剂量比使用期限对发病更有重要意义。在服用一定量四环素类药物后,不但能引起四环素牙,还可伴发程度不同的釉质发育不全。

2.临床表现　在我国四环素牙多见于 20 世纪 60～70 年代出生者的恒牙。

患牙刚萌出时呈黄色,在紫外光下泛荧光,随着牙本质内四环素被氧化而逐渐失去荧光性质,牙颜色由黄色变为棕褐色或深灰色。其着色的程度、范围与以下因素有关。

（1）四环素类药物的种类及其本身的颜色,如金霉素呈灰棕色,土霉素呈淡黄色。

（2）四环素氧化产物的色泽。

（3）服药时婴幼患者的年龄。在婴幼儿早期形成外层牙本质时用药影响最大,因着色带越靠近釉牙本质界,越易显色。

（4）与釉质本身的结构有关。釉质严重缺损,牙本质暴露,则颜色较深;轻度轴质矿化不良,釉质丧失透明度而呈白垩色时,由于牙釉质折光率的改变而掩饰着色的牙本质,使牙色看起来接近正常。

四环素主要分布在牙本质,因此 Jordan 和 Boksman 根据牙本质着色的情况将四环素牙分成三类。

第一类:牙面呈均匀的淡黄色、淡灰色。

第二类:牙面呈均匀的由浅至深的黄色、灰色。

第三类:牙面呈均匀的由浅至深的灰黑色、灰褐色,且牙面有明显的条带。

3.预防与治疗　四环素能穿过胎盘,在妊娠 29 周以后的整个妊娠期,母体服用四环素均可引起乳牙着色。在出生后到 6～7 岁间服用,恒牙可能受累。因此,为防止四环素牙的发生,妊娠和哺乳的妇女,以及 8 岁以下的儿童不宜使用四环素类药物。

四环素牙的治疗参照氟牙症的处理方法。第一类和第二类四环素牙可以使用漂白法,若失败再进行进一步治疗;第三类四环素牙则不宜使用漂白法,而进行树脂充填和烤瓷贴面修复等。

（四）先天性梅毒牙

梅毒是由梅毒螺旋体引起的具有传染性的疾病。先天性梅毒是指胎儿在妊娠期由感染的母体直接传播而感染梅毒,但因胎盘的屏障作用仍然幸存者。被梅毒螺旋体感染的儿童常伴有牙形态发育异常和间质性角膜炎,甚至失明,还可伴中耳炎、耳聋等。梅毒对组织的损害在新生儿期很严重,因此,感染常累及发育中的恒切牙和第一磨牙(图2-10)。

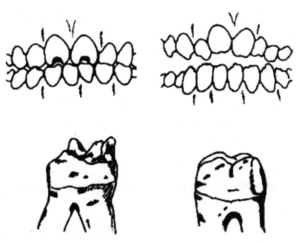

图2-10　先天性梅毒牙

1.病因　在牙胚形态发生期,由于炎症细胞浸润,特别在成釉期中有炎症渗出,只是成釉细胞受害,部分釉质的沉积停止。又由于牙本质的矿化障碍,前期牙本质明显增多,导致牙本质塌陷,形成半月形损害。

2.临床表现　先天性梅毒牙主要发生在上颌中切牙、第一磨牙和下颌切牙、第一磨牙,其表现有以下几种情况。

(1)半月形切牙:上中切牙及下中切牙切缘较牙冠中部窄,中央部有切迹,两切角圆钝,有如新月形,又称为哈钦森牙(Hutchinson teeth)。牙齿形态变化使前牙列牙间隙增大。

(2)桑葚状磨牙(imilberry molar):第一恒磨牙咬合面缩小,牙尖萎缩,呈发育不良的结节压挤在一起,釉质呈小颗粒状,似桑葚样。牙冠短小,牙尖向中央聚拢而颈部周径大,牙齿呈暗褐色。

(3)蕾状磨牙:也有些第一磨牙,牙尖向中央聚合,殆面收缩,牙横径在牙颈部最大,状如花蕾,称之为蕾状磨牙,也是先天性梅毒牙的特征之一。

通过先天性梅毒牙有发现和推断先天梅毒的可能性,但不能单凭牙的特征来诊断,因为其他疾病如结核、佝偻病也可引起类似的形态和结构异常。确诊先天性梅毒最有力的证据应是血清学检查,即梅毒螺旋体的检出。

3.预防与治疗　妊娠早期治疗梅毒,是预防先天性梅毒的有效方法。妊娠4个月内用抗生素治疗梅毒,95%的婴儿可以避免罹患先天性梅毒,从而防止梅毒牙的发生。

治疗先天性梅毒牙可采用光固化复合树脂或全冠修复,恢复牙冠形态,改善外观,恢复咀嚼功能。

第二节　牙体慢性损伤

牙齿是人类赖以生存的咀嚼器官的重要组成部分,在行使咀嚼、吞咽和表情等功能的过程中不断接受物理和化学因素的作用。适度的作用是维系牙体功能的必要条件,但不利因素或过度作用的长期积累,则会损伤牙齿硬组织,表现为牙体硬组织的渐进性丧失、劈裂、折断,并可继发牙髓和根尖周组织的疾病。

一、磨损

磨损主要是指由机械摩擦作用造成的牙体硬组织渐进性丧失的疾病。在正常生理咀嚼过程中,随年龄的增长,牙齿咬合面和邻面由于咀嚼作用而发生的均衡的、生理性的硬组织丧失,称为生理性磨耗。正常生理性磨耗约为每年 $29\mu m(20\sim38\mu m)$。牙齿组织生理性磨耗的程度与年龄是相关的,垂直向的牙齿磨耗可通过根尖牙骨质增生和被动萌出来代偿。临床上,常由某种因素引起个别牙或一组牙,甚至全口牙的磨损不均或过度磨损,即病理性磨损。

（一）病因

1.牙体硬组织结构不完善　发育和矿化不良的釉质与牙本质易出现磨损。

2.咬合关系不良,𬌗力负担过重　无𬌗关系的牙齿不发生磨损,甚至没有磨耗;深覆𬌗、对刃𬌗或有𬌗干扰的牙齿磨损重。缺失牙过多或牙齿排列紊乱可造成个别牙或一组牙负担过重而发生磨损。

3.硬食习惯　多吃粗糙、坚硬食物的人,如古代人、少数民族等,会造成全口牙齿磨损较重。

4.不良习惯　工作时咬紧牙、不良习惯或以牙咬物等,可以造成局部或全口牙齿的严重磨损或牙齿特定部位的过度磨损。

5.全身性疾病　胃肠功能紊乱、神经官能症或内分泌紊乱等导致的咀嚼功能失调,造成牙齿磨损过度。涎液减少或涎液内蛋白含量减少,降低了其对牙齿的润滑作用而使牙齿磨损增加。

（二）临床表现

磨损常发生在牙与牙接触的地方。牙的磨耗速度比较恒定,对𬌗牙之间𬌗面或切缘磨损量基本相同。功能尖嵴,如前牙切缘、后牙𬌗面(图2-11)、上颌牙的腭尖、下颌牙的颊尖以及邻面接触点区域易出现磨耗。然而,有些病例的病理性和生理性磨损间无明显界限,开始是在牙的尖或嵴上出现光滑的小平面,随着年龄增加而逐渐加大、加深,牙本质暴露,周围釉质被磨损成刀刃状的边缘,𬌗面正常尖窝沟裂形态消失,呈杯状凹陷,邻面正常触点消失,可引起各种并发症。

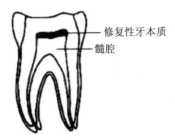

图 2-11　殆面磨损

1.牙本质过敏症　通常出现在暴露的釉牙本质界和与对殆牙尖咬合位置相对应的磨损面上。这种酸痛症状可在几个月内逐渐减轻甚至消失,有时可能持续更长的时间而不见好转。敏感程度因人而异,一般来说,磨损速度越快,暴露面积越大,酸痛就越明显。

2.食物嵌塞　邻面触点因磨损接触面积增大,殆方楔状间隙因磨损而消失,导致在行使咀嚼功能时食物嵌塞,促使牙周组织病和邻面龋的发生。

3.牙髓和根尖周疾病　过度磨损导致髓腔暴露。

4.颞下颌关节紊乱病　严重的殆面磨损可导致颌间垂直距离过短,迫使髁突位置后移,导致颞下颌关节受损。

5.创伤性殆　不均匀磨损遗留高陡牙尖,如上颌牙的颊侧尖和下颌牙的舌侧尖,从而造成创伤性殆。

6.创伤性溃疡　不均匀磨损遗留的过锐牙尖和边缘能刺激颊、舌黏膜,引起局部溃疡。

(三)治疗

1.去除病因　如改变不良习惯、调殆、修复缺失牙、治疗引起牙齿磨损的全身疾病等。

2.对症治疗　磨损引起的牙本质过敏症可行脱敏治疗。个别牙齿重度磨损,与对殆牙之间有空隙的、深的小凹面用充填法治疗,已引起牙髓和根尖周疾病者做相应的牙髓治疗。牙齿组织缺损严重者,可在牙髓治疗后用高嵌体或全冠修复;多个牙齿重度磨损,可用殆垫适当抬高颌间距离。

二、磨牙症

睡眠时有习惯性磨牙或清醒时有无意识的磨牙习惯者称为磨牙症(bruxism),又称为夜磨牙。磨牙症是咀嚼系统的一种功能异常运动,上下颌牙接触时间长,用力大,对牙体、牙周、颞下颌关节、咀嚼肌等组织均可引起损害。

(一)病因

磨牙症的病因虽然至今尚未明确,但与下列因素有关。

1.心理因素　情绪不安是磨牙症最常见的发病因素。恐惧、愤怒、抵触、紧张以及其他各种不良情绪使患者难以及时发泄时,便被隐藏在人的潜意识中,但能通过各种方式周期性地表现出来,磨牙症状是这种表现方式之一。

2.全身因素　与寄生虫病、血压改变、缺钙、胃肠道功能紊乱等因素有关。

3.咬合关系不协调　在正中关系与正中𬌗之间的早接触是最常见的磨牙症的诱导因素,平衡侧接触可能也是一个诱导因素。有时调磨改正这两种咬合关系,恢复正常后可以治愈磨牙症。

4.职业因素　要求精力高度集中的工作和紧张强度大的职业,如高强度项目运动员、高精密度要求的操作工,常发生磨牙病。

（二）临床表现

磨牙症可分三型:①磨牙型:在夜间入睡之后上下颌紧咬,移动摩擦牙,又称夜磨牙,常发出刺耳的声音,被别人听见而告之,患者本人多不知晓。②紧咬型:在白天工作中注意力集中时不自觉地将牙咬紧,但没有磨动的现象。③混合型:兼有夜磨牙和白昼紧咬牙的现象。三型中以夜磨牙常受到患者重视,因其磨牙动作可伴有嘎嘎响声,常影响他人。睡眠时患者有典型的磨牙或紧咬牙动作,加重𬌗面牙体的磨损。当磨损超出生理运动范围时,全口牙面磨损严重,前牙更明显。牙冠变短,常引起颞下颌关节功能紊乱,严重的𬌗面磨损,也可导致多数牙的牙髓病、根尖周病,或者咬合创伤,以及食物嵌塞、牙松动等牙周疾病。

（三）治疗

1.除去致病因素　心理治疗、调整咬合、治疗与磨牙症发病有关的全身疾病等。

2.对症治疗　治疗因磨损引起的各类并发症。

3.其他　对顽固性病例应制作𬌗垫,定期复查。

三、楔状缺损

楔状缺损是指牙齿颈部的硬组织在某些因素长期作用下逐渐丧失,形成由两个光滑斜面组成的楔状缺损。本病患发病率随年龄的增长而增高,多见于成年人的前磨牙和尖牙,乳牙及年轻恒牙几乎不发生。

（一）病因

1.不正确的刷牙　方法不正确的刷牙是楔状缺损发生的主要原因。调查发现,不刷牙的人很少发生典型的楔状缺损;而刷牙的人,特别是用力横刷的人,常有典型和严重的楔状缺损。唇向错位的牙楔状缺损比较严重,牙弓转弯处即横刷牙着力点最强的地方楔状缺损发生严重,在牙的舌面却极少发现。然而,临床上也有见到楔状缺损发生在唇、颊龈缘的根方,这是不正确刷牙所不能解释的现象。

2.牙颈部的组织结构　牙颈部是釉质与牙骨质交界处,釉质与牙骨质刚好接触,或牙骨质覆盖釉质,甚至釉质与牙骨质未接触而使牙本质裸露,导致结构较薄弱,易被磨去,缺损得以发生。

3.酸的作用　龈沟内的酸性分泌物、酸性食物、胃酸反流物等酸性物质在牙龈缘颈部存留,可能使牙颈部硬组织脱矿溶解。长期大量饮用酸性饮料,如果汁、葡萄酒、碳酸饮料,都可能引发楔状缺损。这也能解释龈缘根发生缺损的原因。

4.牙体硬组织疲劳　牙的外形从牙冠到达牙颈部时突然缩窄,同时牙颈部是三种不同生物硬组织－牙本质、牙骨质和牙釉质相交处,这为𬌗力传导至牙颈部产生应力集中提供了形态学和组织材料学基础。长期咀嚼𬌗力集中,导致牙体材料疲劳,从而导致楔状缺损的发生。

在此过程中,机械摩擦和酸蚀起协同作用。

5.细菌作用 牙颈部为牙垢的滞留区之一,细菌容易在此处定植堆积形成牙菌斑。细菌在牙菌斑厌氧环境中利用糖类进行无氧发酵产生酸性产物,酸在牙菌斑内贮留,持续作用于牙颈部硬组织使其脱矿、强度降低,从而在外力(如不正确刷牙)作用下加速楔状缺损的产生和发展。

另一方面,龈沟内是天然的厌氧环境。临床流行病学调查表明,龈沟内定居着大量的厌氧菌,其中包括一些产酸性牙周可疑致病菌。这些细菌的酸性代谢产物滞留在龈沟内,牙颈部硬组织浸泡在酸性环境中从而导致牙脱矿。临床常见严重的楔状缺损伴随着牙龈萎缩、牙根暴露,即楔状缺损常常与牙周疾病相伴随,但两者的相互因果关系仍不十分清楚。

牙颈部四周的结构、组成、所处的环境基本一致,楔状缺损只发生在牙唇颊侧的颈部,说明外力的直接作用(如刷牙)是楔状缺损不可缺少的因素。楔状缺损的发生是上述因素综合作用的结果。

(二)临床表现

1.典型楔状缺损是由两个平面相交的 V 字楔形(图 2—12)。临床流行病学调查表明,楔状缺损的损害形态分为 4 型。

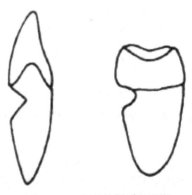

图 2—12 楔状缺损(侧面观)

(1)月形:缺损的殆壁、颈壁与轴壁相交呈半圆形曲面,交角大于 90°。

(2)碟形:缺损的殆壁和颈壁中有一壁为半圆形曲面,另一壁为斜形平面,与轴壁的交角小于 90°。此型缺损发生率最高,约占楔状缺损的 50%。

(3)三角形:缺损的殆壁、颈壁均为斜形平面,与轴壁的交角小于 90°。

(4)不规则形:不能纳入以上三型者。以上各型缺损边缘均整齐,边缘的牙釉质和缺损的牙本质表面坚硬而光滑,色泽正常。

2.根据缺损的深度将其分为浅、中、深三型。浅型指缺损深度在 0.1～0.5mm 者,中型指缺损深度在 0.6mm 以上但未穿髓者,深型指缺损近髓或已穿髓者。临床上可出现对冷热酸甜敏感的牙本质暴露过敏症状,累及牙髓可出现牙髓炎性疼痛甚至根尖病,严重者可出现牙颈部折断。必须指出,深度与临床症状不一定成正比关系,关键是修复性牙本质的形成状况,这与个体差异以及缺损速度和患者年龄有关。一般情况是病损速度越慢、年龄越大,症状越不明显。临床常见楔状缺损非常深,可见接近牙髓甚至到呈深黑色的钙化根管影像,但是患者无明显症状,检查对冷热刺激及机械刺激反应不明显甚至无反应。需要特别指出的是,该种情况常常出现在年龄较大的患者,在做出诊断和治疗前可采用牙髓活力测试和照片方法判明牙髓和根尖周状态。

3. 好发于尖牙和前磨牙,尤其是第一前磨牙。

4. 随着年龄增加,楔状缺损发生率有升高的趋势,同时年龄愈大,楔状缺损愈严重。50～60 岁是楔状缺损的好发年龄。

(三)治疗

首先应改正刷牙方式,避免横刷,并选用较软的牙刷和磨料较细的牙膏。

浅中型无症状者可不进行特别处理,但需注意清洁卫生,预防发生龋病。对牙本质过敏者,可进行脱敏疗法。对脱敏无效或缺损严重者可行充填治疗。如已出现牙髓根尖周疾病,应行相应的处理。

四、酸蚀症

酸蚀症(erosion)是牙齿受酸侵蚀,硬组织发生进行性丧失的一种疾病。以前,酸蚀症主要指长期与酸雾或酸酐接触的工作人员的一种职业病。随着社会进步和劳动条件的改善,这种职业病明显减少。近年来,饮食习惯导致的酸蚀症上升,年轻人患病率增高已引起了人们的重视。长期反酸的胃病患者,牙齿也可发生类似损害。

(一)病因

主要由无机酸,如盐酸、硝酸等导致,其中以盐酸的危害最大。硫酸由于沸点较高,不易挥发,一般很少引起酸蚀。严重胃酸上逆的患者,也可发生酸蚀,但极少见。

(二)临床表现

最初往往仅有感觉过敏,以后逐渐产生实质缺损。

不同原因引起的酸蚀部位不同。食物中的酸引起上前牙唇面表面光滑的大而浅的凹陷,由胃酸所致者常引起上前牙腭侧及下颌后牙的𬌗面和颊面酸蚀。同时,侵蚀的形式因酸而异:①由盐酸所致者,常表现为自切缘向唇面形成刀削状的光滑面,硬而无变色,因切端变薄而易折断;②由硝酸所致者,主要发生在牙颈部或口唇与牙面接触易于形成滞留的地方,表现为白垩状,或染成黄褐或灰色的脱矿斑块,质地松软,易崩碎而逐渐形成实质缺损;③由硫酸所致者,不易引起牙体酸蚀,通常只使口腔有酸涩感。

(三)预防与治疗

1. 调整饮食结构,减少酸性食物摄入量。

2. 改善劳动条件,消除和减少空气中的酸雾,是预防酸蚀症的根本方法。戴防酸口罩和定时用弱碱性液如 2%苏打水漱口,对预防酸蚀症有一定作用。

3. 过敏牙可进行脱敏治疗。

4. 牙体缺损严重可行充填或修复治疗。

五、牙隐裂

牙隐裂(cracked tooth)又称不完全牙折或牙微裂,是指牙冠表面由于承受异常殆力而产生的非生理性细小裂纹,常不易被发现,但裂纹深达牙本质后会引起过敏症状,一旦裂纹接近或到达牙髓腔就会出现典型的牙髓炎症状。由于裂纹的隐蔽性,该病常常被缺乏经验的医师所忽略,从而被误诊。故临床医师在分析引起急性牙痛的原因时应考虑到牙隐裂,因本病症在临床上并不少见。

(一)病因

1. 牙齿结构的薄弱环节　正常人牙齿结构中的窝沟和釉板均为牙齿发育遗留的缺陷区,不仅本身的抗裂强度最低,而且是牙齿承受正常咬合力时应力集中的部位,因此是牙隐裂发生的内在条件。

2. 牙尖斜面　牙齿在正常情况下,受到拉应力值最小的轴向力时,由于牙尖斜面的存在,在窝沟底部同时受到两个方向相反的水平分力作用,即劈裂力的作用。牙尖斜度愈大,所产生的水平分力愈大。因此,承受咬合力部位的牙尖斜面是隐裂发生的易感因素。

3. 创伤性殆力　随着年龄的增长,可由于牙齿磨损不均,出现高陡牙尖,正常的咀嚼力则变为创伤性殆力。原来就存在的窝沟底部劈裂力量明显增大,致使窝沟底部的釉板可向牙本质方向加深加宽,这是隐裂纹的开始。在殆力的继续作用下,裂纹逐渐向牙髓方向加深。创伤性殆力是牙隐裂发生的重要致裂因素。

4. 温度作用　有研究证明,由于釉质和牙本质的膨胀系数不同,在长期的冷热温度循环作用下(0~50℃),釉质可出现裂纹。在与咬合力关系较小的唇、颊侧牙面上发生的隐裂与此因素有关。

(二)临床表现

1. 好发于磨牙,特别是上颌第一磨牙近中腭尖,其次为下颌磨牙和上颌前磨牙。

2. 表浅隐裂无明显症状,当累及牙本质时出现冷热刺激敏感,随着裂纹加深,可出现咀嚼时突发性定点咬合剧痛,持续短暂,最后可出现典型牙髓炎症状。

3. 检查可见隐裂顺发育沟越过边缘嵴到达邻面。由于发育沟裂绝不会越过边缘嵴,因而这是一项诊断要点,殆面颊舌沟的隐裂可重叠于牙殆面颊舌沟并延伸向颊面的颊沟和舌面的舌沟,并与之重叠(图2-13),从而给诊断带来困难。甲紫或碘酊染色,染料可渗入隐裂线而更使之清晰。咬诊试验,将棉签置于隐裂线可疑处,用力试咬合,可出现短暂的撕裂样疼痛。

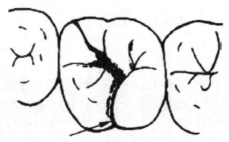

图2-13　上颌第一磨牙隐裂

（三）诊断

1.病史和早期症状　患者较长期的咬合不适和咬在某一特殊部位时剧烈疼痛。

2.叩诊　分别对各个牙尖进行各个方向的叩诊，可以帮助定位患处，叩痛显著处即为隐裂所在位置。

3.温度试验　当患牙对冷敏感时，以隐裂纹处最明显。

4.裂纹的染色检查　2.5%碘酊或其他染料类药物可使有的裂纹清晰可见。

5.咬楔法　将韧性物如棉签或小橡皮轮放在可疑隐裂处做咀嚼运动时，可以引起疼痛。

（四）治疗

隐裂的治疗可根据裂纹的深度和位置采用不同的方法。

1.调𬌗　无症状或轻微咬合不适者，裂纹仅限于釉质内，可调磨高陡牙尖，降低咬合力，定期观察，并建议纠正吃硬物等不良习惯。在治疗更严重的隐裂牙时也应采取以上措施。

2.充填治疗　这是对有症状而未累及牙髓时治疗隐裂牙的一种保守治疗方法。当牙隐裂的裂纹位于牙本质浅层时，沿着隐裂线按牙体充填术的要求预备洞形，洞深以隐裂线消失为准，然后根据充填术原则，选用具有粘接功能的牙色材料，充填洞形。

3.牙髓治疗　当牙隐裂已累及牙髓时，则需进行牙髓治疗。

开髓后，如隐裂线已累及髓室底但未完全裂开，在减低咬合后，用粘接剂封闭隐裂线，用暂冠或牙圈保护牙尖，直至根管治疗和充填治疗完成。在根管治疗过程中，如果疼痛症状未减轻，预后情况差，建议患牙拔除。如果牙折不完全裂开，牙折片不被楔力所分开，牙折线未累及牙根面，则用粘接剂封闭隐裂线，根管治疗后用酸蚀刻牙本质，粘接树脂充填窝洞。在充填过程中，应避免内源性楔力的产生。在完成牙髓治疗和充填治疗后，应立即嘱全冠修复。

开髓后，若髓室底完全裂开，应根据不同情况酌情处理。牙折片及残存牙松动，则拔除。上颌磨牙若牙折线为近远中向，下颌磨牙若牙隐裂线为颊舌向，可顺牙隐裂线行牙半切除术，保存牙冠的一半或两半以及牙根，治疗结束后进行全冠修复。在采取以上治疗措施时，由于对牙隐裂的程度、性质很难准确诊断，预后不能肯定，包括治疗后的可能结果、治疗期间的不可预测性、牙隐裂可能继续发展而导致牙完全裂开，这些在治疗前必须向患者交代清楚。

第三节　牙体急性损伤

牙体急性损伤指牙受到各种急剧的机械力作用所发生的损伤，常见于上前牙，包括牙周膜的损伤、牙体硬组织的损伤、牙脱位和牙折等。这些损伤可单独发生，亦可同时出现。对这类患者，应注意检查有无颌骨和（或）身体其他部位的损伤。

一、牙震荡

牙震荡（concussion）是牙周膜的轻度损伤，不伴牙体组织缺损，牙齿无错位现象。多由较重的咀嚼外力，如进食时骤然咀嚼硬物所致。患牙常有伸长不适感，轻微松动和叩痛，龈缘还可能有少量出血。牙髓活力测试反应不一，有些患牙受伤后牙髓活力测试无反应，而在数周或数月后反应开始恢复。一般情况下，伤后牙髓活力测试有反应的患牙，牙髓多能保持其活力，若3个月后牙髓仍有活力，则可基本肯定牙髓能继续保持活力。

牙震荡的处理主要是适当调磨患牙以降低咬合,减轻患牙负担,松动牙应固定。叮嘱1～2周内患牙休息,并于伤后1、3、6、12个月定期进行牙髓活力检测。若患牙伤后刚开始牙髓有活力,后期复查却无反应,则表明牙髓已坏死,必须进行根管治疗。年轻恒牙的活力可在受伤1年后才丧失。

二、牙脱位

牙脱位(displacement)是由于骤然的外力使牙根偏离牙槽窝中正常位置,常伴牙釉质不全折断、牙槽骨骨折及牙髓损伤。

（一）病因

牙脱位最常见的原因是碰撞,医源性因素也可引起,如拔牙时使用器械不当。

（二）临床表现

由于受力方向不同,临床常可见以下三种类型的牙脱位。

1. 侧向脱位　患牙向唇、舌或近、远中方向移位,常伴有牙槽骨侧壁的折断和牙龈撕裂。X射线片上可见移位侧牙周间隙变窄或消失。

2. 牙合向脱位(脱出)　患牙向冠方部分脱出牙槽窝,临床常有疼痛、松动和侧向移位表现,同时由于患牙伸长可出现咬合障碍。X射线片示牙根尖与牙槽窝的间隙明显增宽。若整个牙冠完全脱出牙槽窝,称完全脱位。

3. 嵌入性脱位　患牙嵌入牙槽窝中,临床可见牙冠变短,其牙合面或切缘低于正常。有时患牙嵌入较深,易误认为冠折或牙齿已缺失。X射线片上可见牙周间隙变窄或消失。严重的上前牙嵌入性脱位,牙齿可穿入鼻腔底,甚至出现于鼻孔处。

（三）并发症

牙脱位后,常发生各种并发症,如牙髓坏死、髓腔钙化、根吸收以及边缘性牙槽突吸收等。

1. 牙髓坏死　52%的脱位牙可发生牙髓坏死,而在嵌入性脱位牙发生率则为96%。发育成熟的牙齿与未发育完全的年轻恒牙相比,前者更易发生牙髓坏死。

2. 髓腔钙化　发生率占牙移位的20%～25%。通常与轻度牙脱位伴发,严重的牙脱位更多导致牙髓坏死。牙根未发育完全的牙外伤后常有活力,但随后较易发生髓腔钙化。嵌入性脱位牙,牙髓坏死发生率很高,故很少出现髓腔闭塞。

3. 根吸收　最常发生于嵌入性脱位的牙齿,其次是牙合向移位牙。由于嵌入性脱位牙齿多并发牙髓坏死,故有学者认为是牙髓坏死的存在导致牙根吸收。另外,用夹板长期固定患牙也可能发生根吸收。牙根吸收最早可于伤后2个月检查出,有的则需几个月才可被发现。

4. 边缘性牙槽突吸收　严重的嵌入性脱位或牙合向脱位牙特别容易丧失边缘性牙槽突。若牙齿复位不及时,则会增加对牙齿支持组织的损伤。

（四）治疗

脱位牙均应在局麻下复位固定1～2周。复位应争取在伤后90min内进行,以防止牙根发生吸收和丧失牙周组织。有牙槽突骨折时,固定时间应延长到4周。

轻度脱位牙复位固定后,应于伤后第1、3、6、12个月进行复查。对于牙根尚未发育完全的年轻恒牙,复位固定后牙髓常能继续生存,且保存活髓有利于牙根继续发育完成,因此不应贸然做牙髓拔除。但应密切观察牙髓活力情况,因为年轻恒牙牙髓坏死后发生炎症性牙根吸收也较迅速。若发现牙髓坏死,如出现牙齿叩诊敏感、牙冠变色、牙髓温度和电活力测试不敏感以及 X 射线片上有异常表现时,应及时行根管治疗术。

对于嵌入性脱位或牙脱位范围在 5mm 以上的成熟恒牙,由于这些牙齿常伴有牙髓坏死,并且很容易发生牙根吸收,因此应于 2 周内行根管治疗。

对嵌入性脱位的年轻恒牙,不可强行拉出复位,以免造成更大的创伤,诱发牙根和边缘性牙槽突吸收,而应对症处理,继续观察,任其自然萌出是最可取的办法。一般在半年内患牙能萌出至原来的位置。

对完全脱位牙的处理原则是立即做牙再植术,再植时间越早,患牙预后越好。脱位半小时内再植牙,90%的牙根可免于被吸收;而在口外停留 2h 以上的患牙,95%的病例发生牙根吸收。因此,牙脱位后,应立即将牙齿放入原位。如牙齿已落地污染,则应就近用干净的凉水或生理盐水冲洗患牙,以去除牙根表面的碎屑及异物,但应注意避免擦拭患牙,以免损害牙根的神经和纤维,然后将患牙放入牙槽窝内,使患牙位于正常或接近正常位置。如果无条件即刻复位,应将患牙放于牛奶、生理盐水、唾液或自来水中,防止脱位牙干燥,并尽快到医院就诊。对于脱位牙再植后牙髓治疗的时机,应根据牙齿离体时间的长短、牙根发育情况等因素分别对待。

三、牙折

牙折(tooth fractures)常由于外力直接撞击而发生,也可因咀嚼时咬到砂石等硬物而造成,多见于上颌前牙,后牙少见。由于外力的大小和方向不同,牙折断的部位和范围也不相同。按解剖部位,牙折可分为冠折、根折和冠根折三类。

(一)冠折

冠折(crown fractures)包括下述几种类型(图 2—14)。

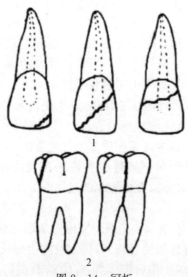

图 2—14　冠折
1.前牙冠折;2.后牙冠折

1. 釉质不全折裂(enamel infraction)　是在牙釉质发生裂纹,无硬组织缺损,牙折线不超过釉牙本质界。釉质不全折裂一般不需要行临床治疗,有牙齿过敏症状者可给予脱敏处理。需要注意的是,由于外力可能传到牙周膜或牙髓,因此必须定期做牙髓活力测试以判断有无牙髓坏死。

2. 釉质折断(crown fracture involving enamel only)　多见于前牙近、远中切角或切嵴中份。临床应定期复查以判断牙髓活力情况,并应对锐利的折断边缘进行调磨,以免刺伤唇、舌等软组织,用复合树脂修复外形。

3. 累及牙本质的冠折(crown fracture involving dentin)　牙齿折裂部位累及牙釉质、牙本质,但牙髓未暴露。这类冠折是临床较常见的牙外伤之一,约占牙外伤总数的1/3。临床表现为前牙切角、切嵴边缘、舌侧凿形折裂,后牙的牙尖缺损等。通过探针、口镜视诊检查可见冠折、牙髓未露等。

由于牙折裂部位牙本质小管暴露,细菌和其他刺激物较易进入牙髓,导致牙髓污染或炎症,甚至牙髓坏死。因此,累及牙本质的冠折处理主要是封闭牙本质小管,以保护牙髓。有效的方法是应用氢氧化钙糊剂垫底,然后用复合树脂修复牙缺损部位。

该病预后的好坏常与下列因素有关:冠折与牙髓的距离、牙本质暴露的多少、就诊时间及患者年龄等。因此,应定期检查患者牙髓状况,若患牙经过一段时间后发展为牙髓坏死,则应及时行根管治疗。

4. 累及牙髓的冠折(crown fracture exposing the pulp)　冠折累及牙釉质、牙本质和牙髓,其发生率较未累及牙髓的冠折发病率低。牙髓暴露的程度可从针尖大小到全部冠髓暴露。根据牙髓暴露的程度,酌情采用盖髓术和活髓切断术,待根尖形成后再行根管治疗。做过盖髓术及活髓切断术的牙齿应定期进行临床检查、牙髓活力测定以及X射线检查。

(二)根折

1. 临床表现　根折(root fracture)多由于受外力直接打击或面部着地时撞击而发生,比冠折少见,多见于牙根完全形成的成人牙齿。按其析断部位可分为颈侧1/3、根中1/3和根尖1/3折断,最常见者为根尖1/3。按折裂方向可分为横、纵折和斜折(图2—15)。按是否与口腔相通分为与口腔相通的根折和与口腔不通的根折。根折多数为单发性,有时也表现为多发性。

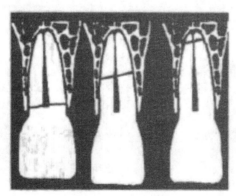

图2—15　根折

根折时,可能有牙齿松动、叩痛,根尖部黏膜压痛,龈沟出血,甚至根折牙冠段移位等。牙髓活力测定常呈正常反应。由于根折处能为水肿牙髓提供排除液压的通道并由此从牙周膜建立侧支循环,因此根折牙多能保存活髓。根折后是否发生牙髓坏死,主要取决于所受创伤的严重程度、断端的错位情况和冠侧段的动度等因素。有的根折早期无明显症状,数日或数周后才逐渐出现症状,这是水肿和咬合使根折断端分离所致。

根折断端是否与口腔相通,决定了根折的愈合方式和治疗方法完全不同。与口腔不相通的根折,多为根尖 1/3 或根中 1/3 折断。一般认为,根折越靠近根尖,其预后越好。与口腔相通的根折,包括牙颈部横向根折和纵向根折,牙周组织破坏较严重,断端松动度大,且牙髓受口腔微生物污染,常发生牙髓坏死。

2.根折的治疗　根折治疗的原则是尽量保存牙髓的活力,促进其自然愈合。因此首先必须对患牙进行复位固定,以免损伤牙髓及牙周组织,并尽量避免唾液及其他污染物进入髓腔。

(1)与口腔不相通的根折:处理这类根折的基本原则是立即复位和固定,而不应进行预防性牙髓治疗。因为多数这类根折牙的牙髓均有保存活髓的可能,且根折后立即进行根管治疗术常常有可能把根管糊剂压入断端之间,影响其修复。

固定时间的长短可根据患牙的松动度和根折的部位而定,一般为 1 周至 3 个月或更长时间。对于根尖部折断但未松动的牙,也可不必固定。复位固定后,每个月应复查 1 次,检查夹板是否松脱,必要时可更换夹板。若固定 4～6 个月后牙齿仍有松动,且不能从龈沟探及根折部位,则应将患牙永久固定于邻牙上。

根折固定后,还应定期进行临床检查,进行牙髓活力测试以及 X 射线检查,了解牙髓状况,当发现牙髓坏死时应行根管治疗术。

(2)与口腔相通的根折:颈 1/3 折断并与龈沟相交通时,将不会出现自行修复。如折断线在龈下 1～4mm,断根与同名牙冠长度比不小于 1：1,牙周情况良好,可去除牙冠,行根管治疗后,用切龈术、正畸牵引法(图 2—16)或骨修整术等手段暴露牙根,以便修复。

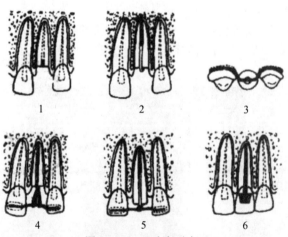

图 2—16　正畸牵引术

1.颈侧 1/3 根折;2.根管治疗后,4～8 周根管内置桩钩;3.唇弓预备;4.弹力牵引;5.固定结扎 2～3 个月;6.桩冠修复

牙根纵折往往需拔牙,也可试行根管治疗后,进行牙体半切术或截根术。

3.根折的愈合　根折复位固定后,可有以下四种愈合方式(图 2—17)。

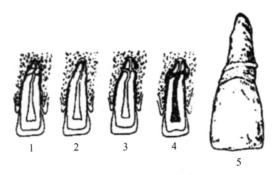

图 2—17　根折的愈合

1.钙化性愈合;2.结缔组织性愈合;3.骨、结缔组织联合性愈合;4.断端被慢性炎性组织分开;5.钙化性愈合(离体牙)

(1)钙化性愈合:若牙根断端紧密相连几乎无活动,且患牙根管粗大,则可在根折处的牙根表面和髓腔内形成钙化痂,根折线内仍可遗留薄层纤维结缔组织,X 射线片上显示一条横行细小根折线。牙髓有活力,但敏感性降低,牙不松动。

(2)结缔组织性愈合:若牙根断端进一步分离或断端活动,钙化痂就不能形成,而在牙根断端之间形成类似牙周膜的纤维附着。折断的牙本质表面可被牙骨质所覆盖,其锐边由于表面吸收而变圆钝,X 射线片上可见明显的根折线。牙髓活力测试基本正常,牙松动。

(3)骨和结缔组织联合性愈合:若断端进一步分离,局部活动度增加,在断片间便可有骨质长入,折断面为牙骨质所覆盖,而在新骨和牙骨质之间形成稠密纤维。临床上牙髓活力测试阳性,牙齿稳固。

(4)接合不全和肉芽组织形成:当根折严重移位,根管缩窄或牙髓组织被唾液污染时,牙髓可能严重损伤或发生坏死。通常根尖的冠段牙髓发生坏死而根尖段牙髓仍保存活力。坏死牙髓能在根折线内引起炎性肉芽组织形成,炎症还能波及根折线附近的牙槽骨,使其发生吸收。X 射线片上可见根折线变宽和根折处附近牙槽骨吸收。临床可见牙松动,叩诊敏感,牙冠变色且牙体稍向骀方浮出。

根折牙常常发生髓腔钙化,因外伤而使髓腔变小的牙髓以胶原成分增加为特征,同时伴有细胞数目的减少。

(三)冠根折

冠根折常损害牙釉质、牙本质和牙骨质,一般可累及牙髓。冠根折线有时呈垂直向,称为纵行冠根折,但临床以斜行冠根折多见。前牙的冠根折多由直接外伤引起,此类牙外伤常造成牙凿形折断,折断端位于牙舌侧下方,有的牙碎片附着在牙周支持组织上。如果牙本质折裂较多,则使牙髓受到损伤。根管治疗的前牙或后牙均可发生纵行冠根折。

冠根折临床表现为叩痛明显,牙折片移位,牙周膜出血,牙髓常堆积于折裂线处。如果牙髓已暴露,应检查患牙的牙髓活力情况。由于患牙牙齿松动,叩诊很难确定根尖周情况,X 射线检查有助于诊断。

凡可行根管治疗,又具备桩核冠修复适应证的后牙冠根折,均应尽可能保留。

第四节　牙本质敏感症

牙本质敏感症(dentine hypersensitivity)是指暴露的牙本质对外界刺激产生短而尖锐的疼痛,典型的刺激包括温度刺激、吹气刺激、机械性刺激或化学刺激。它不是独立的疾病,而是多种牙体疾病的一种共同症状。

一、病因

凡能使釉质完整性受到破坏,牙本质暴露的各种牙体疾病,如磨耗、楔状缺损、牙折、龋病以及牙周萎缩致牙颈部暴露等,均可发生牙本质敏感症。牙本质暴露是牙本质敏感症发生的必要条件。但不是所有牙本质暴露的牙都出现症状,通常和牙本质暴露的时间及修复性牙本质的形成速度有密切关系。

全身应激性(神经敏感性)增高也是发生牙本质敏感症的一个因素。当患者身体处于特殊状况时,如神经官能症患者、妇女的月经期和妊娠后期或抵抗力降低时,神经末梢的敏感性增高,使原来一些不足以引起疼痛的刺激也会引起牙本质敏感症;当身体情况恢复正常之后,敏感症状消失。

二、临床表现

对刷牙、冷、热、酸、甜等刺激主要表现为酸痛,吃硬物咀嚼时患牙酸软乏力,但刺激去除后,症状可立即消失。这种疼痛性质尖锐,持续短暂,定位准确。临床用锐探针检查可发现暴露的牙本质,或用三用气枪在距牙面 2cm 处吹气,可引起患牙酸痛不适。其敏感程度可分为四级:0 级,无不适;1 级,轻度不适;2 级,中度不适;3 级,重度不适;4 级,不能容忍的不适。用尖锐的探针在牙面上轻轻滑动探测,以准确定位敏感区。

三、诊断

牙本质敏感属于排除性诊断,因此它的鉴别诊断就显得尤为重要。患者有牙折裂、充填体边缘微渗漏与折裂、牙体缺损、浅龋等疾病时,症状和牙本质敏感类似。

四、治疗

1.局部治疗　在局部封闭牙本质小管,减少或避免牙本质内的液体流动。

临床上绝大多数采用局部治疗原则,即封闭牙本质小管,阻断外界刺激,其具体的治疗方法有四点。

(1)局部药物治疗

①氟化物:氟离子能减少牙本质小管的直径,降低液体流动量。常用的制剂包括 75％氟化钠甘油糊剂、0.7％酸性单氟磷酸钠凝胶以及 2％氟化钠溶液、氟化亚锡液、38％氟化铵银、

10%氟钼酸铵。含氟制剂在临床上应用历史长,脱敏效果肯定。操作步骤为:a.隔湿患牙,干燥敏感区。b.75%酒精棉球擦拭患处,清洁牙面并吹干。c.涂布药物,反复摩擦患处1～2min,也可以配合局部药物加热处理。

②氯化锶:锶对钙化组织有强大吸附力,通过锶磷灰石堵塞牙本质小管而达到阻断外界刺激的目的。目前常用的制剂包括10%氯化锶牙膏、75%氯化锶甘油糊剂和25%氯化锶溶液。

③硝酸银:硝酸银为强氧化剂,可使牙体硬组织内蛋白质凝固变性形成保护层,同时与还原剂如氯化铵、碘酊、丁香油等发生氧化还原反应,生成还原银及卤化银沉淀,沉积于牙本质小管内,阻断外界刺激。由于硝酸银对软组织的强烈蛋白凝固和腐蚀作用,应用时应特别注意保护口内软组织,一般不用于牙颈部敏感区。

临床上也有医师用4%硫酸镁液、5%硝酸钾液、30%草酸钾液、麝香草酚液以及氢氧化钙制剂等治疗牙本质敏感症。

(2)物理治疗

①电凝法:电凝时高温使甲醛溶液释放甲醛,甲醛良好的扩散作用可使牙本质内有机物凝固变性,从而达到治疗目的。方法为10%甲醛溶液擦拭敏感区,球形电极电凝1s,间隔5s,反复进行10～15次。

②激光法:激光接触牙本质产生瞬间高温,使牙本质熔融封闭牙本质小管,达到阻断外界刺激的目的。方法为YAG激光15W,照射敏感区0.5s,10～20次为1个疗程。

(3)牙本质黏固剂:近期已有专门用于脱敏的牙本质黏固剂的商品出现,其目的在于封闭牙本质小管,阻断外界刺激。可先局部药物去敏,再用牙本质黏固剂封闭患区,效果更好。对于秴面磨损的敏感区,因黏固剂易被磨除,常需多次反复使用。

(4)充填治疗:对反复药物脱敏无效,秴面敏感区局限于小凹陷者,可考虑备洞用口腔科充填材料复合树脂、玻璃离子复合体等充填治疗。对严重磨损接近牙髓而症状严重者,在首选保守治疗无效后,必要时可采取牙髓失活治疗。

2.全身治疗 全身给药,降低牙髓组织内神经末梢的机械感受器的敏感性,从而达到治疗牙本质敏感的目的。

目前治疗牙本质敏感症的方法较多,临床常根据患牙敏感范围的大小、部位、严重程度和累及牙的数目来制订治疗计划。若只吸冷气或刷牙时敏感,可让患者使用脱敏牙膏刷牙脱敏,并自行进行日常维持。

第三章　牙髓病和根尖周病

第一节　牙髓组织和根尖周组织的应用解剖和生理

一、牙髓组织解剖生理学特点

牙髓是牙体组织中唯一的软组织,由细胞与细胞间成分构成。牙髓作为一种特殊的疏松结缔组织,其对环境变化的反应与其他疏松结缔组织的反应基本一样,但牙髓还有其自身的特点:①被无让性的牙本质包围,一旦出现炎症易产生剧烈疼痛且不易引流。②基质富含胶原纤维与纤维束,使之具有黏性。③缺乏有效的侧支血液循环,一旦发生炎症,牙髓极易坏死。

(一)形态学特点

一般情况下牙髓不能被直视,其位于由牙本质围成的牙髓腔内,外由坚硬、缺乏弹性的牙本质壁包围,仅借一个或数个狭小的根尖孔与根尖周组织相连。通过 X 射线能观察到它的大致外形,但如果发生外伤等一些偶然的情况时,牙髓也可以暴露于口腔,其为一团红色的具有黏性的软组织。临床上用拔髓针可将有活力的牙髓从髓腔内完整地拔出,检查时发现牙髓是一个坚实、有黏性的和具有弹性的实体。

(二)组织学特点

牙髓的结构成分基本上与机体其他疏松结缔组织一样,由牙髓细胞、细胞间成分组成。

1.牙髓细胞　牙髓细胞包括成牙本质细胞、成纤维细胞、防御细胞和储备细胞。

(1)成牙本质细胞:成牙本质细胞是一种特殊的牙髓结缔组织细胞,具有形成牙本质的作用,是牙髓牙本质复合体的特征性细胞,细胞突可贯穿整个牙本质层,到达釉质牙本质界或牙本质牙骨质界。

(2)成纤维细胞:成纤维细胞是牙髓中的主体细胞,又称为牙髓细胞。它们分布于整个牙髓,其健康状态可以反映牙髓的年龄和活力以及牙髓抵御外界刺激的潜力。

(3)防御细胞:牙髓组织中具有防御作用的细胞,包括巨噬细胞、树突状细胞、淋巴细胞、肥大细胞等,均可存在于正常牙髓中。在炎症时,上述细胞的数目可明显增多。

(4)储备细胞:储备细胞是指原始的、未分化的间质细胞。它们是牙髓细胞的储备库,可根据需要分化成不同类型的细胞。

2.细胞间成分 细胞间成分包括胶原纤维、不定形基质和细胞间组织液,它们在维持牙髓结构的完整性和牙髓的生理功能方面具有重要意义。如:牙髓中由成牙本质细胞和成纤维细胞合成和分泌的胶原纤维,它们交织成松散和不规则的网状,以支持牙髓组织中的其他结构成分。不定形基质是血管与细胞之间传递营养物质和废料的重要介质。

(三)牙髓的功能

牙髓具有4种基本功能:形成功能、营养功能、感觉功能以及防御功能。

1.形成功能 牙髓在牙的整个生命过程中有不断形成牙本质的功能,但形成牙本质的速率和形式有所不同。初期形成的牙本质为原发性牙本质,牙本质呈管状且排列有规律;当原发性牙本质形成之后,牙髓会继续形成牙本质,即形成继发性牙本质。龋病、磨损、酸蚀症和备洞等外界刺激可诱发牙髓形成修复性牙本质,也称为修复性牙本质。

2.营养功能 牙髓通过向成牙本质细胞和细胞突提供氧、营养物质以及牙本质液来保持牙本质的活力。牙髓中丰富的周边毛细血管网是牙髓行使营养功能的基础。牙髓无有效的侧支血液循环且血管壁薄,一旦受到外界有害刺激时,易导致其扩张、充血和渗出。

3.感觉功能 牙髓的神经分布丰富,是其行使感觉功能的基础。由于牙髓感觉神经末梢为游离的神经末梢,仅有疼痛感受器而无本体感受器,当它们受到外界任何有害刺激如机械、温度或化学刺激时,机体只感受到痛觉,且无定位能力。在临床上牙髓炎所导致的疼痛常表现为自发性剧痛,患者不能对患牙进行定位。

4.防御功能 牙髓在受到一定的外界刺激或损伤时,其内在的神经、血管以及牙髓牙本质复合体会出现相应的反应,发挥防御功能。牙髓的防御功能包括疼痛、修复性牙本质形成和炎症反应。

一般情况下,修复性牙本质形成的量或范围与牙本质破坏的量或范围成正相关关系,与龋病等损伤发展的速度呈反相关关系,即牙本质破坏越多,修复性牙本质形成相对越多,龋病进展速度越快,修复性牙本质形成相对越少。

(四)增龄性变化

增龄性变化是指随着年龄的增长,牙髓在体积、结构和功能上所发生的一些生理性变化。值得注意的是,各种不良刺激均可加速牙髓的这些变化。

1.体积变化 成牙本质细胞具有不断形成继发性牙本质的功能,所以随着年龄的增长,髓腔周围的牙本质会不断积累增多,牙髓腔不断变小,牙髓体积就会不断缩小,甚至完全闭塞。具体表现在髓腔的大小,髓角的形态,根管的粗细、走向,根尖孔等都会发生相应的改变(图3-1)。因此,在临床进行牙髓治疗时,需要拍患牙X射线片以了解髓腔的大小和位置以及根管的情况后再进行操作,以避免造成髓腔底或髓腔侧壁的穿孔。

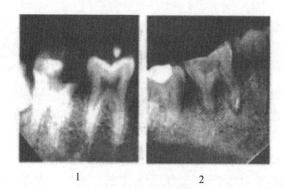

图 3—1　牙髓增龄性变化

1.年轻患者牙髓腔;2.年老患者牙髓腔

2.结构变化　牙髓内的疏松结缔组织结构随着年龄的增加也随之发生变化。表现为成纤维细胞的大小和数目逐渐减少;牙髓基质逐渐失去水分而变得更黏稠;胶原纤维在牙髓内的堆积区可使牙髓出现纤维变性;牙髓因神经、血管的数目发生变化而明显减少,导致牙髓组织发生营养不良性钙化,甚至出现钙化性闭塞,增加其根管治疗的难度。

3.功能变化　随着牙髓中细胞成分、血管数目及神经纤维数目的减少,牙髓的各种功能会逐渐降低,使牙髓的防御和修复功能逐渐丧失,对外界刺激的敏感性也逐渐降低。

牙髓组织与髓腔的增龄性变化情况见表3—1。

表3—1　牙髓组织与髓腔的增龄性变化

	年轻人	老年人
髓腔	髓腔大,髓角高,根尖孔大,牙本质小管粗	髓腔小,髓角低,根尖孔小,牙本质小管细小
牙髓	牙髓细胞多,血管丰富,神经多,纤维少	牙髓细胞少,血管不丰富,神经少,纤维多
牙髓修复力	强	弱
治疗方法	保留患牙,尽可能保活髓	保留患牙

二、根尖周组织生理学特点

根尖周组织是指位于根尖孔区和根尖孔周围的牙周组织,包括根尖部牙周膜、牙骨质和牙槽骨。其组织生理学特点与牙髓有着明显的区别。

(一)根尖部牙周膜

根尖部牙周膜由成束的胶原纤维和其间的疏松结缔组织构成,含有成纤维细胞、组织细胞和未分化的间质细胞,它位于牙骨质与牙槽骨的间隙中,通过根尖孔与牙髓相接,具有悬吊和支持牙的作用。在胶原纤维束之间的疏松结缔组织中含有神经、血管和各种细胞成分,它们可发挥不同的生理功能。

1.根尖部牙周膜内分布有触(压)觉感受器和疼痛感受器,前者可传导压力和轻微接触牙体的外部刺激,发挥本体感受功能;而后者可传导痛觉,参与防御反应。当根尖周组织发生炎症时,由于炎症介质的释放、血管的扩张和局部组织压力的增加,患者既可感受到痛觉,又能明确指出患牙所在。

2.根尖部牙周膜的血液循环较为丰富,其血供有 3 个来源:

(1)牙槽动脉在进入根尖孔前的分支。

(2)牙槽的血管通过筛状孔进入牙周膜。

(3)牙龈血管分支至牙周膜。

这些血管在牙周膜内形成网状吻合的血管网,牙周膜丰富的血液供应除有营养牙骨质的功能外,也能较好地清除炎性产物,提高病变区的修复能力,使病变在接受合理治疗后易痊愈。根尖周管及淋巴也较丰富,因此在根尖周发生炎症时,相应淋巴结会出现肿大和扪压痛。

3.根尖部牙周膜内含有丰富的成纤维细胞、组织细胞和未分化的间质细胞,可形成和重建根尖部牙骨质和牙槽骨。在炎症过程中未分化的间质细胞可分化成各种细胞,如成牙骨质细胞、成骨细胞或破骨细胞等。根尖部周牙周膜内还含有来源于赫特维希上皮根鞘的外胚叶细胞索,即牙周上皮剩余,它在受到炎症刺激时可增殖,形成根尖周囊肿的上皮衬里。

(二)根尖部牙骨质

牙根冠方 2/3 的牙骨质为薄的板层状结构,而根尖 1/3 的牙骨质为较厚的不规则的板层状,多为细胞性牙骨质。牙骨质的基本功能是将牙周膜的主纤维附着于根面上,此外,在正常情况下,根尖 1/3 不断有细胞性牙骨质的沉积,以补偿牙冠的磨耗,使牙根长度不断增加和使根尖孔逐渐缩小。虽然牙根的长度在不断增加,但如果以牙本质牙骨质界为测量标准,根管工作长度实际却在不断减少。在临床进行根管治疗操作中,根管预备的深度应止于牙本质牙骨质界,牙本质牙骨质界是根管最狭窄处,是牙髓与牙周组织的分界,通常距根尖孔约 1mm,在老年患牙该值可大于 1mm。牙骨质亦可修复因炎症导致的牙根病理性吸收,以及修复因牙移位导致的牙根生理性吸收,在对后者的修复过程中,可使根尖孔开口更偏向侧方。另外,在根尖诱导形成术后,牙骨质在根端硬组织屏障形成中亦具有重要作用。

(三)根尖部牙槽骨

根尖部牙槽骨由固有牙槽骨和支持骨组成。固有牙槽骨为薄层致密骨,构成牙槽窝的内壁,它在 X 射线片上呈围绕牙根的连续阻射白线,又称为硬骨板。固有牙槽骨上分布有许多小孔,这些小孔使固有牙槽骨呈筛状外观,它们是血管、神经进出的通道,因此,它又被称为筛状板。固有牙槽骨的筛状特点,使牙周膜不至于与牙髓一样处在一个低顺从无让性的环境中。所以,由根尖周炎引发的疼痛远远没有牙髓炎疼痛那么剧烈。另外,根尖周发生持续性炎症时,可导致根尖周硬骨板的吸收,在 X 射线片上可表现为阻射白线的模糊、中断甚至消失。

第二节　牙髓病与根尖周病的病因及发病机制

引起牙髓病和根尖周病的原因很多,主要有细菌感染、物理和化学刺激以及免疫反应等。导致牙髓病和根尖周病的主要因素为细菌感染。

一、细菌因素

(一)致病细菌

牙髓病和根尖周病的常见类型均由细菌感染所致。目前,根管和根尖周的感染是以厌氧菌为主的混合感染,厌氧菌在牙髓病和根尖周病的发生和发展中具有重要作用。

1.牙髓炎症　牙髓炎症中的细菌无明显特异性,细菌的种类与牙髓的感染途径和髓腔开放与否有关。导致牙髓炎症的细菌主要是兼性厌氧球菌和厌氧杆菌,如链球菌、放线菌、乳杆菌和革兰氏阴性杆菌等。一般而言,牙髓的炎症程度与感染细菌的数量和作用时间呈正相关。

2.感染根管　厌氧菌特别是专性厌氧菌是感染根管内组织的主要细菌。较常见的优势菌有卟啉单胞菌、普氏菌、梭形杆菌、消化链球菌、放线菌、真杆菌、韦荣球菌等。卟啉单胞菌和普氏菌是感染根管内最常见的优势菌。卟啉单胞菌和普氏菌、消化链球菌、真杆菌等与根尖部出现疼痛、肿胀、叩痛和窦道形成有关,其中产黑色素普氏菌、牙髓卟啉单胞菌和牙龈卟啉单胞菌与急性根尖周炎症和根管内恶臭关系最密切。顽固性根尖周病变和窦道经久不愈可能与放线菌感染有关。

3.根尖周组织　目前人们对根管感染之后根尖周组织内菌群的认识尚显不足。有学者认为,根尖周肉芽肿中通常是一个无菌的环境;肉芽肿不是细菌生存的地方,而是细菌被杀灭的场所。

(二)感染途径

正常情况下牙本质和牙髓受到釉质和牙骨质的保护,当龋病、牙体损伤、牙体畸形及医源性因素等破坏了牙釉质或牙骨质的完整性时,牙本质甚至牙髓暴露于口腔而导致牙髓感染。引发牙髓感染的途径有四种,主要包括暴露的牙本质小管、牙髓暴露、牙周袋和血源性感染,而根尖周的感染主要是继发于牙髓感染。

1.暴露的牙本质小管　牙本质中含有大量的牙本质小管,当牙釉质或牙骨质丧失后,牙本质小管就会暴露于口腔菌群,细菌就可能侵入牙本质小管,一些细菌毒素和牙本质分解产物侵入牙髓,导致牙髓被感染。如果不及时进行相关处理,就会引起牙髓炎,并可继续发展而导致根尖周的感染。龋病是引起牙髓感染最常见的原因,一些牙体硬组织的非龋性疾病,如创伤、楔状缺损、牙重度磨损、牙隐裂等也可造成釉质或牙体的缺损,使牙本质小管暴露而引发牙髓感染。窝洞充填前未去尽腐质,腐质中的细菌或从充填物与窝洞之间因微漏而侵入的细菌,都可通过牙本质小管感染牙髓。

2.牙髓暴露　由于种种原因导致牙体硬组织的缺损,引起牙髓直接暴露于口腔环境,使细菌直接感染牙髓,引起根尖周病变。

3.牙周袋　患有牙周组织病时,深牙周袋中的细菌可以通过根尖孔或侧支根管进入牙髓,引起牙髓感染。这种由牙周途径导致的感染先感染根髓,后波及冠髓。此种牙髓感染称为逆行性感染,所引起的牙髓炎称为逆行性牙髓炎。

4.血源性感染　菌血症或脓毒血症时,细菌有可能随血运进入牙髓,引起牙髓感染。这在临床上极为少见,常发生于有过损伤的牙髓,受过损伤或病变的组织能将血流中的细菌吸收到自身所在的部位,这种现象称为引菌作用。牙髓的血源性感染途径即归于引菌作用。

(三)致病机制

进入牙髓或根尖周组织中的细菌可产生多种有害物质,它们不仅直接毒害组织细胞,也可通过引发炎症和免疫反应间接导致组织损伤。这些致病物质主要包括内毒素、酶和代谢产物等。

内毒素是革兰氏阴性细菌的胞壁脂多糖,通常在红细胞死亡崩解时释放出来。内毒素是很强的致炎因子,可诱发炎症反应,导致局部组织肿胀、疼痛以及骨吸收。它对细胞有直接毒害作用,还可激活 T 细胞、B 细胞,调动免疫反应,加重组织损伤。内毒素的含量与临床症状和骨质破坏的范围呈正相关。

细菌可产生和释放多种酶,导致组织的破坏和感染的扩散。一些厌氧菌,如真杆菌、普氏菌、消化球菌和卟啉单胞菌,可产生胶原酶、硫酸软骨素酶和透明质酸酶,使组织基质崩解,有利于细菌的扩散。细菌产生的蛋白酶和核酸酶还可降解蛋白质和 DNA,直接损伤牙髓和根尖周组织内的细胞。

细菌生长过程中释放的代谢产物,如氨、硫化氢、吲哚和有机酸等,能直接毒害细胞,导致细胞组织损伤。

此外,菌体的许多成分具有抗原性,通过诱发机体免疫反应,可直接造成组织损伤。

(四)牙髓组织和根尖周组织对细菌的反应

细菌侵入牙髓和根尖周组织后,是否引起组织的病变以及导致组织损伤的程度,除了与细菌的毒力和数量有关外,还与宿主的防御能力相关。针对细菌侵入,局部组织可发生非特异性的炎症反应和特异性的免疫反应,其目的是杀灭和清除细菌及其毒性产物。但在防御过程中,不可避免地会造成组织的损伤和破坏,这对牙髓病和根尖周病的发生、发展具有重要的作用。

二、物理因素

(一)温度

牙髓对温度刺激有一定的耐受范围。口腔黏膜能耐受的温度,不会引起牙髓的病变,但过高与过低的温度刺激或温度骤然改变,都可能造成牙髓的刺激,尤其是严重磨耗的牙齿,便会引起牙髓充血,甚至转化为牙髓炎。临床上异常的温度刺激主要为高速或持续钻磨牙齿且缺乏降温措施和充填材料(金属)修复未采取保护措施,钻磨牙体组织所产生的热量与施力的大小、是否用冷却剂、钻针的种类、转速及钻磨持续的时间相关。用银汞合金材料充填深洞时,若未采取垫底、隔离等保护性措施,或垫底不当,外界温度刺激会反复、长期地刺激牙髓,导致牙髓的损伤。

(二)电流

临床上所见电流刺激牙髓,多发生在相邻或对𬌗牙上使用了两种不同的金属修复体,咬合时两种金属接触可产生电位差,通过唾液的导电作用,产生微弱的电流,称之为流电作用。长时间的流电作用可引起牙髓病变。另外,在使用牙髓活力电测试或使用离子导入法治疗牙本质敏感症时,若操作不当,使用过大的电流,也会刺激牙髓。行电外科手术时,若不慎接触了银汞合金充填体,也可能导致牙髓坏死。

（三）创伤

创伤对牙髓组织和根尖周组织的影响主要取决于创伤的程度、持续的时间等。偶然的轻微创伤不至于引起组织的病变或仅造成一过性的影响。牙所受创伤可分为3类。

1. **急性牙外伤**　常见的交通事故、运动竞技、暴力斗殴、异物撞击、摔伤或咀嚼时突然咬到硬物等均可导致急性牙外伤。轻者可使牙周膜损伤导致急性创伤性牙周炎,重者甚至引起根尖血管的挫伤或断裂,使牙髓血供受阻,引起牙髓退变、炎症或坏死。牙的急性创伤不仅可引起牙髓病变,还可损伤根尖周组织,导致炎症反应。

2. **医源性损伤**　由于医疗工作中的意外事故而引起的牙髓损伤称为医源性牙髓炎。如牙正畸治疗时,收缩间隙过快、加力过大;拔牙时误伤邻牙;牙周治疗进行龈下洁治术、翻瓣术刮治深牙周袋时累及根尖部血管;根管治疗过程中器械超出根尖孔或根充物出根尖孔等。均可以引起牙髓及根尖周的炎症或感染。

3. **慢性创伤**　牙齿重度磨损、创伤性咬合、磨牙症、窝洞充填物、冠修复体过高等都可引起慢性的咬合创伤,影响牙髓的血供,导致牙髓病变。

（四）其他物理因素

除上述物理因素外,头颈部恶性肿瘤患者的放射治疗、气压的急剧变化、激光的应用等因素都可导致牙髓病变。

三、化学因素

（一）垫底与充填材料

窝洞充填治疗中,需要考虑材料对牙髓组织的化学刺激性及绝缘性能,一般应进行垫底处理。直接用磷酸锌黏固行窝洞充填,其凝固前可释放出游离酸,引起牙髓炎症或充填后即刻疼痛。用一些可塑性材料如自凝塑料和复合树脂充填窝洞时,若未采取垫底等保护措施,这些材料中的有毒物质可穿过牙本质小管,引起牙髓的变性或坏死。

（二）失活、消毒药物

在牙髓病或根尖周病治疗或进行牙体修复过程中,如果选用消毒药物不当,药物会成为一种化学刺激,可以造成对牙髓组织的严重损伤,引发根尖周炎,此称为药物性或化学性根尖周炎。如在露髓处封亚砷酸时间过长,或亚砷酸用于年轻恒牙,砷就有可能扩散到根尖孔以外,引起药物性根尖周炎。又如在牙根管内放置酚类和醛类制剂等腐蚀性药物过多,特别是在治疗根尖孔较大的患牙时,药物也可能溢出根尖孔而引起药物性根尖周炎。

（三）酸蚀剂、黏固剂

黏固技术的应用越来越广泛,酸蚀剂的使用不当也可对牙髓组织造成严重损伤。使用酸蚀剂要注意酸的强度、酸蚀时间和剩余牙本质厚度等相关因素。绝大多数黏固剂中含有树脂成分,可以刺激牙髓。因此黏固剂成分应不断改进,以减少它们的细胞毒性作用。

四、其他因素

侵入牙髓和根尖周组织的抗原物质可诱发机体的特异性免疫反应,导致牙髓和根尖周的损伤。在根管治疗过程中，长期反复使用某些药物效果不佳，甚至加重根尖周病变，或在封入某种药物后即刻出现疼痛，均可能提示药物的半抗原作用。

某些全身性疾病，如糖尿病、白血病等，可导致牙髓退变及牙髓炎，某些特异性因素可引起患牙牙髓的内吸收与外吸收，某些病毒感染牙髓可导致牙髓病变等。

第三节　牙髓病的分类、临床表现、诊断和鉴别诊断

一、牙髓病的分类

按临床表现与治疗预后将牙髓病分为五种：①可复性牙髓炎。②不可复性牙髓炎。③牙髓坏死。④牙髓钙化。⑤牙内吸收。其中不可复性牙髓炎又分为急性牙髓炎、慢性牙髓炎、逆行性牙髓炎、残髓炎，牙髓钙化又分为髓石和弥漫性钙化。

二、各型牙髓病的临床表现、诊断和鉴别诊断

准确的诊断是牙髓病治疗成功的关键，临床上对牙髓病的诊断无法采用活体组织检查，主要是依据临床表现出的症状及体征来进行判断。在牙髓病的临床诊断中，确定患牙是关键，也是难点。牙髓炎诊断可按三步骤来进行，即了解主诉症状、寻找患牙、确定患牙及牙髓情况。力求不发生误诊，最终制订正确的治疗方案。

（一）可复性牙髓炎

可复性牙髓炎（reversible pulpitis）是牙髓组织以血管扩张、充血为主要病理变化的初期炎症表现，是牙髓炎症的早期阶段，相当于牙髓病组织病理学分类中的"牙髓充血"。此时，若能彻底去除作用于患牙上的病源刺激因素，同时给予患牙适当的治疗，患牙的牙髓炎症可以得到控制，牙髓是可以恢复到正常状态的。若外界刺激持续存在，牙髓的炎症则会继续发展，患牙会转成不可复性牙髓炎。

1. 临床表现

（1）临床症状：当患牙受到冷热温度刺激或甜酸化学刺激时，立即出现瞬间的疼痛反应，尤其对冷刺激更敏感，刺激去除后疼痛随即消失。没有自发性疼痛。

（2）体征及辅助检查

①检查患牙：常见有深龋、深楔状缺损等接近髓腔的牙体硬组织病损，或可查及患牙有深牙周袋、咬合创伤或过大的正畸外力等。

②患牙对温度测验：尤其对冷测表现为一过性敏感，且反应迅速，当刺激去除后，症状仅持续数秒即消失。

③叩诊反应：与正常对照牙无差异。

2. 诊断

（1）了解主诉症状：对温度刺激一过性敏感，有刺激痛但无自发痛的病史。

（2）寻找患牙：可发现有深龋、深楔状缺损、深牙周袋、咬合创伤或过大的正畸外力等的患牙。

(3)确定患牙及牙髓情况：患牙对冷测试表现为一过性敏感，且反应迅速。刺激去除后，症状仅持续数秒即消失。

(4)探诊：敏感，但无穿髓孔。

3.鉴别诊断

(1)深龋：患有深龋的牙对温度刺激也敏感，但只有当冷热刺激进入深龋洞内时才出现疼痛反应，而刺激去除后症状立即消失并不持续。冷测深龋患牙的正常牙面，其反应与对照牙一样，只有当冰水滴入龋洞内方可引起疼痛。而可复性牙髓炎患牙在冷测牙面时即出现一过性敏感，刺激去除后，症状持续数秒才缓解。

(2)不可复性牙髓炎：二者区别的关键在于可复性牙髓炎绝无自发痛病史，而不可复性牙髓炎一般有自发痛史；可复性牙髓炎患牙对温度测验表现为一过性敏感，而不可复性牙髓炎患牙对由温度刺激引起的疼痛反应剧烈，持续时间较长，有时还可出现轻度叩痛。

(3)牙本质过敏症：患牙本质过敏症的牙对探、触等机械刺激和酸甜等化学刺激更敏感，而可复性牙髓炎主要是对冷热温度刺激一过性敏感。

(二)不可复性牙髓炎

不可复性牙髓炎(irreversible pulpitis)是一类病变较为严重的牙髓炎症，可发生于牙髓的局部，也可涉及全部牙髓，甚至在炎症的中心部位都可发生不同程度的化脓或坏死。此类牙髓炎症发展的最终结局均为全部牙髓坏死，几乎没有恢复健康的可能，因此统称为不可复性牙髓炎。在临床治疗上只能选择摘除牙髓以去除病变的方法。但按其临床发病和病程特点，又可将其分为急性牙髓炎(包括慢性牙髓炎急性发作)、慢性牙髓炎、残髓炎和逆行性牙髓炎。

1.急性牙髓炎　急性牙髓炎(acute pulpitis)的临床特点是发病急骤，疼痛剧烈。临床上绝大多数属于慢性牙髓炎急性发作的表现，特别是龋源性者尤为显著。无慢性过程的急性牙髓炎多发生在牙髓近期进行牙体手术或意外创伤等急性的物理损伤、化学刺激以及感染等情况下，如在牙体备洞时手术切割牙体组织量多或过度产热，窝洞消毒使用刺激性较强的消毒药物，充填龋洞未做垫底或充填材料的化学刺激较大等。

(1)临床表现

①临床症状：急性牙髓炎的主要临床症状是发病急骤、牙痛剧烈，疼痛的性质具有下列特点。

a.自发性、阵发性痛：在未受到任何外界刺激的情况下，突然发生剧烈的自发性尖锐疼痛，疼痛呈阵发性，可分为持续过程和缓解过程，即所谓的阵发性发作或阵发性加重。在炎症的早期，疼痛持续的时间较短，每次持续数分钟，而缓解的时间较长。炎症晚期，疼痛的持续时间长，而缓解时间短，可没有间歇期。牙髓出现化脓时，患者主诉有搏动性跳痛。

b.夜间加重：疼痛常在夜间体位改变时发作，或夜间疼痛较白天剧烈。患者常因牙痛而无法入眠。

c.温度刺激加剧疼痛：冷热刺激可激惹或加剧患牙的剧烈疼痛。特别是患牙处于疼痛发作期内，温度刺激可使疼痛更为加剧。一般来说，牙髓炎早期对冷刺激较敏感，晚期则对热刺激较敏感，但若牙髓已有化脓，或部分坏死，患牙则表现为"热痛冷缓解"。这可能是因为牙髓的病变产物中有气体出现,受热膨胀后髓腔内压力进一步增高,产生剧痛,遇冷则可缓解。临床上常可见到患者携带凉水瓶就诊,随时含漱冷水以缓解疼痛。

d. 疼痛不能定位:疼痛发作时,患者多不能明确指出患牙所在,疼痛呈放射性或牵涉性,常沿三叉神经第二支或第三支分布区域放射至患牙同侧的上下牙或头、颞、面部,不会牵涉到对侧区域。

②体征与辅助检查

a. 患牙可查及接近髓腔的深龋或其他牙体硬组织疾病,牙冠有充填体存在,或可查到有深牙周袋。

b. 探诊可引起剧烈疼痛。有时可探及微小穿髓孔,并可见有少许脓血由穿髓孔流出。

c. 温度测验时,患牙的反应极其敏感或为激发痛。刺激去除后,疼痛持续一段时间,也可表现为热测激发痛,冷测则缓解。

d. 牙髓处于早期炎症阶段时,叩诊无明显不适;而处于晚期炎症的患牙,可出现垂直方向的轻度叩痛。

(2)诊断:由于患者不能明确指出患牙部位,对患牙的定位是诊断急性牙髓炎的关键。

①了解主诉症状:有典型的疼痛症状。

②寻找患牙:可找到引起牙髓病变的牙体损害或其他病因的患牙。

③确定患牙及牙髓情况:牙髓温度测验与叩诊可帮助定位患牙,必要时可采用局部麻醉的方法来帮助确定患牙位置。

(3)鉴别诊断:急性牙髓炎的主要症状表现为剧烈的疼痛,在临床上应注意与下列可引起牙痛症状的疾病进行鉴别。

①三叉神经痛:三叉神经痛在夜间不易发作;冷热温度刺激不会引发疼痛;发作时间短暂;一般有疼痛"扳机点",患者每触及该点即诱发疼痛。

②龈乳头炎:龈乳头炎也可出现剧烈的自发性疼痛,疼痛性质为持续性胀痛;对冷热刺激也敏感,但一般不会出现激发痛;患者对疼痛可定位;有食物嵌塞史;检查时没有可引起牙髓炎的牙体硬组织损害及其他疾病,在患者所指示的部位可见龈乳头充血、水肿现象,触痛明显。

③急性上颌窦炎:患有急性上颌窦炎时,患侧的上颌后牙可出现类似牙髓炎的疼痛症状,疼痛也可放射至头面部而易被误诊。但急性上颌窦炎所出现的疼痛为持续性胀痛,除患侧的上颌前磨牙和磨牙可出现叩痛外,不能查及可引起牙髓炎的牙体组织疾患,温度测验不引起疼痛。但检查上颌窦前壁时出现压痛,同时,患者还可能伴有头痛、鼻塞、脓涕等上呼吸道感染的症状。

2. 慢性牙髓炎　慢性牙髓炎(chronic pulpitis)是牙髓炎中最为常见的一种,多为龋病感染所致,也可由急性牙髓炎转变而来。重度磨损、楔状缺损、隐裂、牙折、牙周组织病也可引起慢性牙髓炎。有时临床症状很不典型,容易被忽视或误诊而延误治疗。

(1)临床表现:慢性牙髓炎一般没有剧烈的自发性疼痛,但有时可出现不甚明显的阵发性隐痛或者钝痛。慢性牙髓炎的病程较长,可有长期的冷热刺激痛痛史,病变程度由轻到重,病变范围由部分到全部牙髓,是一个逐渐发展的过程。因此,炎症容易波及全部牙髓及根尖部的牙周膜,致使患牙常表现有咬合不适或轻度的叩痛。患者一般可定位患牙。

临床上根据是否露髓而将慢性牙髓炎分为两类:牙髓尚未暴露者称为慢性闭锁性牙髓炎,牙髓已暴露者称为慢性开放性牙髓炎。由于牙髓的血液供应等条件的不同,髓腔呈暴露状的牙髓所表现出来的组织反应也不同,因而又将慢性开放性牙髓炎分为慢性溃疡性牙髓炎与慢性增生性牙髓炎。在临床上,这三型慢性牙髓炎除了具有慢性牙髓炎共同的表现之外,无论是患者主诉的症状还是临床检查的体征又各具特点。

①慢性闭锁性牙髓炎

a. 临床症状:慢性闭锁性牙髓炎(chronic closed pulpitis),无明显的自发痛,但有过急性发作的病例或由急性牙髓炎转化而来的病例都有过剧烈自发痛的病史,也有从无自发痛症状者。所有患者都有冷热刺激痛病史。

b. 体征与辅助检查:可查及患牙有深龋洞、冠部充填体或其他近髓的牙体硬组织疾患;洞底有大量软化牙本质,探诊反应迟钝,去净腐质后无露髓孔;患牙对温度测验的反应为迟缓性钝痛;一般有轻度叩痛(+)或叩诊不适感(±)。

②慢性溃疡性牙髓炎

a. 临床症状:慢性溃疡性牙髓炎(chronic ulcerative pulitis)多无自发痛,常有钝痛或咬合痛,但食物嵌入龋洞内或冷热刺激都能引起剧烈的疼痛。

b. 体征与辅助检查:可查及深龋洞或其他近髓的牙体损害;由于怕痛而出现长期废用患牙,患牙堆积大量软垢、牙石,龋洞内常嵌有食物残渣;去除腐质,可见到穿髓孔,用尖锐探针探及穿髓孔时,疼痛明显且易出血;温度测验表现为敏感;一般无叩痛或仅有轻度叩诊不适。

③慢性增生性牙髓炎:慢性增生性牙髓炎(chronic hyperplastic pulpitis)多发生于青少年患者。由于患牙根尖孔较大,血运丰富,牙髓抵抗力强以及穿髓孔较大,其暴露的牙髓长期受到温度或化学等刺激,炎症牙髓增生呈息肉状并自穿髓孔处向龋洞内突出。

a. 临床症状:一般无自发痛,有进食时疼痛或进食出血现象。

b. 体征与辅助检查:可查及大而深的龋洞,洞内充满柔软的红色或暗红色呈"蘑菇"形状的肉芽组织,又称"牙髓息肉",探痛不明显但极易出血;温度测试迟钝;由于长期不用患侧咀嚼,常可见患侧牙石堆积。

c. 鉴别诊断:慢性增生性牙髓炎龋洞内发现有息肉时,在临床上要注意与牙龈息肉和牙周膜息肉相鉴别(图 3—2)。

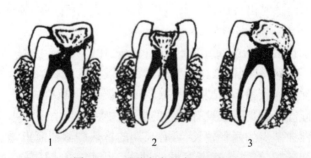

图 3—2　三种息肉的来源示意图
1. 牙髓息肉;2. 牙周膜息肉;3. 牙龈息肉

牙龈息肉:多在患牙出现邻牙殆面龋洞时,由于食物长期嵌塞及患牙龋损处粗糙边缘的反复刺激,牙龈乳头增生而进入邻牙殆面龋洞内,形成息肉样肉芽组织。

牙周膜息肉:多根牙的龋损穿通髓腔后进而破坏髓腔底,根分叉处的牙周组织受到外界的刺激而出现反应性增生,肉芽组织通过髓底穿孔处长入连通髓腔的龋损内,洞口外观与牙髓息肉极其相似。临床上进行鉴别时,可用探针拨动息肉的蒂部,以探查判断息肉的来源。必要时可将息肉自蒂部切除,根据蒂部的位置或拍照 X 射线片后再进行判断。

(2)诊断

①了解病史:既往有自发痛史或长期冷热刺激痛、咀嚼食物痛史。

②寻找患牙:可查到引起牙髓炎的牙体硬组织疾患或其他病因,如深龋洞、深牙周袋等。

③确定患牙及牙髓情况:与对照牙相比,患牙对温度测验表现异常反应,患牙一般表现迟钝,测试后片刻出现反应,感觉为一阵性剧烈疼痛,即迟缓反应性痛。有叩诊不适或轻度叩痛。

(3)鉴别诊断

①深龋:无典型自发痛症状的慢性牙髓炎有时与深龋不易鉴别。可参考以下 3 点进行判断。a. 患有深龋的牙对温度刺激不敏感,只有当冷热刺激进入深龋洞内才出现疼痛反应,而刺激去除后症状立即消失并不持续。慢性牙髓炎对温度刺激引起的疼痛反应会持续较长时间。b. 慢性牙髓炎可出现轻叩痛,而深龋患牙对叩诊的反应与正常对照牙相同。c. 深龋无穿髓点,而慢性牙髓炎除闭锁型外,可查出穿髓点。需要注意的是,当无典型临床表现的深龋患牙,在去净腐质时发现有穿髓点,甚至在去腐未净时已经露髓,亦应诊断为"慢性牙髓炎"。

②干槽症:同侧近期有拔牙史,疼痛性质为持续性剧痛,夜间痛不明显。检查可发现有病变的拔牙创,可见牙槽窝空虚,骨面暴露,有臭味。拔牙窝邻牙虽可有冷热刺激敏感及叩痛,但无明确的牙髓疾病指征。

3. 残髓炎　残髓炎(residual pulpitis)是指发生在已经做过牙髓治疗的患牙,由于残留了少量炎症根髓或多根牙遗漏了未处理的根管,残留的牙髓组织发生炎症反应而出现了慢性牙髓炎的症状。也有人认为该型属于慢性牙髓炎。

(1)临床表现

①临床症状:有牙髓治疗的病史。疼痛特点与慢性牙髓炎相似,常表现为自发性钝痛、放射性痛、温度刺激痛。患牙多有咬合不适感或轻微咬合痛。

②体征与辅助检查:患牙牙冠见有做过牙髓治疗的充填体或暂封材料。温度测验对强的冷热刺激可为迟缓性痛。叩诊不适或轻度叩痛。去除患牙充填物,探查根管深部时有感觉或疼痛。

(2)诊断

①了解主诉症状:有慢性牙髓炎疼痛特点及牙髓病治疗史。

②寻找患牙:可查出有充填体或暂封材料的患牙。

③确定患牙及牙髓情况:强温度刺激时患牙有迟缓性痛以及叩诊不适或疼痛,探查根管

深部有疼痛感觉即可确诊。

4. 逆行性牙髓炎　逆行性牙髓炎（retrograde pulpitis）是指牙周组织病患牙的牙周组织破坏后，牙周袋内的细菌及毒素通过根尖孔或侧支根尖孔进入牙髓引起的牙髓炎症。它的感染来源于患牙的深牙周，与一般牙髓炎的感染途径相反，故名为逆行性牙髓炎。

（1）临床表现

①临床症状：可同时具有牙髓炎、根尖周炎及牙周炎的多种特征，表现为典型的急性牙髓炎症状，即自发痛、阵发痛、冷热刺激痛等；也可呈现为慢性牙髓炎的表现，即冷热刺激敏感或激发痛，以及钝痛或胀痛；可有长时间口臭、牙松动、咬合无力或咬合疼痛等牙周炎的临床症状。

②体征与辅助检查：患牙有深达根尖部的牙周袋或较为严重的根分叉病变；无明显的深龋或其他牙体硬组织疾病；牙有不同程度的松动；牙龈出现水肿、充血，牙周袋溢脓；有叩痛；X射线拍片显示有广泛的牙周组织破坏或根分叉病变。

（2）诊断

①了解主诉症状：患者有长期的牙周炎病史，近期出现牙髓炎症状。

②寻找患牙：有严重的牙周炎症状，无引发牙髓炎症的牙体硬组织疾病。

③确定患牙及牙髓情况：温度测验可为激发痛、钝痛或无反应，有叩痛，X射线片显示患牙有广泛的牙周组织破坏或根分叉病变。

（三）牙髓坏死

牙髓组织的急性或慢性炎症或创伤导致血液循环突然停滞，造成牙髓的血供不足，最终可发展为牙髓坏死（pulp necrosis）。该病又称为渐进性坏死，以老年人多见，常由各型牙髓炎发展而来，也可因外伤打击，正畸矫治所施加的过度创伤力、牙体组织进行预备时的过度手术切割产热，以及使用某些有化学刺激的修复材料或微渗漏引起。如不及时进行治疗，病变可向根尖周组织发展，导致根尖周炎。

1. 临床表现

（1）临床症状：患牙一般无自觉症状，多以牙冠变色为主诉前来就诊。可追问出自发痛史、外伤史、正畸治疗史或充填修复史等。

（2）体征与辅助检查：患牙可存在深龋洞或其他牙体硬组织疾患，或是有充填体、深牙周袋等，也有牙冠完整者；牙冠呈暗红色或灰黄色，失去光泽；牙髓活力测验无反应；叩诊无反应或不适感；开放髓腔可有恶臭；X射线片显示患牙根尖周影像无明显异常。

2. 诊断

（1）了解主诉症状：无自觉症状，牙冠变色，有外伤史。

（2）寻找患牙：牙冠呈暗红色或灰黄色，失去光泽。

（3）确定患牙及牙髓情况：牙髓活力测验无反应，X射线片患牙根尖周无明显异常。

3. 鉴别诊断　该病主要与慢性根尖周炎相鉴别。患有慢性根尖周炎的病牙也可无明显的临床自觉症状，但常有叩痛。有窦型的慢性根尖周炎可发现牙龈上有由患牙根尖来源的窦道口。拍摄X射线片，慢性根尖周炎有根尖周骨质影像密度减低或根周膜影像模糊、增宽，而牙髓坏死患牙 X 射线片根尖周无明显异常。

（四）牙髓钙化

牙髓的血液循环发生障碍是牙髓钙化（pulp calcification）的始动因素，循环障碍造成牙髓组织营养不良，引起细胞发生变性，导致钙盐沉积在变性的组织上，形成大小不一的钙化物质。牙髓钙化有两种形式：一种是结节性钙化，又称髓石，髓石可以附着在髓腔壁上或是游离于牙髓组织中；另一种是弥漫性钙化，甚至可造成整个髓腔闭锁，多发生于外伤后的牙，也可见于经氢氧化钙盖髓治疗或活髓切断术后的患牙。

1.临床表现

（1）临床症状：一般无临床症状。个别出现与体位有关的自发痛，与三叉神经痛相似，也可沿三叉神经分布区域放射，但无"扳机点"，与温度刺激无关。

（2）体征与辅助检查：患牙对牙髓活力测验可表现为迟钝或敏感。X 射线片显示髓腔内有阻射的钙化物，或使原髓腔处的透射区消失，呈弥漫性阻射影像，该征象是牙髓钙化的重要诊断依据。

2.诊断

（1）了解主诉症状：一般无临床症状，可出现与体位有关的自发痛，或有经氢氧化钙盖髓治疗或活髓切断术治疗病史。

（2）确定患牙及牙髓情况：排除引起自发性放射痛的其他病因，且经过牙髓治疗后疼痛症状得以消除，方能确诊。

（3）X 射线检查：发现髓腔内髓石可作为重要的诊断依据。

当临床检查结果表明患牙是以其他可引起较严重临床症状的牙髓疾病（如牙髓炎、根尖周炎等）为主，同时合并有牙髓钙化性病变时，则以引起牙髓症状的牙髓疾病作为临床诊断。

3.鉴别诊断　该病主要与三叉神经痛相鉴别。髓石引起的疼痛虽然也可沿三叉神经分布区域放射，但无"扳机点"，主要与体位有关。X 射线检查的结果可作为鉴别诊断的参考。

（五）牙内吸收

牙内吸收（internal resorption）又称特发性吸收，是指正常的牙髓组织肉芽性变，牙髓中未分化的间质细胞被激活，分化出破牙本质细胞，破牙本质细胞从髓腔内部吸收牙体硬组织，致髓腔壁变薄，严重者可造成病理性牙折。临床上牙内吸收多发生于乳牙、受过外伤的牙、再植牙及做过活髓切断术或盖髓术的牙。

1.临床表现

（1）临床症状：一般无自觉症状，多在 X 射线片检查时偶然发现。少数病例也可出现与牙髓炎相似的症状，如自发性阵发痛、放射痛和温度刺激痛等。

（2）体征与辅助检查：牙内吸收发生在髓腔时，吸收部位已接近牙冠表面，牙冠呈现粉红色，有时也有牙冠出现一定范围的小棕色或暗黑色区域。牙内吸收发生在根管内时，牙冠的颜色没有改变。牙患牙对牙髓测验的反应可正常或迟钝。牙叩诊检查无不适或出现轻微不适感。牙 X 射线片显示髓腔或根管有局限性不规则的膨大透射区，严重者可见内吸收处的髓腔壁被穿通，甚至引起牙根折。

2.诊断

（1）患牙为受过外伤、牙再植及做过活髓切断术或盖髓术的牙，一般没有临床症状。

（2）可见牙冠呈现为粉红色，有时也可见牙冠出现一定范围的小棕色或暗黑色区域等病理改变。

（3）牙髓测验可正常或迟钝，叩诊检查无不适或出现轻微不适感，X射线片显示髓腔或根管有膨大透射区。X射线片的表现为主要诊断依据。

第四节　根尖周病的分类、临床表现及诊断

根尖周病是根管内的感染通过根尖孔作用于根尖周组织引起炎症。当根管内的感染刺激物毒力强，机体抵抗能力弱时，表现为急性根尖周炎；当根管内的感染刺激物毒力弱，机体抵抗能力强时，表现为慢性根尖周炎。此外，牙齿受到急剧的外力撞击时，根尖周组织受到创伤可造成创伤性根尖周炎。

一、根尖周病的分类

按临床表现和病理过程将根尖周病分为急性根尖周炎和慢性根尖周炎。

1.急性根尖周炎　该型又可分为急性浆液性根尖周炎和急性化脓性根尖周炎。

2.慢性根尖周炎　该型又可分为慢性根尖周肉芽肿、慢性根尖周囊肿、慢性根尖脓肿和慢性根尖周致密性骨炎。

二、根尖周病的临床表现、诊断和鉴别诊断

（一）急性根尖周炎

急性根尖周炎（acute apical periodontitis，AAP）是从根尖周组织出现浆液性炎症发展为化脓性炎症的一系列反应过程，是根尖周病变由轻到重的发展过程，严重时将发展为颌骨骨髓炎。

1.急性浆液性根尖周炎

（1）临床病理：根管内的感染刺激物通过根尖孔，感染根尖周组织，主要病理表现为根尖部牙周膜血管扩张、充血、渗出，渗出物以浆液性渗出为主，局部组织出现水肿，炎细胞浸润。此过程经过较短。如果根管内的感染刺激物毒力强，机体抵抗能力弱，局部引流不畅，很快发展为化脓性炎症；如果根管内的感染刺激物毒力弱，机体抵抗能力较强，炎性渗出物得以引流，则可转为慢性根尖周炎。

（2）临床表现

①症状：初期患牙有伸长、浮起感，此时一般无自发痛。炎症继续发展，牙周间隙内压力升高，患牙出现自发性、持续性疼痛，咬合痛。患者不能咀嚼，影响进食。患者能够明确指出患牙。

早期，因渗出物较少，当咬合时渗出物被压入牙周膜间隙内，使局部压力降低，患者主诉咬紧患牙稍感舒服。随着病变加重，根尖周膜内渗出物淤积，牙周膜内压力升高，患牙浮起感和伸长感加重，咬紧患牙不但不能使疼痛减轻，反而引起更为剧烈的疼痛。

②检查

a.患牙可见龋坏、充填体或其他牙体硬组织疾病,有时可查到深牙周袋。

b.牙冠变色。牙髓活力测试无反应。

c.患牙叩诊疼痛(＋)～(＋＋),触诊患牙根尖部有不适或疼痛感。

d.患牙可有Ⅰ°松动,根尖部扪诊疼痛。X射线牙片示根尖周无明显异常表现。

(3)诊断

①患牙有自发性、持续性疼痛和咬合痛。患者能够指明患牙。

②叩诊疼痛(＋)～(＋＋),根尖部扪诊疼痛。

③牙髓活力测试无反应。

④X射线牙片示根尖周无明显异常表现。

2.急性化脓性根尖周炎

(1)临床病理:急性化脓性根尖周炎多由急性浆液性根尖周炎发展而来,随着根尖周炎症的进一步发展,多形核白细胞浸润增多,组织溶解、液化,形成脓液。初期脓液聚积在根尖孔附近的牙周膜内,炎症主要局限在根尖孔附近的牙槽骨骨髓腔中,临床称根尖周脓肿。若脓液不能及时引流,则脓液常沿阻力小的部位排出,并从组织结构较薄弱处突破。聚集在根尖附近的脓液可有以下3种排脓途径。

①脓液经薄弱的牙槽骨突破骨膜、黏膜或皮肤向外排脓:是最常见的排脓途径。临床可有4种排脓途径(图3－3)。

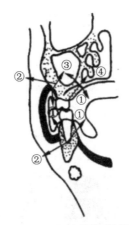

图3－3　急性化脓性根尖周炎突破骨膜、黏膜向外排脓的4条途径
①穿破骨壁突破黏膜。②穿通骨壁突破皮肤。③突破上颌窦壁。④突破鼻底黏膜

a.脓液通过颊(唇)侧或舌(腭)侧牙槽骨突破黏膜排脓大部分牙齿唇颊侧牙槽骨骨质薄,脓液穿透唇颊侧骨板,在前庭沟形成骨膜下脓肿,临床称骨膜下脓肿阶段。脓液穿透骨至黏膜下形成黏膜下脓肿,临床称黏膜下脓肿阶段,破溃后形成龈瘘管。上颌磨牙腭侧根靠近腭侧骨壁,脓液常穿破腭侧骨壁,达腭侧龈黏膜形成龈瘘管。临床最常见。

b.脓液穿通骨壁突破皮肤排脓:少数情况下根尖部的脓液没有排在口腔内,而是穿透骨壁后绕过前庭沟从皮肤排出,破溃后形成皮瘘。如上颌尖牙的牙根很长,根尖位置高,其根尖脓肿的脓液可通过尖牙窝的疏松结缔组织在眶下部形成皮瘘管。

c.脓液突破上颌窦壁向上颌窦排脓:上颌磨牙牙根距上颌窦窦底位置较近,尤其上颌第一磨牙,当上颌磨牙发生根尖周炎时,脓液穿透薄层的上颌窦壁向上颌窦内排脓,引起牙源性上颌窦炎。

d.脓液突破鼻底黏膜向鼻腔排脓:偶然见于上中切牙。

②脓液通过根尖孔经根管从龋洞排脓:此种排脓途径需具备的条件:龋洞较大,髓腔开放,根管通畅,脓液自龋洞排出。此排脓途径对根尖周组织破坏最小,是理想的排脓途径,但急性根尖周炎的患者很少有上述排脓情况。在临床治疗中,对于急性根尖周炎患者,应尽早开通髓腔,使脓液经此途径排出,以减少对根尖周的破坏(图3-4)。

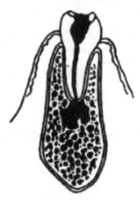

图3-4　急性化脓性根尖周炎脓液经根尖孔向冠方排脓

③脓液经牙周间隙从龈沟或牙周袋排脓:患牙有较严重的牙周组织病,牙周袋较深,根尖部的脓液接近牙周袋底,脓液从薄弱的牙周膜处向牙周袋内排脓,形成牙周窦道,此种排脓途径使牙周膜纤维遭到严重的破坏,加重了牙周组织病变,常导致牙松动脱落,是预后最差的排脓途径(图3-5)。

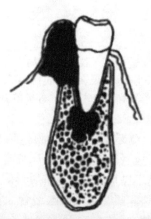

图3-5　急性化脓性根尖周炎脓液经牙周膜从龈沟或牙周袋排脓

（2）临床表现：病变早期，由于炎性渗出，局部压力增高，患牙有浮出感和早接触，咀嚼疼痛。随着脓肿的逐渐形成，疼痛加剧，表现为自发性、持续性、搏动性跳痛，但这种牙痛不受温度变化的影响，且患者能准确定位患牙。根据急性化脓性根尖周炎的病理过程，当脓液聚集在不同部位时，可出现不同的临床呈现，表现各具特征的 3 个阶段，即根尖周脓肿阶段、骨膜下脓肿阶段、黏膜下脓肿阶段（图 3—6），各阶段临床表现如下。

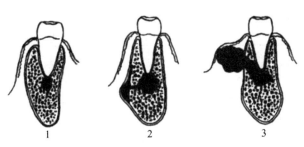

图 3—6　急性化脓性根尖周炎发展的三个阶段
1.根尖周脓肿阶段；2.骨膜下脓肿阶段；3.黏膜下脓肿阶段

①根尖周脓肿
a.症状：患牙出现自发性、剧烈、持续跳痛，伸长感加重，患者因而不敢咬合。
b.体征：患牙深龋或变色，牙髓坏死，患牙叩痛（＋＋）～（＋＋＋），松动Ⅱ°～Ⅲ°，根尖部潮红，但没有明显肿胀，触诊根尖部疼痛较轻。颌下及颏下淋巴结肿大有压痛。
②骨膜下脓肿
a.症状：此阶段脓液集聚在骨膜下，由于骨膜致密坚韧，张力大，疼痛达最高峰，患牙持续性、搏动性跳痛更加剧烈，患者感到极度痛苦。患牙肿胀、松动，轻触患牙即感觉疼痛难忍。此时常伴有全身不适、发热等全身症状，影响睡眠和进食。
b.体征及辅助检查：患者表情痛苦，体温常在 38℃左右，患牙叩痛（＋＋＋），松动Ⅲ°，牙龈红肿，前庭沟肿胀变平，触诊疼痛明显，有深部波动感，颌下及颏下淋巴结肿大有压痛。
c.实验室检查：血常规检查，白细胞总数增高，分类中性粒细胞增多。
③黏膜下脓肿
a.症状：患牙自发性胀痛及咬合痛减轻，全身症状缓解。
b.检查：患牙叩痛（＋）～（＋＋），松动Ⅰ°，根尖区黏膜的肿胀已局限，呈半球形隆起，触诊波动感明显，脓肿较表浅、易破溃。
（3）诊断
①有持续性的自发痛，患牙伸长、咬合痛，与温度刺激无关，能准确定位。
②检查患牙常有明确的病因，牙髓多已经坏死，有明显松动、叩痛、触痛。
③X 射线检查，急性根尖周炎的根尖部改变不明显或仅有牙周间隙增宽，围绕根尖周的骨硬板没有正常清楚。若为慢性根尖周炎急性发作，则可见根尖部牙槽骨破坏的透射影像。
急性根尖周炎较易明确诊断，但从浆液期到化脓期的 3 个阶段是一个移行过渡的连续发展过程，虽然不能截然分开，但在临床上根据症状及检查做出各阶段的诊断也是很有必要的，

因为各阶段的应急处理不同。根尖周脓肿阶段持续性的跳痛可与急性浆液性根尖周炎鉴别。骨膜下脓肿阶段疼痛极为剧烈,根尖部红肿明显,伴有全身症状。发展到黏膜下脓肿时,疼痛减轻,局部肿胀明显而局限。

（4）鉴别诊断

①急性牙髓炎:临床上急性牙髓炎和急性根尖周炎患牙均有剧烈疼痛,但二者疼痛特征不同,鉴别见表3-2。

表3-2　急性牙髓炎与急性根尖周炎的鉴别要点

鉴别要点	急性牙髓炎	急性根尖周炎
自发痛	阵发性放射痛	持续性痛
疼痛部位	不能定位,沿神经分布区放射	明确指出患牙
叩痛	晚期可有轻度叩痛	叩痛明显
触痛	无	有
咬合	不影响咬合	不敢咬合、牙有伸浮起感
牙松动	无	逐渐明显
牙髓活力	敏感	无反应
根尖牙龈	一般正常	水肿、按压疼痛
X射线片	正常	多数根尖有稀疏区
应急处理	安抚止痛、开髓减压	根管开放,脓肿切开、抗炎

②急性牙周脓肿:急性化脓性根尖周炎发展到黏膜下脓肿阶段时,根尖区黏膜明显肿胀,呈半球形隆起,触诊波动感明显,临床易与急性牙周脓肿混淆,应注意二者的鉴别诊断(表3-3)。

表3-3　急性根尖周脓肿与急性牙周脓肿的鉴别要点

鉴别点	急性根尖周脓肿	急性牙周脓肿
感染来源	来自牙髓的感染	来自牙周的感染
病史	有牙体硬组织病病史	有牙周组织病病史
牙髓活力	无反应	正常
牙体情况	有牙体硬组织疾病	正常
牙周情况	正常	有牙周袋
叩痛	明显	较轻
牙松动度	轻	明显
脓肿部位	靠近根尖部	靠近牙龈缘
疼痛程度	重	轻
X射线片	若为慢性根尖周炎急性发作,根尖骨质有透射影像牙槽骨有吸收	

（二）慢性根尖周炎

慢性根尖周炎（chronic periapical periodontitis，CAP）是指根管内由于长期有感染及病原刺激物存在，根尖周围组织呈现出慢性炎症反应，表现为炎症肉芽组织的形成和牙槽骨的破坏。这种破坏在彻底去除根管内感染及病原刺激物的前提下，可以修复和重建。在感染及病原刺激物存在及机体抵抗能力低下时，慢性根尖周炎可转化为急性根尖周炎。因此，慢性根尖周炎常有反复疼痛、肿胀的病史。慢性根尖周炎患牙一般没有明显的疼痛症状，病变类型可分为根尖周肉芽肿、慢性根尖周脓肿、根尖周囊肿和慢性致密性骨炎 4 种类型（图 3－7）。

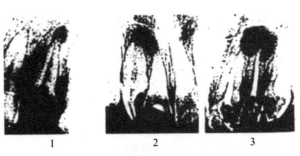

图 3－7　慢性根尖周病变的鉴别

1.根尖周肉芽肿；2.根尖周脓肿；3.根尖周囊肿

1.临床病理　慢性根尖周炎的病理特征是根尖周组织增殖性炎症变化，即纤维组织增生和肉芽组织的形成，以及牙周膜间隙的形态学改变。

（1）根尖周肉芽肿（periapicalgranuloma）：是慢性根尖周病中最常见的一型。根尖周病变区有破骨细胞，骨组织破坏，被肉芽组织所替代。肉芽组织中有淋巴细胞、浆细胞和少量嗜中性白细胞浸润，并有纤维细胞和毛细血管增生。肉芽组织的周围常有纤维性被膜及呈条索状或网状上皮增殖。根尖周肉芽肿大小和形式不一，拔牙时往往连同牙根尖一同拔出，根尖肉芽肿可维持较长时间相对稳定。

（2）慢性根尖周脓肿（chronicperiapicalabscess）：随着病程的进展，炎症性肉芽组织的体积不断增大，病变中央的组织细胞发生坏死、液化，形成脓液并潴留于根尖部的脓腔内。根尖周脓肿可穿过牙槽骨及黏膜形成牙龈窦道，或穿通皮肤形成皮肤窦道。

（3）根尖周囊肿（periapicalcyst）：根尖部的炎症肉芽组织内有发育期间遗留的牙周上皮剩余，在慢性炎症的长期刺激下，其增殖为上皮团块，或上皮条索发生退行性变，甚至坏死、液化，形成小囊腔，囊腔逐渐扩大形成根尖周囊肿。

根尖周肉芽肿、慢性根尖周脓肿和根尖周囊肿三者之间联系密切，可相互转变，有着移行的关系。

（4）致密性骨炎（condenseosteitis）：是根尖周组织受到轻微、缓和、长时间慢性刺激后产生的骨质增生性反应。

2.临床表现

（1）症状：一般无明显的自觉症状，有的患牙咀嚼时有不适感。由于慢性根尖周炎常常是继牙髓病而来,有些病例又曾有过急性发作,或者有些病例本为急性根尖周炎未治疗彻底而迁延下来,在临床上多可追问出患牙有牙髓病史、反复肿痛史或牙髓治疗史。

(2)口腔检查及辅助检查

①患牙可查及深龋洞或充填体,以及其他牙体硬组织疾患,牙冠变色。

②牙髓活力测试无反应。

③叩诊无明显异常或仅有不适感,一般不松动。

④有窦型慢性根尖周炎者可查及位于患牙根尖部的唇、颊侧牙龈表面的窦道开口,挤压时可有脓液溢出。

⑤较大囊肿可见患牙根尖部的牙龈处呈半球状隆起,触诊有乒乓球感,富有弹性,并可造成邻牙移位或使邻牙牙根吸收。

⑥X射线检查:患牙X射线片上根尖区骨质破坏的影像是确诊的关键依据,各型慢性根尖周炎X射线影像不同,是区分各型的主要点,各型X射线表现(表3-4)如下。

表3-4 慢性根尖周炎X射线投射影像表现

	根尖周肉芽肿	慢性根尖周脓肿	根尖周囊肿
形状	圆形	不规则	圆形
界限	清晰	不清	清晰
大小	不超过1cm	不定	可大、可小
周围骨质	正常	疏松	有一圈致密骨阻射白线

a.根尖周肉芽肿:根尖部有圆形的透射影像,边界清楚,直径一般小于1cm,周围骨质正常或稍致密。

b.慢性根尖周脓肿:边界不清,形状不规则,周围骨质疏松呈云雾状。

c.根尖周囊肿:根尖圆形透射区,边界清楚,直径一般大于1cm,有一圈由致密骨组成的阻射白线围绕。

d.慢性致密性骨炎:根尖部骨质呈致密性阻射像,无透射区,一般不需治疗,是机体的一种防御性反应。

3.诊断

(1)患牙无明显自觉症状,叩诊和咬合有不适感。

(2)有反复肿痛史和治疗史。

(3)牙冠变色,失去光泽。

(4)窦型慢性根尖周炎时根尖部牙龈表面可见有时好时坏的瘘管形成。

(5)牙髓活力测定无反应。

(6)X射线示根尖部有骨质破坏影像,此是该病的主要诊断依据。

第五节　牙髓病和根尖周病的治疗

一、治疗原则

牙髓病和根尖周病的治疗原则是保存具有正常生理功能的牙髓或保存患牙。

（一）保存活髓

1.意义　牙髓具有营养、防御、形成和感觉功能，因此，在牙髓病和根尖周病的治疗中，保留活髓具有重要意义。尤其是年轻恒牙，髓腔大，牙根发育尚未完成，根尖呈喇叭口状，牙髓血液循环丰富，修复能力强，在这类牙牙髓病变早期时，尽量考虑保留活髓。

2.适应证

（1）可复性牙髓炎。

（2）意外穿髓。

（3）年轻恒牙根尖孔未形成的早期牙髓炎。

3.治疗方法　可采用盖髓术、活髓切断术、安抚治疗。

（二）保留患牙

1.意义　当牙髓病和根尖周病不能保存活髓时，应当去除病变，尽量使患牙健康无害地保存下来，此对维持牙列的完整、维护牙的正常生理功能具有重要意义。牙髓组织富含神经、血管、淋巴管和疏松结缔组织，修复能力较强。因牙髓处于四壁坚硬而缺乏弹性的牙髓腔中，血液循环是通过细小的根尖孔的终支循环，缺乏有效的侧支循环。因此，牙髓炎时炎症渗出物不易引流，髓腔压力较易增高，同时牙髓组织松软，感染很快会扩散至整个牙髓。牙髓炎症可造成牙髓血管扩张和血流缓慢，故易形成血管栓塞而造成牙髓坏死，保留活髓较难。但大多数情况虽然不能保留活髓却能够保留患牙，保留患牙的前提是彻底去除根管内感染刺激物。

2.适应证

（1）不可复性牙髓炎。

（2）根尖周炎。

（3）外伤性牙髓感染。

3.治疗方法　根据病情可采用根管治疗术、牙髓塑化术、干髓术。

二、治疗计划

牙髓病和根尖周病治疗计划的制订取决于多方面。首先应根据患牙的病变程度、位置、与其他结构的关系；其次是患者的全身健康情况、态度和可治疗时间；再次，医护人员的经验、医疗设备和器械等方面也应综合考虑。治疗时应综合以上情况，制订切实可行的方案。

（一）治疗程序

牙髓病和根尖周病的治疗首先是缓解疼痛并去除感染物质，一旦患牙的急性症状得到控

制,则应该对患者进行全面检查和常规治疗。常规治疗程序:

1. 控制急性疼痛,进行完善的口腔内科治疗。

2. 拔除无保留价值的患牙。

3. 治疗其他龋患牙。

4. 治疗龋患的牙髓病牙。

5. 牙周治疗。

6. 充填或修复治疗。

(二)医患沟通

对于患牙治疗的方法、过程、预后和其他相关情况,在治疗前要告知患者。医生和患者之间良好而有效的交流非常重要,让患者对病情及治疗过程有所了解,可以避免患者治疗中的紧张或不合作等不良情绪,积极配合医护人员的治疗。

三、感染控制

在牙髓治疗过程中,患者的血液、唾液及飞沫等会造成感染扩散,病原微生物可以通过不同途径引起感染。因此,使用物理、化学等方法杀灭或清除存在于治疗环境和器械上的病原微生物,对于切断传播途径、防止交叉感染具有重要意义。

(一)医患隔离

1. 医护人员的个人防护 医护人员在治疗时必须穿防护工作服,戴口罩、帽子,并及时更换清洗。患者的手要剪短指甲,洗刷双手,操作时戴好手套,必要时戴防护镜和防护面罩,防止血液、冲洗液、唾液飞溅至面部或眼睛。

2. 患者的防护 在对患者进行口腔检查时,使用一次性器械盒。不是一次性器械,使用后要彻底清洗,经过消毒、灭菌才可再次使用。治疗操作前嘱患者用漱口剂漱口,减少口腔内微生物的数量。

3. 工作环境的防护 工作环境要通风好,用消毒剂及时消毒工作台面和地面,定期进行空气消毒。

(二)术区隔离

1. 选用棉卷隔离术区 将消毒的干棉球或棉卷置于患牙两侧,以保持术区干燥。这种方法比较简便,但儿童及唾液分泌较多的患者效果差。

2. 用橡皮障隔离术区 具体器材包括橡皮障、打孔器、橡皮障夹、橡皮障夹钳和橡皮障架(图3-8)。此法优点多,能将术区与口腔完全隔离,保持术区干燥,防止误伤和器械吸入气道。这些器具使用效果较好,但麻烦,临床可根据需要选用。

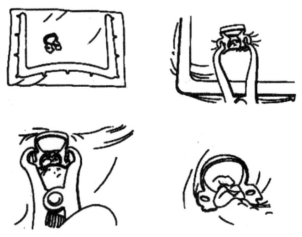

图3-8 橡皮障工具

（三）治疗器械的消毒

治疗器械主要包括手机、车针、拔髓针、根管扩大针、充填器等器械。

1.手机的消毒 首先清洗手机,注油,用75％酒精消毒手机外表面,干燥后包装,预真空压力蒸汽灭菌。

2.其他牙髓治疗器械 先用消毒液浸泡,手工彻底清洗或用超声波清洗、消毒干燥机干燥、预真空压力蒸汽灭菌等。

四、疼痛的控制

牙髓病和根尖周病患者就诊时,往往患牙疼痛明显,在治疗过程中,采用无痛技术,减轻或消除患者疼痛,更易获得患者的合作和信任。

（一）牙髓失活法

牙髓失活法是用化学药物制剂封于牙髓创面上,引起牙髓血运障碍而使牙髓组织失去活力的方法。使牙髓失活的药物称作失活剂,常用失活剂有亚砷酸、金属砷、多聚甲醛等。牙髓失活的操作步骤如下:

1.封失活剂前,应向患者说明封药的目的、药物具有的毒性及封药的时间。

2.清除龋洞内食物残渣和软化牙本质,在近髓处以挖器或锐利球钻使牙髓暴露。

3.隔湿,擦干龋洞,置适量失活剂于穿髓孔处,不可加压,可在失活剂上面放一小棉球,可缓解渗出引起的压力增高而导致的疼痛,调拌氧化锌丁香油黏固剂暂封窝洞。

注意事项:洞壁要封闭严密,切勿外漏,以免造成牙龈甚至牙槽骨的损伤;叮嘱患者按时复诊,登记患者联系方式,便于联系患者。

（二）局部麻醉法

局部麻醉法是通过局部注射麻醉药物达到牙髓治疗无痛的方法。牙髓病和根尖周病治疗主要是在开髓时保证患者无痛,只需要麻醉治疗牙的牙髓神经即可。一般上颌前牙、前磨牙开髓采用局部浸润麻醉,上颌磨牙和下颌牙开髓多采用神经阻滞麻醉。

五、应急处理

应急处理是指针对牙髓病和根尖周病最初治疗中需解决的问题的处理。对牙髓和根尖部急性炎症的处置,是一种应急临时性措施,主要是缓解疼痛及消除肿胀,待转为慢性炎症后再进行常规治疗。应急治疗是指依据病变发展阶段及病变程度,采取相应的处理方法。

(一)急性牙髓炎的应急处理

急性牙髓炎时患者有剧烈的牙痛,原因是炎症渗出物形成髓腔高压。因此急性牙髓炎应急处理的关键是开髓引流,减缓髓腔高压,减轻疼痛。

方法是在局部麻醉下,从髓角处打开髓腔,减轻髓腔内的压力,即可缓解疼痛。开髓处放置丁香油小棉球,开髓引流 2d。

(二)急性根尖周炎的应急处理

1.髓腔开放引流 急性根尖周炎无论是浆液期或是化脓期,主要矛盾集中在根尖渗出物或脓液的积聚与扩散,理想的引流方式是打通髓腔引流通道,打通根尖孔,使渗出液或脓液通过根管得以引流,以缓解根尖部压力,解除疼痛。开放髓腔 2～3d 后复诊,开髓时固定患牙,尽量减少震动。

2.切开排脓 急性化脓性根尖周炎发展到骨膜下或黏膜下脓肿时,应在根管开放的同时进行切开排脓。

3.安抚治疗 对外伤、封药化学性刺激及根管不良充填引起的急性根尖周炎,可考虑去除根管内容物,封消炎镇痛药物安抚患者数日,待急性期过后再常规治疗,以避免外界污染或再感染。

4.调𬌗磨改 创伤引起的急性根尖周炎,对活髓的患牙处理应慎重。一般通过调𬌗磨改以消除创伤性𬌗,减轻咬合压力使患牙得以休息,促进愈合。

5.消炎止痛 口服或注射抗生素或止痛药物。

6.急性期拔牙 无保留价值或重要病灶牙可以果断拔除患牙,通过牙槽窝引流。但复杂性拔牙易引起炎症扩散,应先保守治疗后再拔牙。

六、保存活髓治疗方法

(一)盖髓术

盖髓术是一种保存活髓的治疗方法,是在接近牙髓表面或已暴露的牙髓表面覆盖使牙髓病变恢复的药物,以保护牙髓,消除病变。盖髓术包括间接盖髓术和直接盖髓术。覆盖牙髓表面使牙髓病变恢复的药物称盖髓剂,理想的盖髓剂应具备的性能有:①能促进牙髓组织修复再生。②与牙髓组织有良好的生物相容性。③有较强的杀菌或抑菌性及渗透性。④药效稳定、持久。⑤便于操作。临床常用的盖髓剂,有氢氧化钙类制剂及氧化锌丁香油类制剂。

氢氧化钙类制剂是最具疗效的盖髓剂之一,呈碱性,能中和炎症产生的酸性产物,具有消炎、止痛作用;能激活成牙本质细胞碱性磷酸酶,促进牙齿硬组织的形成。新型的含钙聚合体(MTA)盖髓剂主要成分有硅酸三钙、硅酸二钙、铝酸三钙、铝酸四钙等,具有良好的密闭性、生物相容性和诱导成骨性,也有与氢氧化钙一样的强碱性及抑菌功能。

氧化锌丁香油类制剂用于间接盖髓。这类制剂具有安抚、镇痛作用,也具有抑菌作用。

1.间接盖髓术　是将盖髓剂覆盖在接近牙髓的洞底上,以消炎、止痛,促进修复性牙本质形成,保存牙髓活力的治疗方法(图3—9A)。

(1)适应证

①深龋、外伤近髓患牙。

②可复性牙髓炎。

③诊断性治疗,无法确定慢性牙髓炎或可复性牙髓炎。

(2)操作步骤

①去龋:在局麻下用球钻低速去除龋坏组织,用挖匙去除近髓牙本质上的软龋,尽量去除干净。为避免穿髓近髓角处少量的软龋,可以保留。

②冲洗隔湿:用温生理盐水冲洗窝洞,擦拭吹干窝洞。隔湿患牙。

③放置盖髓剂:用氢氧化钙糊剂或其他盖髓剂放置于近髓处,调拌氧化锌丁香油黏固剂暂封窝洞。

④充填:暂封后观察1～2周,如果患者没有自觉症状,且牙髓活力正常,保留部分暂封的氧化锌丁香油黏固剂做第一层垫底,磷酸锌黏固剂第二层垫底,进行永久充填。对于少量软龋不能去净的患牙,暂封后观察6～8周,复诊时去除暂封的氧化锌丁香油黏固剂及盖髓剂,去净软龋。如果患牙去龋时酸痛感不明显,牙髓活力正常,可去净软龋,重新垫底,永久充填;如果患牙去龋时酸痛感很明显,更换盖髓剂后暂封,直到症状完全消失再做永久充填。

2.直接盖髓术　是用盖髓剂直接覆盖在较小的意外穿髓孔处,以保存牙髓活力的一种方法(图3—9B)。

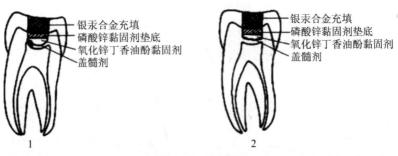

图3—9　盖髓术
1.间接盖髓术;2.直接盖髓术

(1)适应证

①根尖孔尚未形成,因机械性、外伤性意外露髓(穿髓孔直径<1mm)的年轻恒牙。

②根尖孔发育完善,因机械性、外伤性露髓(穿髓孔直径<0.5mm)的恒牙。

(2)操作步骤

①预备洞形,去净龋坏组织:无论是机械性露髓还是外伤性露髓的患牙,去龋时应在局麻下进行,动作准确,尽可能直视下操作,避开穿髓孔,及时清理洞内软组织碎屑,保护牙髓。

②放置盖髓剂:首先用温生理盐水轻轻冲洗,严密隔湿,拭干窝洞。将氢氧化钙盖髓剂直接覆盖在穿髓点处,动作轻柔,避免加压,用氧化锌丁香油黏固剂暂封窝洞。

③永久充填:暂封后观察1～2周,如果患者没有自觉症状,且牙髓活力正常,保留部分暂封的氧化锌丁香油黏固剂做第一层垫底,磷酸锌黏固剂第二层垫底,进行永久充填。暂封后观察1～2周,如果患牙对温度刺激比较敏感,可更换盖髓剂暂封1～2周,症状完全消失再进行永久充填。如果暂封后患牙出现自发痛、夜间痛等症状,根据情况选择根管治疗。

(3)预后:直接盖髓术预后取决于患者的年龄及牙髓暴露的类型、范围、时间等因素。年轻恒牙血液循环好,预后较成熟恒牙好;牙髓暴露时间短、范围小,预后较好。另外还与术中、术后的感染及全身的健康状况有关。

(4)转归:直接盖髓术后,露髓处形成血凝块,然后血凝块机化,形成修复性牙本质,2个月后封闭穿髓孔,为治疗成功。如果直接盖髓术后,患牙出现自发性疼痛,或者出现牙髓钙化、牙内吸收,此为治疗失败。直接盖髓术后,应半年复诊一次,并追踪患者2年,根据X射线检查及牙髓活力测试判断治疗是否成功。

(二)牙髓切断术

牙髓切断术是指切断炎症的冠部牙髓组织,将盖髓剂覆盖于根髓的牙髓断面上,保留部分活髓的治疗方法。

1.原理　彻底切除髓室内有炎症反应的牙髓,将盖髓剂覆盖于健康的牙髓组织断面上,维持部分牙髓正常的状态和功能(图3—10)。

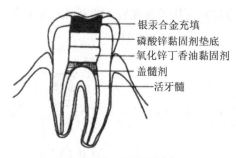

银汞合金充填
磷酸锌黏固剂垫底
氧化锌丁香油黏固剂
盖髓剂
活牙髓

图3—10　活髓切断术

2.适应证　牙髓切断术仅适用于病变局限于冠髓的根尖未发育完善的年轻恒牙,外伤性、龋源性或者机械性意外露髓,且范围较大,直径超过1mm者可行牙髓切断术,以保存活的根髓,直到牙根发育完成。

3.操作步骤

(1)术前准备:手术前准备常规治疗器械,严格消毒。拍摄X射线片了解根尖周组织及牙根吸收情况,牙根吸收1/2时不宜做活髓切断术。

(2)局部麻醉:患牙采用神经阻滞麻醉。

(3)去净龋坏组织:先用温水清洗窝洞,去除表面的食物残渣及表层的软龋,再用小号球钻去除干净洞内的软化牙本质,用温生理盐水冲洗。

(4)隔湿,严格消毒:术区要严密隔湿,彻底消毒,整个过程要遵循严格的无菌操作。

(5)揭髓顶:按照髓腔侧壁的延长线在牙齿表面的投影线,揭净髓室顶。

(6)切除冠髓:冲洗窝洞内残屑,用锐利挖匙或中号球钻去除全部髓室内的牙髓组织,从根管口处切断,去净髓室内的牙髓组织纤维,在根管口处形成整齐的断面。

(7)止血:生理盐水冲洗,用消毒棉球轻压止血。如果牙髓断面出血较多,可用小棉球蘸0.1%肾上腺素放置根管口处轻压止血。

(8)盖髓:牙髓组织断面止血后,将新鲜调制的氢氧化钙糊剂盖于断面,厚度约 1mm,轻压与根髓密合,用氧化锌丁香油黏固剂暂封窝洞。

(9)充填:暂封后观察 1~2 周,如果患者没有自觉症状,且牙髓活力正常,保留部分暂封的氧化锌丁香油黏固剂做第一层垫底,磷酸锌黏固剂第二层垫底,进行永久充填。

4.预后和转归 牙髓切断术成功与否,与患者的年龄、病变的程度、盖髓剂的选择及术中预防感染的措施等均有关系,预后常有 3 种情况。

(1)牙髓断面出现牙本质桥,封闭根管口,根髓保持正常活力。

(2)牙髓断面形成不规则钙化物,形成不规则牙本质。

(3)根髓已形成慢性炎症,或发生内吸收,导致治疗失败。

牙髓切断术后要定期复查,根管钙化、牙内吸收和牙髓坏死常是牙髓切断术的潜在并发症。该手术适用于根尖未发育完善的年轻恒牙,保留活的根髓。目的是让牙根发育完善,牙根一旦发育完成,患牙应再行牙髓摘除术。

5.并发症及处理 牙髓切断术后的并发症主要是根髓感染,原因多是在操作过程中,未执行严格的无菌操作,造成根髓感染。也可能因为患牙病变程度较重而引起感染。根髓感染预防的关键是术中一定要遵循严格的无菌操作,也要选择好适应证。

七、安抚治疗

安抚治疗是将具有安抚、镇痛、消炎作用的药物封入窝洞,消除可复性牙髓炎临床症状的一种治疗方法。

(一)适应证

患牙深龋无明显自发痛,但有明显激发痛,在洞形预备时极其敏感。

(二)治疗方法

尽量去除龋洞内软化的牙本质,但要注意防止穿髓,冲洗窝洞,隔湿,洞内放置蘸丁香油液的小棉球,安抚牙髓,用氧化锌丁香油黏固剂暂封窝洞,观察 1~2 周。复诊如果没有症状,牙髓活力正常者,去除暂封剂,取出丁香油小棉球,氧化锌丁香油黏固剂做第一层垫底,磷酸锌黏固剂第二层垫底,进行永久充填。若有症状,可采用间接盖髓,若有自发痛,应进行牙髓治疗。

八、根管治疗术

根管治疗术是治疗牙髓病和根尖周病常用和最有效的治疗方法,其核心是"去除感染,杜绝再感染"。20 世纪 40 年代,Gyossmar 在总结前人牙髓病治疗实践的基础上提出该方法,80年代后发展迅速。根管治疗术的发展始终紧紧围绕"去除感染,杜绝再感染"这一核心,保证了临床疗效的恒定,在全球范围得到了广泛应用。

(一)原理

根管治疗术是通过机械或化学的方法预备根管,将存在于根管内的感染刺激物全部清除,以消除感染并使根管清洁成形,再经过药物消毒和严密的根管充填,达到治疗牙髓病和根尖周病的目的。根管治疗包括三大步骤:根管预备、根管消毒、根管充填。

(二)适应证

1.牙髓病 晚期牙髓炎、牙髓坏死、坏疽、牙内吸收。

2.各型根尖周炎 急性根尖周炎需应急处理后。

3.外伤牙 冠折或根折可以保留进行修复的牙。

4.其他 牙周一牙髓联合病变。

(三)恒牙髓腔的解剖特点和开髓

1.上颌前牙 髓腔近远中径在切端最宽,唇舌径在颈部最宽,髓室与根管无明显的界限,舌隆突的上方靠近颈 1/3 处,舌面窝中央呈圆三角形形状。

2.上颌尖牙 髓腔形态与相应的牙体外形相似,髓腔在颈部最大,髓室与根管无明显的界限(图 3-11)。

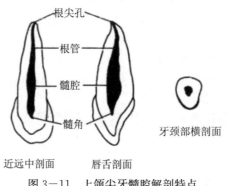

图 3-11 上颌尖牙髓腔解剖特点

上颌前牙髓腔的特点是髓腔大,根管粗,都是单根管牙,根尖孔多在根尖顶。

(1)开髓部位:在舌侧窝进行,其形状和大小应与髓室在舌面的投影位置、大小相适应,洞口的外形呈三角形,角较圆钝,三角形的尖朝向根方,但不伤及舌隆突,底端与切缘平行(图 3-12)。

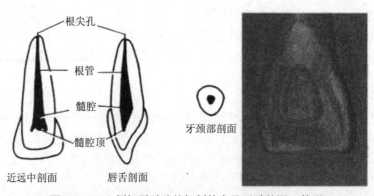

图 3-12 上颌切牙髓腔的解剖特点及开髓的洞口外形

(2)开髓方法:应根据髓腔在舌面投影的位置选择入口。起初钻针应与舌面垂直,磨至牙本质时,阻力明显减小。此时应调整钻针方向,使之逐渐与牙长轴平行,穿通髓腔时有明显落空感,要保证钻针方向大洞口,修整洞壁。当髓腔充分暴露以后,更换球钻将其磨成直线的通道,注意避免形成台阶或造成唇侧侧穿。

　　3.上颌前磨牙　髓腔呈长立方体形,颊舌径大于近远中径。髓腔顶形凹,最凹处约与颈缘平齐。第一前磨牙双根或单根,多为双根管,第二前磨牙多为单根。颊侧髓角位置高,根分叉位于根中部。

　　(1)开髓部位:在𬌗面中央窝偏腭侧进行,呈长卵圆形(图3—13)。

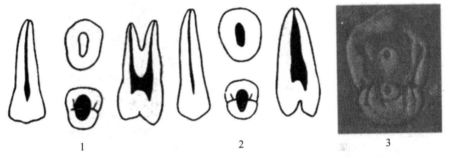

图3—13　上颌前磨牙髓腔解剖特点及上颌前磨牙开髓洞口外形

　　(2)开髓方法:以裂钻钻入后向颊舌方向扩展,并逐渐深入,从颊侧进入髓腔,更换球钻以提拉动作揭净髓腔顶。注意不要损伤髓腔壁,最后用裂钻修整洞形。注意防止形成台阶或侧穿。

　　4.上颌磨牙　髓腔呈四方体形,髓腔顶上有4个髓角与相应的牙尖对应,颊侧髓角高于舌侧髓角,近中髓角高于远中髓角,髓腔底可见3个或4个根管口。为多根管牙,腭侧根呈扁平状,根管比较粗大(图3—14)。

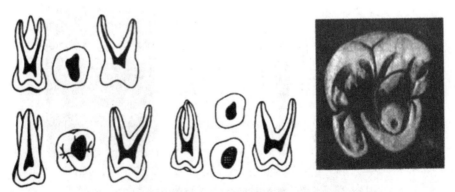

图3—14　上颌磨牙髓腔解剖特点及上颌磨牙开髓洞口外形

　　(1)开髓部位:开髓部位在上颌磨牙𬌗面,依据髓腔顶在𬌗面投影的位置开髓。髓腔顶在𬌗面投影的位置呈三角形,略偏近中,三角形的底向着颊侧,尖朝向腭侧,颊舌径略宽于近远中径,远中不过斜嵴。

（2）开髓方法：开髓时根据投影的形状，用裂钻磨一深洞，沿腭根方向进入，到达髓腔，可有落空感。穿通各髓角，按各髓角的连线揭净髓腔顶，充分暴露颊腭根管口。

5.下颌前牙　体积最小，唇舌径大于近远中径，90%根管为窄而扁的单根管，10%分为唇、舌两个根管。根尖孔多位于根尖顶。

（1）开髓部位：舌面窝正中，呈椭圆形（图3—15）。

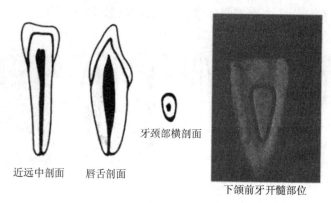

近远中剖面　　唇舌剖面　　牙颈部横剖面

下颌前牙开髓部位

图3—15　下颌前牙髓腔解剖形态及开髓洞口外形

（2）开髓方法：具体开髓方法与上颌切牙相同。

6.下颌前磨牙　下颌前磨牙髓腔虽然具备单根管牙的特点，髓腔与根管直接相连，但与前牙髓腔不同，表现在髓腔体积明显增大，形态略呈立方体形，颊舌径较宽，近远中径相近较窄，髓腔顶有颊、舌两个髓角，髓腔向下与单根管相通。颊尖大于舌尖，向舌侧偏斜，颊侧髓角高（图3—16）。

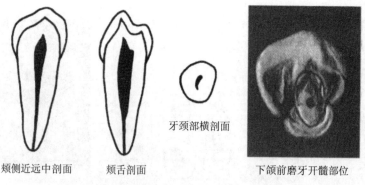

颊侧近远中剖面　　颊舌剖面　　牙颈部横剖面

下颌前磨牙开髓部位

图3—16　下颌前磨牙髓腔解剖及下颌前磨牙开髓洞口外形

（1）开髓部位：在𬌗面偏颊尖进行，呈椭圆形。

（2）开髓方法：用裂钻从𬌗面中央窝偏颊侧钻入，穿髓后换球钻以提拉动作揭净髓腔顶，用裂钻修整洞壁，使窝洞与根管呈直线关系。

7. 下颌磨牙 髓腔呈矮立方形,近远中径大于颊舌径大于髓腔高度;髓腔顶最凹处与颈缘平齐,近舌髓角与远舌髓角接近牙冠中 1/3,髓腔底可见 2～4 个根管口,87％的近中根管为双根管,40％远中根管为双根管,咬合面中央偏颊侧,近中边稍长,远中边稍短(图 3—17)。

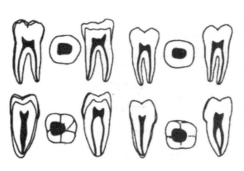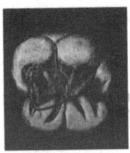

下颌磨牙开髓部位

图 3—17 下颌磨牙髓腔解剖及下颌磨牙开髓洞口外形

(1)开髓部位:开髓部位在下颌磨牙拾面,依据髓腔顶在拾面投影的位置开髓。髓腔顶在拾面的投影的位置也呈三角形,略偏近中,略靠颊侧。三角形的底位于近中,尖朝向远中,较为圆钝,近远中径长于颊舌径。

(2)开髓方法:开髓时根据投影的形状,用裂钻磨一深洞,以斜向远中的方向进入髓腔,暴露远中根管口后即向近中方向扩展,揭去髓室顶。注意下颌第一磨牙因髓腔顶与髓腔底相距较近,开髓时应防止穿通髓腔底。

(四)根管治疗的器械

根管治疗器械很多,主要包括开髓器械、根管预备器械、根管长度测量器械、根管冲洗器械及根管充填器械等。

1. 开髓器械 包括高速涡轮手机、低速手机、裂钻、球钻等。用于开髓、揭髓腔顶,充分暴露髓腔和根管口位置,形成进入根管的近似直线的通道,利于器械进入(器械的使用方法见实训指导)。

2. 根管预备器械有光滑髓针和拔髓针(图 3—18)、根管切削器械等(图 3—19)。

1

图 3—18 根管预备器械
1.光滑髓针;2.倒钩髓针

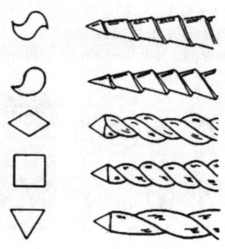

图 3—19　各种螺纹根管锉

根管锉由手柄、颈部和工作端三部分组成,每一个器械在颈部有一个硅橡胶标记片,用以标记工作长度。根管锉和扩大针的锥度、长度、编号、颜色均有 ISO 规定的标准规格和尺寸(图 3—20)。所有扩大针和锉的工作端切割刃长为 16mm,长度从尖端到手柄的末端有 21、25、28、31mm,共四种规格,锥度一致为 0.02,器械号码为 $15^{\#}$、$20^{\#}$、$25^{\#}$、$30^{\#}$、$35^{\#}$、$40^{\#}$。

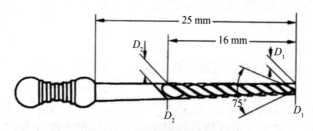

图 3—20　根管预备器械标准

机用器械包括回旋手机(图 3—21)、G 型钻和 P 型钻(图 3—22)。

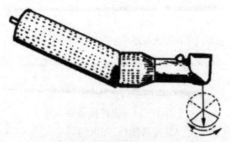

图 3—21　回旋手机

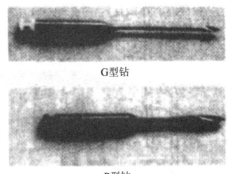

G型钻

P型钻

图 3－22　机用扩孔钻

3.根管长度测量器械　目前常用的有 ProPex 根尖定位仪(图 3－23)和 RayPex5 根尖定位仪。

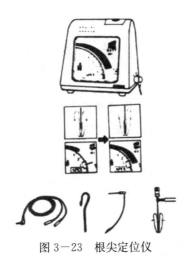

图 3－23　根尖定位仪

4.根管冲洗器械　如冲洗用注射器(图 3－24),超声根管治疗仪等。用于根管冲洗、根管预备和去除根管内异物。

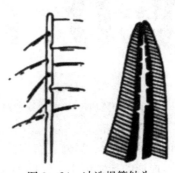

图 3－24　冲洗根管针头

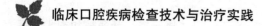

5.根管充填器械 输送糊剂的器械主要是螺旋充填器(图3-25)。充填牙胶的器械主要有侧向加压器、垂直充填器等(图3-26)。

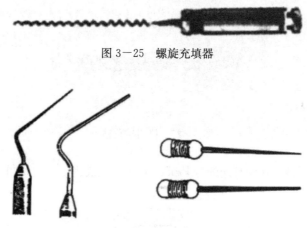

图3-25 螺旋充填器

图3-26 根管牙胶尖充填器

(五)根管治疗步骤

根管治疗包括三大步骤,根管预备、根管消毒和根管充填。

1.根管预备 根管预备是根管治疗术的关键步骤,根管治疗术的成功很大程度上取决于根管预备的成功。

(1)开髓:以无痛技术开髓,揭尽髓腔顶,将洞壁修整光滑,使根管器械尽可能循直线方向进入根管口。用光滑髓针或小号根管扩大针探根管口(图3-27)。

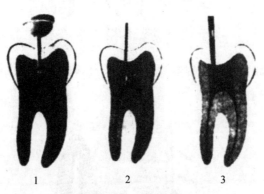

图3-27 开髓步骤

1.开髓;2.揭髓顶;3.确立直线通路

(2)拔髓:根管扩大前,根管内有牙髓组织,另外还有细菌及代谢产物附着于根管壁上,因此首先选择合适的器械予以去除,成形的牙髓可用拔髓针插入根管达根尖1/3,缓慢旋转将牙髓拔出;不成形坏死或坏疽的牙髓,先向髓腔内滴入2%氯亚明,用根管锉在根管内轻轻捣动,然后冲洗。

（3）根管工作长度的测定：根管工作长度是指从切缘或牙尖到根尖止点的距离。比实际牙根短 0.5～1.0mm，因为临床预备只需达到根尖部牙本质－牙骨质界，距根尖0.5～1.0mm。测量方法有如下几种。

①指感法：是根据术者的手感和患者的痛感来确定器械是否到达根尖孔的一种方法。此法简便，但需操作者有丰富的临床经验，不适合根尖孔敞开的患者。我国人恒牙牙根长20mm 左右。按照参考长度将小号根管扩大针插入根管内，手感有阻力，再稍用力，有落空感或患者有轻痛感，阻力处即为根管的工作长度。

②X 射线照射法：将根管锉插入根管内，利用 X 射线直接观察其是否到达牙本质－牙骨质界；也可根据牙片来测量根管的工作长度，用以下公式来计算：

$$根管工作长度 = \frac{器械在牙内的长度 \times 牙在 X 射线上的长度}{器械在 X 射线上的长度}$$

③电测法：利用根尖定位仪测量，此法准确、迅速、简便，但需先预备髓腔。

（4）根管扩大：是根管预备的关键步骤。根管扩大的方法有手用器械扩大法、超声扩大法和化学扩大法。

①手用器械扩大法：是最基本的根管扩大的方法，该法有常规法、逐步后退法、弯曲根管扩大法几种。

常规法也称标准法，适用于直根管，不宜在弯曲根管中使用。

开髓后清理髓腔，测定根管工作长度，然后选择根管扩大器械，从小号到大号逐号依次使用，要求每号在根管内完全达到根管工作长度。

逐步后退法用于直根管或轻、中度弯曲的根管（图 3－28）。

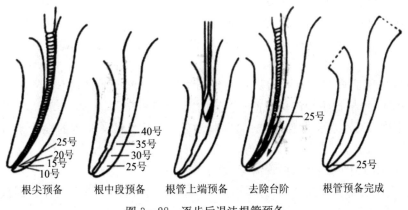

图 3－28 逐步后退法根管预备

开髓后首先测定根管工作长度，选择一根既能深入根管达根管工作长度，又稍有摩擦感的根管锉为初锉，插入根管旋转推进，紧贴管壁一侧向外提拉，如此反复处理各壁直到标记的工作长度。当进、根管无阻力时，更换大一号的根管锉，直到比初锉大 3 个型号为止。从大于初锉第四十型号开始，器械进入根管的深度较前一型号递减 1mm，再连续扩大 3～4 个型号，使根管形成圆锥状。优点:器械不易损伤根尖周组织,充填时不易超填。

弯曲根管扩大法适用于弯曲根管,扩大较难。最新的方法用 SW 器械,它是由 Senia 和 Wildey 设计制造的一种韧性器械。将其插入根管内拍摄 X 射线片,明确根管弯曲的方向,然后进行扩大。

②超声扩大法:使用超声根管治疗仪,将电能转化为机械能,同时冲洗,具有高效冲洗及清理效果。该法省时省力,常与手用器械联合使用。

③化学扩大法:是机械预备的一种辅助方法,用于根管狭窄、钙化或有异物的根管。化学物质具有杀菌、溶解、润滑等作用,常用 EDTA。近年来常用的化学药物配方为:15%EDTA、10%过氧化脲、75%聚乙二醇。EDTA 对牙本质有溶解作用,溶解根管壁的牙本质,可节省机械预备的时间,也可协助扩大狭窄的根管;过氧化脲有杀菌作用;聚乙二醇起润滑作用。该处方是根管预备时有效的润滑剂、清洁剂和溶解剂。

(5)根管冲洗:根管冲洗贯穿于根管扩大的过程中,根管冲洗与根管扩大交替进行,反复多次。

①冲洗的目的:消毒灭菌,溶解坏死组织;润滑根管壁,减少器械折断概率;软化牙本质,利于根管预备。

②冲洗药物:常用 2.00%～5.25%次氯酸钠和 3%过氧化氢溶液,二者交替使用,溶解和发泡作用相结合,增强冲洗效果。2%氯亚明也具有较好的溶解和杀菌作用。

③冲洗方法:常用注射器冲洗,针头侧孔最好,避免冲洗液直接对准根尖冲洗。

2. 根管消毒　根管消毒的目的:①清除细菌毒素,控制微生物。②缓解疼痛。③减少根尖周组织的炎性渗出。根管消毒的方法有药物消毒、电解消毒、超声消毒、微波消毒、激光消毒等,临床常用药物消毒。

(1)常用根管消毒药物及使用方法

①氢氧化钙制剂:是目前较为理想的根管消毒剂,包括氢氧化钙甘油糊剂和氢氧化钙水糊剂。临床使用时,将其调成糊状,用螺旋充填器送入根管内,上面放置一小棉球,暂封,封药时间为 7d。

②樟脑氯酚薄荷合剂:杀菌力强,对根尖周组织有轻度刺激性,用于感染较轻的根管消毒。临床使用时,用棉捻蘸少许药物置于根管内,封药 5～7d。

③甲醛甲酚(FC):杀菌力强,对根尖周刺激较大,用于感染较重的根管消毒,临床使用时,用棉捻蘸少许药物置于根管内,封药 5～7d。

④木馏油:用于中度感染的根管消毒,封药 5～7d。

⑤抗生素:洗必泰根管控释药物系统,是一种新型的根管消毒药物,作用时间长,一般封药 7d,效果较为理想。

(2)电解消毒、微波消毒、激光消毒和超声消毒:因其设备和耗材昂贵,临床应用较少。

3. 根管充填　根管充填是根管治疗术的最后一步,也是直接关系到根管治疗成功与否的关键步骤。其最终的目标是以生物相容性良好的材料严密充填根管,消除死腔,封闭根尖孔,为防止根尖周病变的发生和促使根尖周病变的愈合创造一个有利的生物学环境。

(1)根管充填的目的和作用:封闭根管系统,防止细菌侵入。

（2）根管充填的时机：无自觉症状，无明显叩痛，无严重气味，无大量渗出，无急性根尖周炎症状。具备以上条件即可进行充填根管。

（3）根管充填材料的性能要求：根管充填后有持续消毒作用；与根管壁能密合；能促进根尖周病变愈合；根管充填后不收缩；易于消毒、使用和去除；不使牙变色；对机体无害；X射线阻射，便于检查。

（4）临床常用的根管充填材料

①固体类：有牙胶尖、银尖、塑料尖等。牙胶尖有压缩性，可填压较紧，X射线阻射，有一定的组织亲和力，必要时易于取出，临床最常用。银尖不收缩，对根尖周组织无刺激性，X射线阻射，但充填后难以取出。塑料尖有弹性，对根尖周组织无刺激性，使用方便，但X射线不阻射。

②糊剂类：糊剂类充填材料很多，有粉、液组成，有氧化锌糊剂、丁香油氧化锌碘仿糊剂、氢氧化钙糊剂、碘仿糊剂等。

（5）根管充填方法：根管充填的方法包括侧方加压充填法、垂直加压充填法及热压充填法等。

①牙胶和糊剂混合侧方加压充填法：是临床常用的根管充填方法（图3－29）。a.充填前首先要进行试尖，即按根管工作长度和所预备的根管大小选择一合适的主牙胶尖。b.用螺旋形根管充填器将糊剂送入根管内。c.将已选好消毒的主牙胶尖蘸上糊剂插入根管，直至应到达的长度。d.再加用一根或数根副牙胶尖，在原来的牙胶尖旁侧插入并压紧，拍X射线片检查。e.用热器械将髓腔内的牙胶尖末端切去，并去净多余的糊剂。f.永久充填。

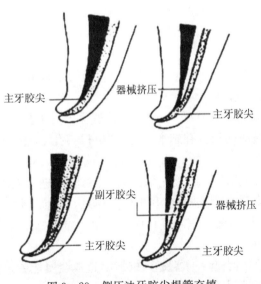

图3－29　侧压法牙胶尖根管充填

②垂直加压充填法：此种方法操作较困难，费时，不适应细小的根管，在临床应用较少，适合于充分预备的根管（图3－30）。操作时将一根牙胶尖的尖端剪去3～4mm，插入根管内，用

加热器将根管内牙胶软化,垂直充填器加压使根尖 1/3 根管完全密合,再加入牙胶段,加热,直到完成。

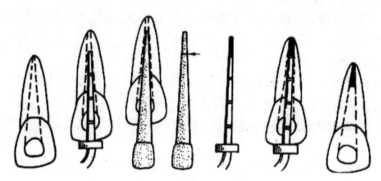

图 3—30 垂直加压法牙胶尖充填

(六)疗效及评定

根管治疗后疗效评定的内容包括患者的症状、临床检查及 X 射线表现等方面。

1.患者的症状 根管治疗后患牙无自发痛和咬合痛,咀嚼功能良好。

2.临床检查 患牙无叩痛,有瘘型根尖周病治疗后瘘管消失,软组织颜色及结构正常。

3.X 射线表现 根管充填严密,无欠填和超填,无根管侧穿及器械折断。

根管治疗后疗效评估的观察时间应为术后的两年,术后两年内随访,患牙无症状及体征,咬合关系正常,X 射线片显示根尖周透射区缩小或消失,硬骨板完整,以上征象表示治疗后成功。如果根管治疗后 1~3 个月,瘘管仍然没有封闭,或又出现新的瘘管,X 射线片显示根尖透射区扩大,表示治疗失败。

(七)并发症及处理

1.急性炎症反应 根管治疗过程中或治疗后,患者出现局部肿胀、咬合痛、自发痛等症状,为根管治疗急性炎症反应。

(1)原因:①患牙未确定好工作长度,操作时器械穿出根尖孔。②根管预备方法不当。③用 3% 过氧化氢根管冲洗时向根炎孔施加压力,超出根尖孔。④根管充填时机不当或方法不当,超填过多。

(2)治疗:一旦发生要仔细检查,确定原因后,针对原因进行处理。轻微疼痛可先给予消炎止痛药物,观察 1~3d,适当调整咬合,利于患牙休息。如果 3d 后仍然疼痛明显,考虑去除根管内充填物或封的药物,引流后重新进行根管治疗。

2.器械折断于根管内

(1)原因:多由以下原因引起:①器械多次使用,造成金属疲劳。②操作方法不当,用力过大、旋转角度不合适、遇到阻力强行用力等。

(2)预防:使用前要检查器械有无损坏,避免长期反复使用;使用时不要盲目施力,遇到阻力不要强行用力,器械旋转角度不超过 180°。

(3)治疗:一旦出现器械折断于根管内的情况,应尽量将其取出,取出的方法步骤如下:拍摄 X 射线片,断端在根管口,可用小球钻将根管口扩大,用镊子取出,也可用超声取出法。如果折断物在根管中部,可将其推至根尖部,塑化治疗;如果折断物在根尖部,应考虑做根尖切除手术。

3. 髓腔穿孔 髓腔穿孔易发生在髓腔狭窄部分和根管弯曲处。

(1)原因:不熟悉髓腔解剖,未掌握好开髓和根管扩大的方法;开髓时医生责任心差,思想上麻痹大意。

髓腔穿孔的部位上前牙多见于唇面,下前牙多见于牙颈部侧穿,前磨牙多见于牙颈部邻面侧穿。

(2)治疗:一旦出现髓腔侧壁或髓腔底穿孔,应探查部位,可在充分止血后用氢氧化钙糊剂或氧化锌丁香油糊剂覆盖穿髓孔处。

(3)预防:开髓时一定要注意力高度集中,熟悉每一颗牙的解剖特点,操作规范,合理使用器械,尽量避免这类事故的发生。

4. 器械落入消化道及呼吸道 此并发症虽然极为少见,但也极为严重。

(1)原因:客观原因是操作中未安置橡皮障,未使用安全链等防护措施。主观原因是医生操作时注意力不集中,手指握持器械不牢或用器械夹持力量不当,加之患者体位过于后仰,落入口内的器械引起患者吞咽或呼吸引起。

(2)治疗:一旦出现此并发症,一定要针对具体情况冷静处理。

①器械落入消化道:立即做 X 射线检查,明确器械所在位置,要让患者住院观察,吃纤维素丰富的食物,卧床休息,直至从大便中排出器械为止。落入胃内的器械,也可通过纤维胃镜取出。

②器械误入呼吸道:患者出现剧烈呛咳、憋气,立即让患者平卧,请耳鼻咽喉科和呼吸科医生会诊,拍 X 射线片明确部位,争取用纤维气管镜取出。

(3)预防:操作时尽量用橡皮障隔湿,医生要注意力集中,手指握紧器械,保持正确的体位和头位。如果器械落入口腔内,让患者赶快低头。

5. 牙折 进行牙髓治疗后的患牙,因无牙髓供给营养,牙齿脆性较大,加之治疗操作中磨除了一定的牙体组织,牙折在临床上时有发生。因此,做过牙髓治疗的患牙,均应做好预防。

(1)治疗:尽量保存患牙,根据牙折的类型,选择不同的处理方法。

(2)预防:开髓或根管预备时应尽量少切割牙体组织;治疗后对患牙适当降低咬合,减少咬合压力;对缺损较大的患牙,可做预防性冠修复。

九、牙髓塑化治疗术

牙髓塑化治疗术(resinifying thempy)是 20 世纪 50 年代末,王满恩等学者根据我国的国情提出的,其操作简便、有效,易于掌握。目前牙髓塑化治疗术存在一些问题,现不作为牙髓病和根尖周病的首选治疗方法。

(一)原理

牙髓塑化治疗术是将未聚合的塑化液注入已拔除大部分牙髓的根管内,塑化剂聚合前能够渗入侧支根管、牙本质小管及感染坏死组织中,当塑化剂聚合时,能将上述物质包埋、塑化成为一个整体,并保持长期的无菌状态,从而达到彻底清除病原刺激物、治疗牙髓病和根尖周病的目的。

(二)塑化剂的组成及性能

1.组成　塑化剂的主要成分是甲醛、甲酚和间苯二酚。

2.性能　塑化剂可通过其塑化作用、渗透作用和抑菌作用而达到消除感染刺激物、堵塞根管的目的。

(1)塑化作用:塑化剂对活组织、坏死组织及组织液均有塑化作用,能够将其塑化为一个整体。使用时要注意塑化剂的体积必须大于被塑化物的体积才能塑化。

(2)渗透作用:塑化剂未聚合前具有较强的渗透性,能够渗入侧支根管、牙本质小管及坏死组织中。

(3)抑菌作用:塑化剂聚合前对常见感染病源菌有强抑菌作用,对口腔致病菌厌氧菌和感染根管的优势菌也有抑菌作用和杀菌作用。

(4)体积改变:酚醛树脂聚合后,当其暴露空气中,有体积收缩,但在密闭环境中无体积改变。因此,塑化治疗后必须将塑化剂严密的封闭在根管内。

(5)刺激作用:塑化剂聚合前对组织有刺激性,操作时忌超出根尖孔及接触口腔软组织。

(6)生物相容性:聚合后的酚醛树脂液不具溶血活性,不会引起系统免疫反应。

(7)毒理学性能:聚合后的酚醛树脂无急性细胞毒反应。

(三)适应证

1.晚期牙髓炎。

2.牙髓坏死、坏疽。

3.慢性根尖周病,除外根尖周囊肿和根尖周病变过大的患牙;急性根尖周炎应急治疗后。

4.根管形态复杂、细小、弯曲,及存在异物的根管。

5.根管治疗器械折断于根管内,无法取出,又没有超出根尖孔的患牙。

(四)禁忌证

根尖孔粗大的根管,易致塑化液的流失。前牙、乳牙及年轻恒牙不能做牙髓塑化治疗术;因塑化剂聚合后极难自根管中取出,需做桩冠修复的患牙不适应做塑化治疗术。

(五)操作方法

1.根管准备　以无痛技术开髓,揭尽髓腔顶,暴露根管口,使根管器械能顺利找到根管口。吹干窝洞,先向髓腔内滴入2%氯亚明,选择合适拔髓针,插入根管应尽量接近根尖部,但忌超出根尖孔,无须根管扩大。

2.配置塑化剂　严格按照比例将塑化剂置于较浅的塑料瓶盖内,调拌均匀至液体黏稠、发热。按照比例配置的塑化剂在外聚合时间为5～15min,便于临床操作。

3.塑化　用注射器抽取新鲜配制的塑化液滴入髓腔内,将小号根管扩大针插入根管旋转并上下捣动,以利根管内的空气排出及塑化剂进入。重复上述操作3～4次。用同样的方法进行其他根管的操作,避免遗漏根管。取适量氧化锌丁香油黏固剂置于髓腔内根管口处,用蘸有塑化剂的小棉球将其轻轻推压,完全覆盖于根管口表面,使塑化剂严密封闭在根管内。

4.充填窝洞　7d后无异常,磷酸锌黏固剂垫底后,银汞合金永久充填(图3-31)。

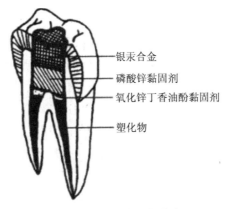

银汞合金

磷酸锌黏固剂

氧化锌丁香油酚黏固剂

塑化物

图 3-31 牙髓塑化治疗

（六）注意事项

1. 根尖部可以保留少量残髓，可以防止塑化剂流出根尖孔。但残留的组织不能太多，必须将塑化剂导入该处，使残髓得以包埋、固定。

2. 塑化时患牙要严格隔湿，随时警惕塑化剂流出，从而导致口腔软组织的损伤。

3. 操作时器械与根尖孔保持约 1mm 距离，切忌超出根尖孔。

（七）并发症及处理

1. 塑化剂烧伤 塑化剂聚合前有刺激性，操作时若不小心，将塑化剂接触口腔软组织，可导致塑化剂烧伤，致使局部可出现颜色改变、充血、水肿，局部有麻木涩胀感，严重者局部可出现糜烂、溃疡，有烧灼样疼痛。

（1）预防：在操作时，只要注意操作方法，本并发症完全可以预防。

（2）治疗措施：一旦发现塑化剂流出接触软组织，立即用棉球擦去，或用生理盐水冲洗干净，局部涂 3％碘甘油。

2. 化学性根尖周炎 由于操作不规范或适应证选择不当，塑化剂超出根尖孔，对根尖周组织造成化学性刺激，引起化学性根尖周炎。临床多在治疗后近期，患牙出现持续性咬合痛，检查患牙可有叩痛。

（1）预防：选择好适应证，对于前牙、乳牙及年轻患牙不能选择此种方法；操作时器械与根尖孔保持约 1mm 距离，切忌超出根尖孔。

（2）治疗：调整咬合，观察，一般可以自行缓解。如患牙疼痛较重，可口服消炎止痛药物。

十、失活干髓术

失活干髓术（pulp mummification）是除去感染的冠髓，保留干尸化的根髓，保存患牙的一种治疗方法。因此治疗方法适应范围小且远期效果差，现已经较少采用。

（一）适应证

1. 牙髓病变早期，不能行保存活髓治疗的成年恒磨牙。

2.换牙期的乳磨牙,早期牙髓炎。

(二)失活剂

1.多聚甲醛　作用缓和,使用安全,封药时间2周左右。

2.亚砷酸　剧毒,0.8mg可使牙髓失活,临床已少用。因亚砷酸剧毒,对血管、神经、细胞都有强毒性,使用亚砷酸失活时一定要严格掌握封药的剂量及时间。封药时间不能超过48h。因亚砷酸失活牙髓无自限性,时间过长可对深部组织造成破坏,为防止对周围组织造成损害,一定要将药物严密地封入窝洞内。乳牙、年轻恒牙不宜使用亚砷酸失活。

3.金属砷　作用缓慢而温和,常用于乳牙失活。一般封药时间5～7d。

(三)干髓剂

能对根髓或残髓产生防腐作用,并使之凝固、干化,长期无害固定于根管中。临床最常用的干髓剂是多聚甲醛。

(四)操作步骤

失活干髓术(图3－32)包括牙髓失活和干髓两大步骤。

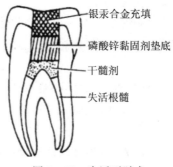

　　　　　　　　　　　　　　　　　　　　银汞合金充填

　　　　　　　　　　　　　　　　　　　　磷酸锌黏固剂垫底

　　　　　　　　　　　　　　　　　　　　干髓剂

　　　　　　　　　　　　　　　　　　　　失活根髓

图3－32　失活干髓术

1.牙髓失活(第一次就诊)　急性牙髓炎应紧急处理,开髓引流2d后,可直接在穿髓点处封失活剂;慢性牙髓炎,先穿通髓角,再封入失活剂。取5号球钻大小的亚砷酸失活剂用棉絮包好后,放置于穿髓点处,贴紧而不能有压力,上面放置小棉球,调拌氧化锌丁香油黏固剂暂封。

2.干髓(第二次就诊)　首先询问病史,患牙无疼痛,检查患牙无叩痛,局部消毒,去除暂封材料,将失活剂完全取出,冲洗窝洞,轻探穿髓点,无疼痛即可揭净髓腔顶,并预备洞形。用锐利挖匙自根管口下1mm处切断冠部牙髓,用温生理盐水冲洗窝洞,吹干,隔湿,将蘸有甲醛甲酚的小棉球放置于根髓断面上,行"甲醛甲酚浴",取出小棉球,吹干窝洞,将干髓糊剂放置于根髓断面,以盖满根管口为宜,垫底,充填窝洞。

(五)预后及转归

失活干髓术后,已经失活的根髓在干髓剂的作用下,保持无菌干化,牙骨质逐渐沉积1～2年,封闭根尖孔治疗成功。如果根髓在干髓剂的作用下,未完全无菌干化,可引起根尖周炎,治疗失败。

（六）失活干髓术的失误及处理

1.封失活剂后疼痛　封失活剂数小时后，患牙可出现轻微疼痛，属正常现象，治疗前告诉患者，如果出现剧烈疼痛，应及时复诊处理。

（1）原因：多因封失活剂时压迫过紧，髓腔压力高或者急性牙髓炎未引流，直接封失活剂引起。

（2）治疗：立即清除暂封物，温生理盐水冲洗窝洞，放置丁香油小棉球，引流1～2d，重新封失活剂。如果患者仍然疼痛严重，可在局麻下拔除根髓，做牙髓摘除术。

2.根尖周炎　治疗后，患牙出现自发性咬合痛，患牙叩痛。

（1）原因：①患者未按时复诊，失活剂继续作用，引起化学性根尖周炎。②病例选择不当。由于判断冠髓病变程度非常困难，有些感染的根髓可能留在根管内，成为感染源。③失活干髓术时，牙髓是有炎症的活髓，经失活后牙髓坏死。干髓剂的药力在尚未杀死细菌固定组织之前，近根部的牙髓分解，其分解的产物可引起慢性根尖周炎。④干髓剂渗透性强，可能作为抗原，引起根尖周组织免疫反应导致慢性根尖炎。

（2）治疗：针对不同原因，采用不同的治疗方法。封失活剂时间长，引起化学性根尖周炎，应立即拔净牙髓，用生理盐水反复冲洗根管，封入碘仿糊剂，2～3周后复诊，行根管治疗术。其他原因引起的根尖周炎，应拔除根髓，做根管治疗术。

3.残髓炎　治疗后，患牙出现冷热刺激痛、自发痛，引起了残髓炎。

（1）原因：①失活不彻底。②干髓剂过稀，置干髓剂后黏固剂垫底，易使干髓剂移位。③放置干髓剂量太少，未盖满根管口。④放置的干髓剂配制时间长，药效降低。

（2）治疗：患牙重新放置失活剂，失活牙髓后再行干髓术或直接行根管治疗术或牙髓塑化治疗术。

4.牙折

（1）原因：①干髓术后牙本质失去来自牙髓的营养，不可能形成修复性牙本质，致使牙脆性明显增加。②干髓术后未降低咬𬌗，加上患者咬过硬食物，从而造成牙折。

（2）治疗：部分冠折根尖无病变，可用充填材料恢复牙体外形后全冠修复。冠折面积大，可保留牙根者，经根管治疗后行核全冠修复或做覆盖义齿。冠折面积大，不可保留牙根者，可拔除患牙。

5.牙周组织坏死　邻面窝洞封闭不严或取出失活剂时未去干净，可导致牙龈乳头及深部组织坏死，重者可见牙龈呈灰白色，牙槽骨坏死，局部牙髓炎。

十一、根尖诱导成形术

当年轻恒牙牙根尚未发育完成，而大部分牙髓已感染、坏死分解，没有办法保留活髓时，应保护牙乳头的活力，使其根尖继续发育完成。因此，这种患牙可采用根尖诱导成形术。

（一）原理

1.控制根管感染和消除根尖周炎，保护和保留未发育完全的、开放的根尖部牙髓和根尖周组织。

2.使用根尖诱导剂,促进根尖的形成和封闭。

(二)适应证

根尖诱导成形术适用于年轻恒牙下列几种情况。

1.由中央尖折断或外伤冠折后,引起的牙髓坏死。

2.因龋病导致的牙髓坏死或坏疽。

3.外伤脱位,再植后的牙髓处理。

(三)治疗方法

同根管治疗的三大步骤:根管预备、根管消毒及根管充填。每一步操作又要注意以下几点。

1.术前准备　术前拍 X 射线片,以便了解牙根发育的长度和根端有无病变及病变的范围。

2.根管预备　去除根管内感染牙髓和坏死组织,依据 X 射线片上根管的长度,控制拔髓针进入的深度,尽量不损伤牙乳头。稍微扩锉根管,冲洗、干燥根管。

3.根管消毒　选择刺激性小的药物放置根管口处。

4.根管充填　只用糊剂充填,可选氢氧化钙糊剂,其诱导根尖形成效果好。

5.定期复查　术后定期复查,待 X 射线片显示牙根发育完善后,再进行常规的根管充填。

十二、根管外科手术

在牙髓病和根尖周病的治疗中,有些患牙仅用根管治疗难以治愈,必须辅助根管外科手术才能使患牙得以保留。临床上将根管治疗术和根管外科手术结合起来治疗牙髓病和根尖周病,扩大了保存患牙的范围,提高了疗效。根管外科手术包括根尖切除术、根尖倒充填术和根尖刮治术三种。

(一)根尖切除术

根尖切除术(apicetomy)是通过刮除根尖周的病变组织,并切除感染的根尖,以促进根尖周病变愈合的一种手术方法。

1.适应证　慢性根尖周炎,经完善的根管治疗或者塑化治疗后,根尖周病变久不愈合或病变扩大的患牙;外伤致牙根尖 1/3 处折断并继发慢性根尖周炎的患牙。

2.术前准备

(1)了解患者的全身健康状况,详细询问病史,排除手术禁忌的全身性疾病。

(2)做好常规的术前检查。

(3)女性须避开月经期。

(4)患牙进行完善的根管治疗并拍 X 射线片,了解患牙牙根的形态、大小、位置、与邻近组织的关系及根管治疗的情况。

(5)进行口腔卫生宣教,治疗牙龈炎和牙周炎。

(6)术前讨论手术方案并向患者进行必要的说明。

(7)术前半小时给予术前用药。

3.手术步骤　如图 3-33 所示。

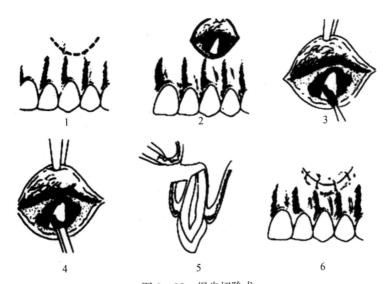

图 3-33　根尖切除术

1.切口位置;2.显露根尖;3.去骨;4.截根;5.切除根尖后;6.缝合

(1)消毒、铺巾:常规消毒、麻醉、铺无菌巾。

(2)切口:在患牙根尖部做弧形切口,切口的设计以能充分显露病变部位为准,切口必须保证龈瓣复位后有足够的血液供应和足够的临近组织,下方应有健康的骨组织支持,切开时应深达骨面,切口整齐,避开牙龈乳头和唇颊系带。

(3)翻瓣、去骨:用骨膜分离器翻起粘骨膜瓣,长期慢性根尖周炎的,根尖可有骨质缺损,容易暴露根尖;如果根尖骨质完整,确定患牙根尖位置,用骨凿除去根尖骨质,暴露根尖。

(4)刮治:显露根尖后,用挖匙彻底刮净根尖周的肉芽组织及病变。

(5)根尖切除:用裂钻或凿切断除去根尖约 2mm,成一个斜向唇侧的断面,并将牙根断面锉磨平滑。为了牙齿的稳固,至少要保留牙根的 2/3。

(6)根管充填:在根尖切除的断面处预备洞形,充填根管。

(7)检查、冲洗及缝合:用温生理盐水将创面彻底清洗干净,粘骨膜瓣复位、缝合。

(8)医嘱:告诉患者应注意事项,术后注意保护创口,不用患侧咀嚼食物,用漱口剂保持口腔卫生等。

(9)拆线:5～7d 拆除缝线。

(二)根尖倒充填术

根尖倒充填术(retrograde filling)是由于根管钙化不通,不能进行常规的根管治疗术,且需要保留患牙,在根尖部开窗后,充填根管末端的治疗技术。此法常与根尖切除术同时进行。

1.适应证　髓腔钙化不通并患有根尖周病变的患牙;牙根发育不全根尖孔呈喇叭口形的患牙;根管治疗器械折断超出根尖孔的患牙。

2.手术步骤

(1)消毒、麻醉、切口、翻瓣、去骨等步骤同根尖切除术。

（2）根尖切除用裂钻或凿切断除去根尖约 2mm，使成一个斜向唇侧的断面。

（3）根尖倒充填用 5 号球钻，从根管末端钻入，向四周扩大，使之形成烧瓶状洞形，冲洗隔湿干燥后，调拌充填材料将窝洞严密充填，充填材料以玻璃离子黏固剂较为理想，因为玻璃离子黏固剂具有良好的边缘封闭性和生物相容性，且凝固后无细胞毒性。

（4）检查、冲洗及缝合伤口。

（三）根尖刮治术

根尖刮治术（periapicai curettage）是将根尖周病变的软组织和坏死组织及感染的牙骨质彻底刮除干净而不切除根尖，可以保证根尖孔的严密封闭。本手术的优点是保留了牙根的长度，牙齿的稳定程度没有受到影响。

1.适应证　广泛的根尖骨质破坏或根尖周囊肿较大的患牙，根管充填超填的患牙。

2.手术步骤

（1）消毒、麻醉、切口、翻瓣、去骨等同根尖切除术。

（2）根尖刮治：显露根尖后，用挖匙彻底刮净根尖周病变的软组织、坏死组织及感染的牙骨质。刮治一定要耐心彻底。

（3）缝合：检查、冲洗及缝合伤口。

第四章　牙周组织病

第一节　概述

牙周组织病(periodontal diseases)是指发生在牙周支持组织(牙龈、牙周膜、牙槽骨和牙骨质)的疾病,包括牙龈病和牙周炎两大类。牙龈病是指仅发生在牙龈组织的疾病,而牙周炎则是累及4种牙周支持组织的炎症性、破坏性疾病。

牙周组织病是人类口腔最常见的疾病之一,为中老年人失牙的主要原因,在世界范围内均有较高的患病率。调查资料显示,儿童和青少年牙龈炎的患病率可达70%～90%,到青春期达高峰;而牙周炎一般从35岁开始发生,随着年龄的增加,其患病率升高,病情逐渐加重,40～50岁时达高峰。随着我国进入老龄化社会,牙周组织病更将成为突出的口腔保健问题。WHO(1989)提出健康人的十大标准之一是"牙齿清洁,无龋齿,不疼痛,牙颜色正常,无出血现象。"要达到此标准,我国还有较大的差距。

现有的研究表明,牙周组织病可以通过有效地控制菌斑进行预防,而且早期治疗效果也较好。因此,口腔医务工作者应以此为目标,运用各种牙周组织病的防治知识对人们进行健康教育,重视早诊断、早治疗,使牙周组织病得到有效的预防和控制。

一、牙周组织的应用解剖生理

(一)牙龈

牙龈(gingiva)是指覆盖于牙槽突表面和牙颈部周围的口腔黏膜上皮及其下方的结缔组织。它由游离龈、附着龈和龈乳头三部分组成(图4-1)。

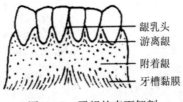

图 4-1　牙龈的表面解剖

1. 游离龈(free gingiva)　又称边缘龈,呈粉红色,菲薄而紧贴牙面,呈领圈状包绕牙颈部。游离龈与牙面之间的间隙,称为龈沟。健康牙龈龈沟的组织学深度平均为1.8mm,正常探诊深度不超过3mm。

2.附着龈(attached gingiva)　与游离龈相连续,在牙龈表面以一条微向牙面凹陷的龈沟与游离龈为分界,由于均为角化上皮,有时将附着龈和游离龈合称角化龈。附着龈缺乏黏膜下层,固有层直接紧附于牙槽骨表面骨膜上,血管少,因此呈粉红色,坚韧,不能移动。此外,附着龈表面还有橘皮样的点状凹陷,称为点彩,在牙龈表面干燥时较明显易见。点彩的多少因人、因部位而异,唇颊面多于舌面,部分人可以没有点彩。牙龈炎症时,点彩消失;牙龈恢复健康时,点彩又可重新出现。

附着龈的根方为牙槽黏膜,两者之间有明显的界限,称膜龈联合。膜龈联合的位置在人的一生中基本是恒定的。牙槽黏膜的上皮无角化,上皮薄,无钉突,其下方的结缔组织较为疏松,且血管丰富,因而牙槽黏膜颜色深红,移动度大。牵动唇、颊并观察黏膜的移动度,即可确定膜龈联合的位置,从而测量从膜龈联合至正常龈沟底的距离,即附着龈的宽度。

3.龈乳头(gingival papilla)　又称牙间乳头,呈锥形,充满相邻两牙接触区根方的楔状隙。每个牙的颊、舌侧乳头在邻面接触区下方汇合处略凹下,称龈谷。该处上皮无角化、无钉突,对局部刺激物的抵抗力较低,牙周组织病极易发生于此处(图4—2)。

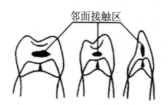

图4—2　龈谷与牙形态的关系

牙龈组织是由上皮和结缔组织构成,无黏膜下层。牙龈结缔组织中含丰富的胶原纤维,向各方向排列成束。根据胶原纤维的排列,牙龈的纤维分龈牙纤维(dentogingival fibers, DGF)、牙骨膜纤维(dentoperiosteal fibers, DPF)、环行纤维(circular fiders, CF)和越隔纤维(transseptal fiders, TF)四组(图4—3)。

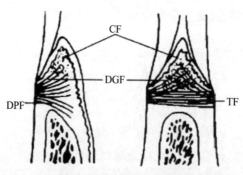

图4—3　牙龈纤维示意图

（二）牙周膜

牙周膜，又称牙周韧带（periodontal ligament），是围绕牙根并连接牙根和牙槽骨的致密结缔组织。

牙周膜由许多成束状的胶原纤维构成。这些胶原纤维一端埋入牙骨质，另一端埋入牙槽骨，将牙齿悬吊、固定于牙槽窝内。根据牙周膜纤维位置和排列方向分为五组（图4—4）。

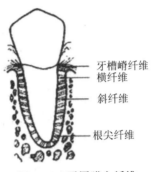

牙槽嵴纤维
横纤维
斜纤维

根尖纤维

图4—4　牙周膜主纤维

1. 牙槽嵴纤维（alveolar crest fiber）　起自结合上皮根方的牙骨质，斜行进入牙槽嵴，其功能是将牙向牙槽窝内牵引，并对抗侧方殆力。

2. 横纤维（horizontal fibers）　又称水平纤维，位于牙槽嵴纤维的根方，呈水平方向环绕整个牙齿、一端埋入牙骨质，另一端埋入牙槽骨中。其功能是对抗侧方殆力，防止牙齿侧方移位。

3. 斜纤维（oblique fibers）　是牙周膜中数量最多、力量最强的一组纤维。它起于牙骨质，斜行向冠方进入牙槽嵴。其功能是承受咀嚼力，并将该力转变为牵引力，均匀地传递到牙槽骨上。

4. 根尖纤维（apical fibers）　位于根尖区，自牙骨质呈放射状进入牙槽窝底部。其功能是固定根尖，保护进出根尖孔的血管和神经。

5. 根间纤维（interxadicular fibers）　此纤维仅存在于多根牙的各根之间，起自多根牙的牙根间隔，呈放射状止于根分叉处的牙骨质，防止多根牙向冠方移动。

牙周膜的宽度（厚度）随年龄和功能状态而异，一般为0.15～0.38mm。以牙根中部支点附近最窄，牙槽嵴顶和根尖孔附近较宽。

牙周膜中有四大类细胞：结缔组织细胞，Malassez上皮剩余细胞，防御细胞（巨噬细胞、肥大细胞和嗜酸性粒细胞）及与神经、血管相关的细胞。

（三）牙骨质

牙骨质（cementum）覆盖于牙根表面，硬度与骨相似。其中含45%～50%的无机物，50%～55%的有机物和水。虽然牙骨质是牙体组织的一部分，但它参与了稳固牙齿于牙槽窝内、承受和传递殆力的生理功能，还参与了牙周组织病变的发生和修复。牙骨质的新生来源于牙周膜，故也将其视为牙周组织的一部分。

牙骨质近牙颈部最薄，向根尖方向逐渐增厚。牙颈部的牙釉质与牙骨质交界处即釉牙骨质界，其有三种形式（图4—5）：60%～65%为牙骨质覆盖牙釉质；约30%为二者端端相接；

5%～10%为二者互不相接，其间牙本质暴露。牙釉质和牙骨质不相接，当牙龈退缩而牙颈部暴露后，易发生牙本质过敏。

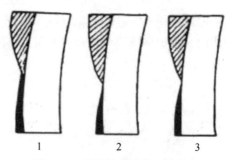

图4-5　釉牙骨质界的三种形式

1.牙骨质覆盖牙釉质；2.牙骨质和釉质端端相接；3.牙骨质和釉质不相接

牙骨质在一生中不断形成、增厚，主要在根尖区和根分叉区，以代偿牙的殆面磨耗和继续萌出。它的新生有赖于牙周膜中的细胞分化出成牙骨质细胞，在原有的牙根表面成层地沉积，形成新的牙骨质。同时新形成的牙周膜纤维也埋入新牙骨质中，重新在新形成的牙骨质中建立功能性关系。牙骨质新生在活髓牙和死髓牙上均可发生，在牙周炎病变的愈合过程中，这种生理功能是形成牙周新附着所必需的。

（四）牙槽骨

牙槽骨（alveolar bone）也称牙槽突，是上下颌骨包围和支持牙根的部分，其中容纳牙根的窝称牙槽窝。牙槽窝的内壁称固有牙槽骨，又称筛状板，是一层多孔的骨组织。牙槽骨的主要功能是支持牙齿，使之固定于牙槽窝内，行使咬合功能。牙槽骨内壁在X射线片上呈围绕牙根的致密白线，又称硬骨板。硬骨板是检查牙周组织的重要标志，当牙槽骨因炎症或殆创伤出现吸收时，硬骨板模糊、中断或消失。

牙槽窝在冠方的游离端称牙槽嵴，两牙之间的牙槽突称牙槽间隔。牙槽骨的冠方，即邻近牙颈部处称牙槽嵴顶。一般认为牙槽嵴顶和釉牙骨质界的距离＜2mm均为正常。

牙槽骨是全身骨骼系统中代谢和改建最活跃的部分，牙槽骨的改建影响着其高度、外形和密度。牙和牙槽骨承受殆力，在受压侧牙槽骨发生吸收，在受牵引侧有骨新生。生理范围内的殆力使吸收和新生保持平衡，牙槽骨的形态和高度保持相对稳定。

（五）牙周组织的血液供应及神经支配

牙周组织的血供非常丰富。牙龈有多重血供，分别来源于牙槽间隔的血管、牙槽骨骨膜表面的血管以及牙周膜的血管。牙周膜内丰富的神经纤维多与血管伴行。牙周膜通过三叉神经传递触、压、痛、温觉，感受和判断加于牙体的压力大小、位置和方向。故当牙周膜发生急性炎症或临床叩诊检查时，患者能确定患牙的位置。

二、牙周组织病的流行病学

（一）牙周组织病的流行情况

牙周组织病是人类最古老、最普遍的疾病之一。在世界各地原始人的颅骨上均可见到牙槽骨吸收以及牙缺失。1982—1984 年,我国对 29 个省、直辖市、自治区的 7、9、12、15、17 岁五个年龄组的 131340 名中小学生进行了牙周组织病流行病学的抽样调查。结果表明:五个年龄组中牙龈炎患病率为 66.80%,其中 15 岁年龄组为 80.46%,牙周炎的患病率为 0.87%。1995—1997 年,第二次全国口腔健康流行病学调查结果表明:牙龈探诊出血阳性率随年龄增长而减少,牙周炎的患病率随年龄增加而增高。2005—2007 年,第三次全国口腔健康流行病学调查显示:牙龈出血检出率以 35～44 岁年龄组最高,达 77.3%;牙周探诊深度和牙周附着丧失随年龄的增加而增加。

牙龈炎在儿童和青少年中较普遍,患病率为 70%～90%。青春期后,牙龈炎的患病率随年龄的增长而缓慢下降。牙周炎主要发生在成年以后,随着年龄增长,牙周炎的患病率逐渐增高,35 岁以后患病率明显增高,50～60 岁时患病率达高峰,以后则有所下降。

(二)牙周组织病的危险因素

1.口腔卫生情况　牙菌斑、牙石量与牙周组织病有极其明显的正相关关系。

2.年龄　老年人的牙周附着丧失重于年轻人,单纯的牙龈炎多见于年轻人和儿童。

3.性别　牙周组织病的患病率和严重程度均为男高于女。

4.种族　青少年牙周炎有较明显的种族倾向,黑种人患病率较高。

5.社会经济状况　高收入和受教育程度高者患病率较低。

6.其他　吸烟者的病情重。某些全身性疾病如糖尿病患者易患牙周组织病。某些微生物,如牙龈卟啉单胞菌、伴放线放线杆菌、福赛坦菌、中间普氏菌的感染等,也易致牙周组织病。过去有牙周炎的病史,且不能定期接受治疗者;某些基因背景,如白细胞介素－1 基因多态性等,也是导致牙周组织病的因素。

(三)好发部位

牙周组织病的病损具有部位特异性,同一患者的口腔内,各个牙的患病率是不一样的,一个牙的各个牙面罹患率也不一致。各牙患病频率的顺序:最易受累的为下颌切牙和上颌磨牙,其次是下颌磨牙、尖牙和上颌切牙、前磨牙,最少受累的为上颌尖牙和下颌前磨牙。

(四)牙周组织病和龋病的关系

龋病和牙周组织病虽然都以牙菌斑为共同病因,但其菌斑中细菌组成却不同,发病机制和临床表现也迥异。关于牙周组织病和龋病发生之间的关系尚无定论,临床上常发现有些患牙周炎的人,少有龋齿或不发生龋。

第二节　牙周组织病的分类

一、1999 年前分类的原则

以往人们对牙周组织病的分类方法可归纳为以下几类。

(一)按病因分类

如细菌感染性、功能性、创伤性、药物性、特发性等。

(二)按病理分类

如炎症、退行性变、萎缩、创伤、增生等。

(三)按临床表现分类

如急性、慢性、快速进展性;单纯性、复合性、复杂性;局限型、弥漫型等。

也有些学者将病因与临床表现结合,或将病因与病理结合等。

二、1999年后新分类的简介

1999年,在美国牙周组织病学会组织召开的牙周组织病分类法国际研讨会上,各国专家根据最新资料和概念达成共识,提出新的分类法并对某些疾病/状况的定义及说明进行了补充。下面重点介绍该研讨会提出的牙周组织病新分类。

(一)新分类法

新分类法与1989分类法相比,主要变动如下。

1.增加了牙龈病的分类,分为菌斑性牙龈病和非菌斑性牙龈病两大类。

2.用慢性牙周炎取代成人牙周炎。

3.用侵袭性牙周炎取代早发性牙周炎和快速进展性牙周炎。

4.顽固性牙周炎因缺乏明确的定义,它难以与因治疗不彻底而未能控制病情者,或治疗后又复发的病例区分,故不能算独立疾病。

5.将坏死溃疡性牙龈炎与坏死溃疡性牙周炎合并,称坏死性牙周组织病。此改动是因为目前的医学资料尚不能确定两者为同一疾病的不同阶段,或是两种疾病。

6.将牙周脓肿、牙周-牙髓联合病变、软硬组织的先天或后天形态异常等单独列出。

(二)1999年新分类法的大纲

1.牙龈病(gingival disease)

(1)菌斑性牙龈病。

(2)非菌斑性牙龈病。

2.慢性牙周炎(chronic periodontitis)

(1)局限型。

(2)广泛型。

3.侵袭性牙周炎(aggressive periodontitis)

(1)局限型。

(2)广泛型。

4.反映全身疾病的牙周炎(periodontitis as a manifestation of systemic diseases)

(1)血液疾病。

(2)遗传性疾病。

5.坏死性牙周组织病(necrotizing periodontal diseases)

6.牙周脓肿(abscesses of the periodontium)

7.伴牙髓病变的牙周炎(periodontitis associated with endodontic lesions)

8.发育性或后天性(获得性)异常性牙周组织病(developmental or acquired deformities and conditions)

第三节 牙周组织病的病因学

牙周组织病的病因复杂,由多种因素协同作用所致。一般分局部因素和全身因素两方面。局部因素指存在于口腔环境中的各种刺激因素,是引起牙周组织病的主要因素。在局部因素中,菌斑微生物及其产物是牙周组织病的最主要病因,是引起牙周组织病的始动因子;口腔卫生不良、牙石、食物嵌塞、创伤性殆等,能促进菌斑的积聚,增强细菌毒力,造成牙周组织损伤,为局部促进因子。全身因素指人体的全身健康状况和对局部刺激因素的免疫反应和防御能力。一些全身疾病与牙周组织病关系密切,如内分泌失调、免疫缺陷、营养不良等,可导致机体抵抗力降低,牙周组织感染的机会增加,从而促进牙周组织病的发生和发展,将其称为全身促进因子。局部因素和全身因素之间紧密联系,互相影响、互相制约。Pge 和 Kormnman 归纳提出的牙周炎致病因子的相互作用如图 4—6 所示。

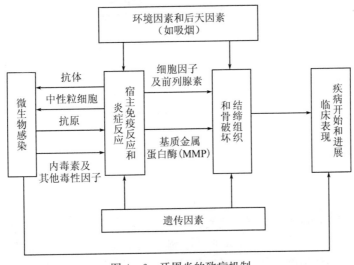

图 4—6 牙周炎的致病机制

一、局部因素

（一）细菌

口腔内温度、湿度和营养均适合细菌的生长,是细菌生长的最佳场所。在健康的牙龈沟内细菌少,菌斑内主要是革兰氏阳性球菌和杆菌;牙龈炎时,革兰氏阴性菌数量有所增高;慢性牙周炎时,主要是革兰氏阴性厌氧杆菌、丝状菌及螺旋体等;侵袭性牙周炎时,主要为伴放线放线杆菌。可见,从健康牙龈到牙龈炎、再到慢性牙周炎,菌斑内细菌的变化规律是:从革兰氏阳性球菌、需氧菌为主,到革兰氏阴性杆菌、厌氧菌为主。

目前认为与牙周组织病有关的致病菌主要是:伴放线杆菌、牙龈卟啉单胞菌、福赛坦菌、具核梭杆菌、中间普氏菌、黏放线菌和齿垢密螺旋体等七种。各种牙周组织病患牙菌斑内细菌的数量、组成和比例均会发生变化,细菌数量可高于健康部位10~20倍。

（二）牙菌斑

牙菌斑是一种细菌性生物膜,由基质包裹互相黏附,黏附于牙面、牙间及修复体表面的软而未矿化的细菌性群体,不能被水冲去或漱掉。

根据牙菌斑形成部位,可分为龈上菌斑和龈下菌斑。

1.龈上菌斑（supragingival plaque）　指位于龈缘以上的牙菌斑,主要分布在窝沟、裂隙、邻接面、龋洞表面等部位。革兰氏阳性需氧菌及兼性厌氧菌占优势,与龋病的发生、龈上牙石的形成有关。龈缘附近的龈上菌斑还会危害牙周组织。

2.龈下菌斑（subgingival plaque）　指位于龈缘以下的牙菌斑,分布在龈沟或牙周袋内,可分为附着性龈下菌斑和非附着性龈下菌斑（图4-7）。

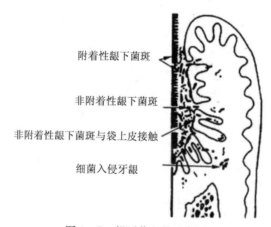

附着性龈下菌斑

非附着性龈下菌斑

非附着性龈下菌斑与袋上皮接触

细菌入侵牙龈

图4-7　龈下菌斑的示意图

（1）附着性龈下菌斑:指龈缘以下附着于牙根面的龈下菌斑,它由龈上菌斑延伸到牙周袋内。健康的牙龈因龈沟较浅,龈下菌斑少,当牙龈有炎症使龈沟加深或形成牙周袋后,龈下菌斑随之增加。这种菌斑中微生物以革兰氏阳性球菌、杆菌及丝状菌为主,它与龈下牙石形成、根面龋、根面吸收及牙周组织病有关。

（2）非附着性龈下菌斑（unattached subgingival plaque）:指龈缘以下位于附着性龈下菌斑的表面或直接与龈沟上皮、袋内上皮接触的龈下菌斑,为结构较松散的菌群,主要为革兰氏阴性厌氧菌及能动菌和螺旋体。其与牙周炎的发生和发展密切相关,在牙周炎快速发展时,非附着性龈下菌斑明显增多,毒力增强,与牙槽骨的快速破坏有关,被认为是牙周炎的"进展前沿"。

3.牙菌斑的致病机制

（1）直接作用:与牙周组织病相关的微生物主要为革兰氏阴性兼性厌氧菌和专性厌氧菌。微生物的直接致病作用主要包括以下几方面。

①牙周定植、存活和繁殖:牙周致病菌须先选择性地黏附、定植于适当的宿主部位,如牙

齿、牙周组织和已附着的菌斑团块表面,并在营养环境中生长繁殖,才能引起宿主组织破坏。

②入侵宿主组织:细菌能侵入牙周组织,是牙周炎的一个重要致病机制。在牙龈炎、慢性牙周炎及侵袭性牙周炎等的牙周组织中发现入侵的细菌,包括球菌、短杆菌、梭杆菌、螺旋体和真菌等。

③抑制或逃避宿主防御功能。

④损害宿主牙周组织:细菌表面的抗原成分、各种酶、毒素及代谢产物,可直接破坏牙周组织,或引起牙周组织局部的免疫和炎症反应,造成组织损伤。

(2)间接作用:宿主的免疫炎症反应在牙周组织病进展中的作用已得到充分认定,牙周组织病的大多数损害不是感染微生物直接引起的,而是宿主对感染微生物及其毒性产物的应答间接引起的。一般而言,宿主的炎症免疫反应是保护性的,可防止局部感染的发展,但是宿主组织的局部变化和破坏也会造成牙周组织的免疫病理性损害。

(三)牙垢和牙石

1. 牙垢(dental debris) 是牙面上软而黏的沉积物,呈白或黄色,由食物碎屑、口腔脱落上皮细胞、白细胞、微生物、唾液蛋白和脂类混合而成。一般沉积在牙冠的龈 1/3 区和不易清洁的区域,肉眼可见,较松软,可通过刷牙、剔牙等机械方法去除。牙垢中的微生物及其代谢产物可以刺激牙龈,引起牙龈炎症、出血、口臭等。

2. 牙石(dental calculus) 指沉积于牙面或修复体表面的已钙化或正在钙化的菌斑及牙垢。牙石形成后不能用刷牙方法去除。根据沉积的部位,以龈缘为界,将牙石分为龈上牙石和龈下牙石两种。

(1)龈上牙石:指沉积在龈缘以上的牙面上,肉眼可直接看到的牙石,呈黄或白色,也可因烟、茶、食物等着色而呈深色。其矿物质主要来自于唾液,一般体积较大,尤其是在唾液腺导管开口相应处的牙面上沉积更多,如上颌第一磨牙颊面和下颌前牙的舌面。

(2)龈下牙石:指沉积在龈缘以下的牙面上,肉眼看不到,需探针才能查到的牙石,有时在X射线片也能看到。龈下牙石呈褐色或黑色,较龈上牙石体积小而硬,能更牢固地附着于牙面。其矿物质主要来自于龈沟液和血液。

3. 牙石的形成 包括三个基本步骤,即获得性薄膜的形成、菌斑成熟和矿物化,前两个步骤实际上是菌斑的形成过程。牙石形成的速度因人而异,这与机体代谢、唾液成分、龈沟液成分、菌斑量、食物性质等有关。此外,牙石形成还与牙齿排列不齐、牙面或修复牙表面粗糙、口腔卫生差等有关。

4. 牙石的成分 牙石中含 $70\%\sim80\%$ 无机盐,主要成分为钙、磷,主要以羟磷灰石等结晶形式存在,其余为有机物和水。有机成分为蛋白质和糖类,脂肪甚少。龈上牙石和龈下牙石的化学成分类似。

5. 致病作用 牙石与牙周组织病的关系非常密切。流行病学研究表明:牙石量与牙周炎的发生呈正相关。牙石也是牙龈出血、牙周袋加深、牙槽骨吸收和牙周组织病发展的一个主要因素。因此,去除牙石是牙周组织病治疗的基本原则。

(四)𬌗创伤

不正常的𬌗接触关系或过大的𬌗力,造成咀嚼系统各部位的病理性损害或适应性变化,称为殆创伤(trauma occlusion)。凡能造成牙周创伤的殆关系称为创伤性殆。如咬合时牙齿的过早接触、过高的修复体、牙尖干扰、夜磨牙等,正畸治疗时加力不当也可造成牙周创伤。

从殆力与牙周组织两方面考虑,殆创伤又可分为如下几种。

1.原发性殆创伤　异常的殆力作用于牙周组织。

2.继发性殆创伤　殆力作用于病变的牙周组织,或虽经治疗但支持力已减少的牙齿。由于支持组织的减少,对原来可以耐受的咬合力已变成超负荷,超过了剩余牙周组织所能耐受的程度,因而导致继发性殆创伤。

3.原发性和继发性殆创伤并存　临床上原发性和继发性殆创伤多共同存在,二者常难以区分。

目前关于殆创伤对牙周组织作用的认识如下。①单纯、短期的殆创伤不会引起牙周袋,也不会引起或加重牙龈的炎症。②殆创伤会增加牙的动度,但动度增加不一定是诊断殆创伤的唯一指征,因为牙周膜增宽或牙松动可能是以往殆创伤的结果。③长期的殆创伤伴随严重的牙周炎或明显的局部刺激因素,会加重牙周袋和牙槽骨吸收,这种加重作用的真正机制尚不明了。④自限性牙松动在没有牙龈炎症的情况下,不造成牙周组织的破坏。在牙周炎的治疗中,应将消除炎症放在首位,在正畸治疗前必须先治疗已有的牙龈炎症。

(五)食物嵌塞

在咀嚼过程中,食物被咬合压力楔入相邻牙的牙间隙内,称为食物嵌塞(food impaction)。食物嵌塞是导致局部牙周组织炎症和破坏的常见原因之一。嵌塞物的机械作用和细菌的定植,除引起牙周组织的炎症外,还可引起牙龈退缩、龈乳头炎、邻面龋、牙槽骨吸收和口臭等。根据食物嵌塞的方式,分为两大类:垂直型食物嵌塞和水平型食物嵌塞食物。

1.垂直型食物嵌塞　食物从殆面垂直方向嵌入牙间隙内,由于食物嵌入较紧,不易剔除。垂直型食物嵌塞的原因有以下几种。

(1)两邻牙失去正常接触关系:其原因有:①邻面龋破坏了接触区和边缘嵴。②充填体或全冠等修复体未恢复接触区。③牙错位或扭转等,使接触区的大小和位置异常。④缺失牙未及时修复,邻牙向缺牙间隙倾斜,使相邻牙失去接触。⑤牙周组织病致牙松动,接触不佳。

(2)来自对颌牙的楔力或异常的殆力(见图4-8):①牙形态异常,某个牙尖过高或位置异常,致使对颌牙接触点发生瞬间分离,能将食物挤入牙间隙的楔形牙尖,称为充填式牙尖。②不均匀的磨耗所形成的尖锐牙尖或边缘嵴可将食物压入对颌两牙之间。③不均匀的磨耗或牙齿倾斜,使相邻两牙的边缘嵴高度不一致而引起食物嵌塞。

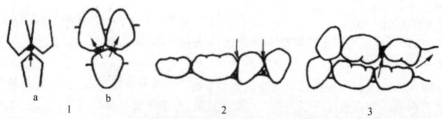

图4-8　垂直性嵌塞来自对颌牙的楔力或异常殆力
1.充填式牙尖:a.调磨前;b.调磨后;2.邻牙边缘嵴高度不一致;3.咬合力时的水平推力

(3)邻面和𬌗面的磨损使食物外溢道消失,致使食物挤入牙间隙。

2.水平型食物嵌塞　牙周炎患者的牙间乳头退缩或支持组织高度降低,使龈外展隙增大。进食时,唇、颊和舌的运动可将食物压入牙间隙,造成水平型食物嵌塞(图4-9)。

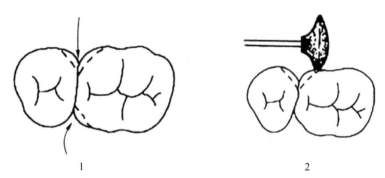

图4-9　外展隙增大,引起食物嵌塞
1.调磨前;2.调磨后

(六)其他因素

1.解剖因素　根分叉、根面凹陷、颈部釉突、釉珠、腭侧沟、牙根形态、冠根比例、骨开裂或骨开窗、牙龈和牙槽黏膜的宽度和形态等发育异常或解剖缺陷,常成为牙周疾病发生的有利条件,或加快牙周组织病的进程。

2.牙位异常、拥挤和错𬌗畸形　牙齿的错位、扭转、过长或萌出不足等,均可使相邻牙接触点位置改变,利于菌斑堆积、食物嵌塞和咬合创伤,促使牙周炎发生或加重。

3.不良习惯　口呼吸、吐舌习惯、牙刷创伤、咬唇(颊)、吮指、咬指甲或咬铅笔、夜磨牙或紧咬牙等,均可对唇、颊、牙周膜及骨、牙体及𬌗关系造成一定影响。

4.不良修复体　充填体悬突、修复体外形未恢复或恢复不当,如金属冠边缘过长或不贴合,修复邻、𬌗面外展隙过小,活动义齿和矫治器的基托、卡环设计或制作不当,正畸治疗力过大等,均可直接损伤牙龈,导致菌斑和牙石的堆积,引起牙周组织的病变。

5.牙面着色　牙面色素通常与食物、化学物质、烟草及色素细菌有关。大而厚的色斑沉积物能提供菌斑积聚和刺激牙龈的粗糙表面,继而造成牙周组织炎症。

二、全身因素

研究结果表明,没有任何一种全身疾病会单独引起牙周组织病。但全身因素作为牙周组织病的危险因素,可降低或改变牙周组织对外来致病因素的抵抗力,增进宿主对细菌及其产物致病的易感性,促进牙周组织病的发生和发展。牙周组织病的发生与以下全身因素关系密切。

(一)遗传因素

单纯遗传因素不会引起牙周疾病,但某些遗传因素可增加宿主对牙周组织病的易感性,能影响和改变宿主对微生物的反应,可能是侵袭性牙周炎或重度牙周炎发病的主要决定因素之一。掌跖角化综合征,其牙周组织的严重破坏可能与中性粒细胞的趋化功能抑制有关。

Down 综合征,其牙周破坏可能与细胞介导和体液免疫缺陷以及吞噬系统缺陷有关。

（二）内分泌因素

内分泌功能紊乱对牙周组织病发生和发展的影响至关重要。牙龈是一些性激素的靶器官,性激素及其代谢物存在于牙龈组织中,炎症时其浓度增加。青春期牙龈炎、妊娠期牙龈炎及服用激素类避孕药时,菌斑指数不增加,但牙龈炎症的发生率和严重性却增加了。其原因可能与血液和龈沟液中激素浓度增高有利于菌斑内的中间普氏菌繁殖有关。此外,内分泌功能紊乱时,牙周临床指数如牙龈探诊深度、出血指数和龈沟液量均增加。

（三）系统病

1.糖尿病　　是目前公认的牙周组织病的危险因素之一。糖尿病引起牙周组织病的病理机制可能是白细胞趋化和吞噬功能缺陷、血管基底膜的改变、胶原合成减少、骨基质形成减少以及免疫调节能力下降等,这些因素使患者的抗感染能力下降、伤口愈合障碍,易使原有的牙周组织病加重,牙龈出血、肿胀,反复出现牙周龈肿和牙齿松动。据报道,在菌斑计分相同的情况下,糖尿病患儿较无糖尿病儿童的牙龈炎症要重。

2.艾滋病　　是人类免疫缺陷病毒(HIV)感染所致。由于患者全身免疫功能的低下,容易发生口腔内的机会性感染。HIV 感染或艾滋病患者发生的牙周感染性病损包括线形龈红斑、坏死性溃疡性牙龈炎和牙周炎。发生在 HIV 阳性患者的慢性牙周炎进程要比未感染者快。

3.血液病　　白血病、再生障碍性贫血等都可使机体抗感染能力降低,易患牙周组织疾病。

4.骨质疏松症　　骨质疏松症的特点是骨量的减少和骨组织的微细结构受损,使骨的脆性增加,易发生骨折。

（四）其他因素

1.吸烟　　吸烟是牙周组织病尤其是重度牙周炎的高危因素,吸烟者较非吸烟者牙周炎的患病率高、病情重,失牙率和无牙率均高。吸烟增加了附着丧失和骨丧失的危险性,使牙周组织的破坏加重,因而吸烟状况可作为评估个体牙周危险因素的一个重要指标。

2.精神压力　　精神压力增加了激素及免疫介质的释放,从而影响宿主防御系统的功能。精神压力与附着丧失和牙槽骨破坏的关系最明显,是慢性牙周炎的明显危险指征。

3.药物因素　　主要由长期服用某些药物,如抗癫痫药、免疫抑制剂和钙拮抗剂等引起,服药者易发生牙龈纤维性增生。

此外,老龄、种族、男性、饮酒、有牙周炎既往史、口腔卫生不良、牙科保健条件不够等均是牙周组织病的危险因素。

第四节　牙周组织病的主要临床症状和临床病理

牙周组织病是细菌感染性疾病,菌斑微生物及其产物长期作用于牙龈,引起机体的免疫应答反应,首先导致牙龈的炎症反应。炎症扩延到深部牙周组织,引起牙龈及牙周膜胶原纤维溶解破坏,以及牙槽骨吸收,导致牙周袋的形成,此时即为牙周炎。牙龈炎为牙周炎的前期阶段,但并非所有牙龈炎均会发展成牙周炎。两者在牙龈组织中的病理和临床表现十分相似,均为慢性非特异性炎症,只是炎症的范围和程度有所不同。牙周组织病的主要病理变化有牙龈的炎症和出血、牙周袋形成、牙槽骨吸收、牙松动和移位等。

一、牙龈的炎症和出血

(一)临床病理

牙龈炎症的病理变化是与牙颈缘及龈沟内牙菌斑中的微生物相联系的。这些微生物及其毒性产物长期作用于牙龈,一方面直接破坏牙周组织的上皮和结缔组织,另一方面又可刺激局部免疫系统,引起免疫应答反应,导致牙龈的炎症反应。根据牙龈炎的发生、发展过程将其分为4期,但它们之间并无明显界限,而是移行过程(图4—10)。

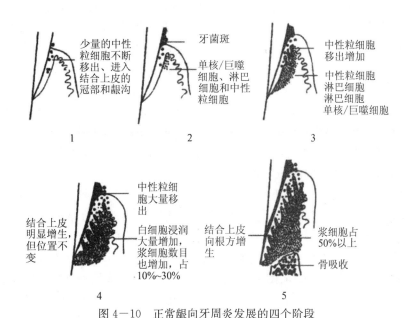

图4—10 正常龈向牙周炎发展的四个阶段

1.正常龈;2.初期龈炎病损;3.早期龈炎病损;4.确立期龈炎病损;5.晚期病损(牙周炎)

1.**初期病损** 指龈炎的初期,此期一般发生在菌斑堆积后2~4d。临床上无明显症状,仅表现为龈沟液增多。病理上有轻度急性渗出性炎症及免疫反应。组织学可见结合上皮在龈沟上皮下方的结缔组织内毛细血管扩张、充血,组织水肿,浆液渗出,形成龈沟液。中性粒细胞在血管壁黏附,白细胞穿过结缔组织到达结合上皮和龈沟内积聚。此期的炎症细胞浸润区约占结缔组织的5%。

2.**早期病损** 指龈炎的早期,在菌斑堆积后4~7d。临床上可观察的炎症表现,牙龈发红,探诊出血。组织学可见血管扩张、数目增多,淋巴细胞和中性粒细胞是此期的主要浸润细胞,浆细胞很少见。炎细胞浸润约占结缔组织体积的15%,同时,浸润区的胶原纤维破坏达70%。结合上皮和沟内上皮的基底细胞增生,出现上皮钉突,反映机体加强了对菌斑的防御屏障。

3.**确立期损害** 指龈炎已确实发生,在菌斑堆积后2~4周可形成,临床上已有明显的炎症和水肿,牙龈色暗红,龈沟加深,牙龈不再与牙面紧贴。此期可视为慢性炎症病损。

在典型的确立期病损中,大量的浆细胞主要位于近冠方的结缔组织中,随着炎症不断扩展至结缔组织深处及根方的血管周围和胶原纤维束之间,胶原纤维破坏明显,甚至消失,沟内上皮和结合上皮继续增殖,形成上皮钉突,但上皮附着的位置不变。沟内上皮有大量白细胞浸润,中性粒细胞穿过上皮向龈沟移出,并可能出现暂时的溃疡。

病损确立期可能有两种转归:一种是病情稳定长达数月或数年;另一种则发展为活动期,称为进行性破坏性病损。

(二)临床表现

1.牙龈出血　牙龈炎症的临床最初表现是龈沟液量的增多和龈沟探诊出血。探诊后牙龈出血常为牙周组织病患者的主诉症状,多在刷牙或咬硬食物时发生,偶也可有自发出血,它是诊断牙龈有无炎症的重要指标之一,对判断牙周炎的活动性也有很重要的意义。

2.牙龈颜色变化　色泽变化是牙龈炎和牙周炎的重要临床体征之一。正常牙龈呈粉红色,患牙龈炎时游离龈和龈乳头呈鲜红或暗红色,重症龈炎和牙周炎患者的炎症充血范围可波及附着龈,当血管减少、纤维增生或上皮角化增加时,牙龈颜色变浅或苍白。

3.牙龈外形改变　正常的龈缘菲薄而紧贴牙面,附着龈有点彩。牙龈有炎症时组织肿胀,使龈缘变厚,牙间乳头圆钝,与牙面不再紧贴,点彩可因组织水肿而消失,表面光亮。也有的正常牙龈根本无点彩,故不能单以点彩的有无,判断牙龈有无炎症。在以炎症和渗出为主要病变者,牙龈松软肥大,表面光亮,龈缘有时糜烂渗出;在以纤维增殖为主的病例,牙龈坚韧肥大,有时可呈结节状并盖过部分牙面。

4.牙龈质地改变　由于结缔组织内炎症浸润及胶原纤维消失,原来质地致密坚韧的牙龈变得软,脆弱,缺乏弹性。有些慢性炎症,牙龈上皮增生变厚,胶原纤维增生,使牙龈表面看来坚硬肥厚,而龈沟和牙周袋的内侧壁仍有炎症,探诊仍有出血。

5.探诊深度及附着水平　健康牙龈的龈沟深度不超过3mm。当牙龈炎时,由于牙龈肿胀或增生,龈沟探诊可超过3mm(图4-11),但此时结合上皮仅开始向根方增殖,尚未与牙面分离形成牙周袋。也就是说,上皮附着水平仍位于正常的釉牙骨质界处,没有发生结缔组织附着的降低,故又称为龈袋或假牙周袋,这是区别牙龈炎和牙周炎的一个重要标志。当有牙周袋形成时,探诊深度大于3mm,袋底位于釉牙骨质界根方的牙面上,也就是说发生了附着丧失。附着丧失是牙周支持组织破坏的结果(图4-12)。

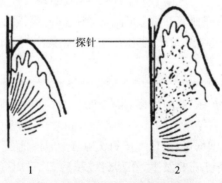

图4-11　探针深度与炎症的关系

1.健康牙龈;2.炎症牙龈

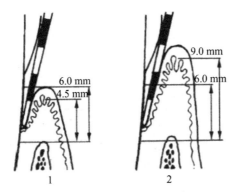

图 4-12　探针深度和附着水平

1.牙龈退缩,探针深度 4.5mm,附着丧失 6.0mm;2.牙龈增生,探针深度 9.0mm,附着丧失 6.0mm

6.龈沟液　龈沟液渗出增多是牙龈炎症的重要指征之一,因此测量龈沟液的量可作为炎症程度的一个较敏感的客观指标。

除以上各种表现外,龈缘还可有糜烂或肉芽增生,龈沟或牙周袋也可溢脓。

二、牙周袋形成

牙周袋是病理性加深的龈沟,是牙周炎最重要的病理改变之一,也是诊断牙周炎的重要依据。当患牙龈炎时,龈沟的加深是由于牙龈的肿胀或增生使龈缘位置向牙冠方向移动,而结合上皮的位置并未向根方迁移所致,此为假性牙周袋,或称龈袋。而患牙周炎时,结合上皮向根方增殖,其冠方部分与牙面分离形成牙周袋,即为真性牙周袋。

牙周袋的加深及牙龈炎症肿胀的加剧,更利于牙菌斑的堆积和滞留,使炎症进一步加重,牙周袋进一步加深,进而形成一个进行性破坏的恶性循环。

(一)牙周袋的病理

1.软组织壁　牙周袋一旦形成,袋上皮是细菌生物膜和结缔组织之间的唯一屏障。牙周袋的内壁上皮显著增生,上皮钉突呈网状伸入结缔组织内并向根方延伸。这些上皮突起及内壁上皮水肿、变性,部分糜烂或形成溃疡。袋底的结合上皮不规则地向根方及结缔组织内增殖,细胞间隙增宽,炎细胞浸润,深层为血管丰富的炎性肉芽组织。

牙周袋是慢性炎症病损,牙周袋软组织壁的状况是组织被破坏和修复相互作用的结果(表 4-1)。

表 4-1　牙周袋的临床表现与组织病理学改变

临床表现	组织病理学改变
1.牙龈呈暗红色	1.慢性炎症期,局部血循环阻碍
2.牙龈质地松软	2.结缔组织和血管周围的胶原纤维破坏
3.牙龈表面光亮,点彩消失	3.牙龈表面上皮萎缩,组织水肿

(续表)

临床表现	组织病理学改变
4.有时龈色粉红且致密	4.袋的外侧壁有明显的纤维修复,但袋内壁仍存在炎性改变
5.探诊后出血及有时疼痛	5.袋内壁上皮变形、变薄或有溃疡。上皮下方毛细血管增生、充血。探痛是由于袋壁有溃疡
6.有时袋内溢脓	6.袋内壁有化脓性炎症

2.根面壁　根面壁是指暴露于牙周袋内的牙根面,此壁可见牙石沉积,其上覆有龈下菌斑。牙石下方的根面牙骨质可发生结构、化学性质和细胞毒性等方面的改变。

(1)结构改变

①牙骨质表面脱矿:由于菌斑内细菌产酸,以及蛋白溶解酶的破坏作用,导致牙骨质脱矿、软化,进而发生根面龋。在探诊或刮治时,软化的牙骨质易被刮除,引起根面敏感。

②牙骨质高度矿化:当牙龈退缩、牙根暴露于口腔时,脱矿的牙根面可发生唾液源的再矿化,主要含羟磷酸灰石,有阻止结缔组织新附着的作用。

(2)化学性质改变:袋内根面的牙骨质脱矿,钙、磷含量降低,而暴露于口腔中的牙根面钙、磷、镁、氟等均可增多,抗龋作用增强。

(3)细胞毒性改变:牙骨质中也可渗入有害物质,如细菌及内毒素均可进入牙骨质,深达牙骨质牙本质界。

3.袋内容物　牙周袋内含有细菌、菌斑、软垢、食物残渣、龈沟液、唾液黏蛋白、脱落上皮和白细胞等,白细胞坏死后形成脓液。袋壁软组织因受龈下牙石的刺激,易引起袋内出血。袋内容物具有较大的毒性,能引起局部脓肿的形成。

(二)牙周袋的类型

1.根据其形态以及袋底位置与相邻组织的关系分类分为两类(图4-13)。

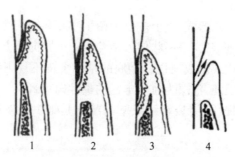

图4-13　牙周袋的类型
1.龈袋;2.假牙周袋;3.骨上袋;4.骨下袋

(1)骨上袋:是牙周支持组织破坏后所形成的真性牙周袋,袋底位于釉牙骨质界的根方、牙槽嵴顶的冠方,牙槽骨一般呈水平吸收。

(2)骨下袋:此种真性牙周袋的袋底位于牙槽嵴的根方,袋壁软组织位于牙根面和牙槽骨

126

之间,也就是说,牙槽骨构成了牙周袋壁的一部分。

2.根据其累及牙面的情况分类,可分三种类型(图4-14)。

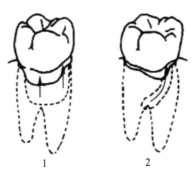

图4-14　牙周袋的不同形状

1.复合袋;2.复杂袋

(1)单面袋:只累及一个牙面。

(2)复合袋:累及两个及以上牙面。

(3)复杂袋:是一种螺旋形袋,起源于一个牙面,但扭曲回旋于一个以上牙面或根分叉处。复杂袋与复合袋在检查中较易被遗漏,应予注意。

三、牙槽骨吸收

牙槽骨吸收是牙周炎的另一个主要病理变化。由于牙槽骨的吸收,牙齿的支持组织丧失,牙齿逐渐松动,最终脱落或被拔除。牙槽骨是人体骨骼系统中代谢和改建最活跃的部分。在生理情况下,牙槽骨的吸收和新生是平衡的。因此,牙槽骨的高度保持不变,当骨吸收增加或骨新生减少,或二者并存时,牙槽骨密度或高度将降低,即发生骨丧失。

(一)临床病理

患牙周炎时,牙槽骨的吸收主要由局部因素引起。引起牙槽骨吸收的局部因素是指慢性炎症和咬合创伤。炎症和创伤可单独作用或合并作用,从而决定骨吸收的程度和类型。

1.慢性炎症　慢性炎症是骨破坏的最常见原因。当牙龈的炎症向深部牙周组织扩展达到牙槽骨附近时,骨表面和骨髓腔内分化出破骨细胞和单核细胞,发生陷窝状骨吸收,使骨小梁吸收变细,骨髓腔增大。在距炎症中心较远处,可有骨的修复性再生。在被吸收的骨小梁的另一侧,也可见有类骨质及新骨的沉积。在牙周炎过程中,骨吸收和修复性再生常在不同时期、不同部位出现。新骨的形成可缓解牙槽骨丧失的速度,这是牙周治疗后骨质修复的生物学基础。

2.咬合创伤　患牙周炎时,常伴有咬合创伤。受压迫侧的牙槽骨发生吸收,受牵引侧则发生骨新生。一般认为创伤引起的牙槽骨吸收常为垂直型吸收,形成骨下袋;而炎症引起的牙槽骨吸收多为水平型吸收,形成骨上袋。也有学者认为,垂直性骨吸收也可发生于无咬合创伤但有菌斑及慢性牙周炎的牙齿。

（二）牙槽骨破坏的形式

牙槽骨的破坏形式可表现为如下几种。

1.水平型吸收 为最常见的骨破坏形式。牙槽间隔、唇颊侧或舌侧的骨嵴边缘呈水平吸收，而使牙槽嵴高度降低，常形成骨上袋。

2.垂直型吸收 也称角形吸收，是指牙槽骨发生垂直方向或斜行方向的吸收，与牙根面之间形成一定角度的骨缺损，牙槽嵴高度轻度降低，而牙根周围的骨吸收较多。垂直吸收大多形成骨下袋。

骨下袋根据骨质破坏后剩余的骨壁数目，可分为下列几种(图4－15)。

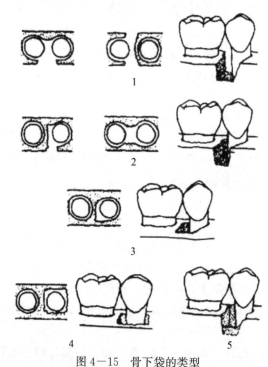

图4－15　骨下袋的类型

1.一壁骨袋；2.二壁骨袋；3.三壁骨袋；4.四壁骨袋；5.混合骨袋

（1）一壁骨袋：牙槽骨破坏严重，仅存一侧骨壁，多见于邻面骨间隔区，颊、舌侧和患牙的邻面骨壁均被破坏，仅有邻牙一侧骨壁残留。

（2）二壁骨袋：即骨袋仅剩留两个骨壁，最多见于相邻两牙的骨间隔破坏而仅剩颊、舌两个骨壁。

（3）三壁骨袋：袋的一个壁是牙根面，其他三个壁均为骨质，即邻、颊、舌侧皆有骨壁，常见于最后一个磨牙的远中面。

（4）四壁骨袋：牙根四周均为垂直吸收所形成的骨下袋，颊、舌、近中、远中四面似乎均有骨壁，牙根孤立地位于骨下袋中央，而骨壁与牙根不相贴合。此种虽为四壁袋，实际上相当于四面均为一壁袋，治疗效果较差。

(5)混合骨壁:垂直吸收各个骨壁的高度不同,常可见骨下袋在近根尖部分的骨壁数目多于近冠端的骨壁数。如颊侧骨板吸收较多,则可在根方为颊、舌、远中的三壁袋,而在冠端则为仅有舌、邻的二壁袋,称为混合壁袋。

3.凹坑状吸收 指牙槽间隔的骨嵴顶吸收,其中央与龈谷相应的部分破坏迅速,而颊舌侧骨质仍保留,形成弹坑或火山口状骨缺损(见图4—16)。

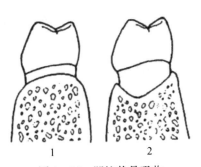

图4—16 凹坑状骨吸收

1.正常骨嵴;2.凹坑状吸收

4.其他形式的骨变化 由于各部位牙槽骨吸收不均匀,骨边缘参差不齐,当牙间骨骼破坏而下凹时,而颊舌面骨嵴未吸收时,骨缘呈现反波浪形的缺损(见图4—17)。

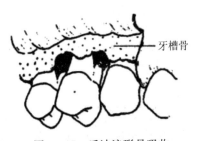

牙槽骨

图4—17 反波浪形骨吸收

由于外生骨疣或附壁骨形成、适应性修复等而使唇、颊面的骨增生,牙槽嵴呈"唇"形或骨架状增厚。

(三)牙槽骨吸收的临床表现

牙槽骨吸收的方式和程度,可以通过X射线片来观察,但X射线片主要显示牙近远中的骨质情况,而颊舌侧骨板因牙与骨组织重叠而显示不清晰。牙周炎的骨吸收最初表现为牙槽嵴顶的硬骨板消失,或嵴顶模糊呈虫蚀状。嵴顶的少量吸收使前牙的牙槽间隔由尖变平或凹陷,在后牙则使嵴顶由宽平变为凹陷,随后牙槽骨高度降低。正常情况下,牙槽嵴顶到釉牙骨质界的距离为1~2mm,若超过2mm则可视为有牙槽骨吸收,牙槽骨量减少30%以上时,才能在X射线片上看到高度的降低。骨吸收的程度一般按吸收区占牙根长度的比例来描述。如吸收为根长的1/3、1/2、2/3等。邻面的垂直吸收在X射线片上很容易发现,大多数垂直吸收都形成骨下袋,但在 X 射线片上难以确定是几壁骨袋,只有在手术翻开牙龈后才能确定。凹坑状吸收也难以在 X 射线片上显示。应该指出,良好的 X 射线片投照条件及正确的投照角度是正确诊断的保证。

四、牙松动和移位

（一）牙松动

在生理情况下,牙有一定合理范围的动度,主要是水平方向,一般不超过 0.02mm,在病理情况下牙松动会超过生理范围,这是牙周炎的主要临床表现之一。引起牙松动的主要原因如下。

1.牙槽骨的吸收　牙槽骨的吸收使牙周支持组织减少,此是牙松动最主要的原因。由于牙周炎病程进展缓慢,早期牙齿并不松动。一般在牙槽骨吸收达根长的 1/2 以上时,特别是牙齿各个面的牙槽骨均有吸收时,临床冠根比例失调,牙松动度逐渐增大。

2.𬌗创伤　有咬合创伤时可使牙槽骨发生垂直吸收,牙周间隙呈楔形增宽,牙齿松动。但单纯的𬌗创伤不会引起牙周袋的形成,消除咬合创伤因素,牙槽骨可自行修复,牙齿动度恢复正常。若患有牙周炎的牙齿同时伴有𬌗创伤,则可使松动度明显加重。临床上见到牙槽骨吸收不重而牙周膜增宽,且牙齿较明显松动时,应考虑𬌗创伤存在的可能性。

3.牙周膜的急性炎症　如急性根尖周炎或牙周脓肿等,由于牙周膜充血水肿及渗出,可使牙明显松动,急性炎症消退后,牙齿可恢复稳定。

4.牙周膜翻瓣手术后　由于手术的创伤及部分骨质的去除,组织水肿,牙齿有暂时性动度增加。一般数周后牙齿即能逐渐恢复稳固。

5.女性激素水平变化　妊娠期、月经期及长期口服激素类避孕药的女性可有牙齿动度增加。

（二）牙移位

引起牙齿病理性移位的主要因素有以下几方面。

1.牙周支持组织的破坏　牙周炎时,牙槽骨吸收,支持组织减少,易发生继发性𬌗创伤,使牙齿向受力方向发生移位。牙周肉芽组织也会使患牙向𬌗方挺出或移位。

2.𬌗力的改变　是指施加于牙齿上的各种力的改变。正常的接触区、良好的牙的形态及牙尖斜度、牙列的完整性、𬌗力与唇颊舌肌力的平衡等都是保持牙齿正常位置的重要因素。如以上因素发生异常,则可对牙周组织产生侧向的异常力,使牙齿发生移位。邻牙缺失后长期得不到修复也会使牙齿向缺牙间隙倾斜,以及对颌牙齿伸长。

病理性移位一般向𬌗力方向移位,常伴有牙齿扭转,好发于前牙,也可发生于后牙。发生在前牙为扇形移位,发生在后牙易致食物嵌塞。

第五节　牙周组织病的检查和诊断

对牙周组织病患者进行认真、细致、全面的检查,并将检查结果以文字及表格的形式进行详细记录,有利于医生对牙周组织病进行综合分析,给出正确诊断和制订合理的治疗方案,也是观察治疗效果的可靠依据。

一、病史采集

(一)系统病史

询问患者的全身健康过往情况,尤其是与牙周组织病有关的系统性疾病,如血液病、心血管病、糖尿病、其他内分泌疾病及免疫功能缺陷等。

(二)口腔病史

询问患者牙周组织以外的口腔疾病情况,如根尖周病可在牙龈出现窦道,颌骨外伤可直接造成牙松动,一些肿瘤因压迫和破坏骨质而使牙松动、移位。另外,对有正畸治疗史的年轻患者应考虑牙周组织病是否与不合理的正畸有关。

(三)牙周组织病史

详细询问并记载患者发病的时间、主要症状、可能的诱因及疾病的发展过程、治疗经过及疗效,同时,还应了解患者所采取的口腔卫生措施。怀疑有遗传倾向的疾病时,应问家族史。

(四)家族史

询问父母、兄弟姐妹或其他直系亲属的牙周健康状况,尤其是一些与遗传有关的牙周组织病,如侵袭性牙周炎、牙龈纤维瘤病等。

二、牙周组织检查

牙周组织的常规检查器械有口镜、镊子和探针。

(一)口腔卫生状况

对于初诊患者,首先要进行口腔卫生检查。用菌斑显示剂、探针、牙线等检查菌斑、牙垢及牙石的堆积量及部位,并按菌斑指数或简化口腔卫生指数来评价口腔卫生水平的状况。

(二)牙龈状况

1.牙龈炎症状况 牙龈炎时,牙龈呈鲜红或暗红色,质地松软而失去弹性,牙龈肿胀,边缘厚钝,甚至肥大增生,促使菌斑积聚。探诊检查,牙龈易出血。临床上常用牙龈指数、出血指数、龈沟出血指数和探诊出血等指标比较准确而客观地判断牙龈炎症程度。

2.牙龈缘的位置 牙龈缘的位置受生理和病理改变的影响。生理情况下,随着年龄的增加,结合上皮位置逐渐向根方迁移,牙龈缘的位置也发生相应的改变。病理情况下,牙龈炎时,牙龈肿胀、增生,使龈缘向冠方延伸,结合上皮的位置不变,没有附着丧失;牙周炎时,结合上皮移向根方,导致附着丧失,但龈缘仍可位于牙冠上,这就需要牙周探诊来确定附着丧失的程度。

3.牙龈色泽的变化 除了局部炎症或全身因素可引起牙龈的充血发红或苍白外,还有其他一些原因可使牙龈色泽改变,如吸烟、重金属着色、牙龈黑色素沉着和白色病损等。

4.牙龈的剥脱性病损 主要表现为牙龈乳头、龈缘和附着龈的上皮剥脱并出现炎症,过去称之为剥脱性龈炎。牙龈剥脱也可以是糜烂型扁平苔藓、寻常型天疱疮或良性黏膜类天疱疮在牙龈上的一种表现,均可出现上皮浅层的剥脱、糜烂和炎症。临床上发现牙龈有剥脱性损害时,应首先排除上述三种口腔黏膜病。

（三）牙周探诊

牙周探诊是牙周炎诊断中最重要的检查方法。临床上用牙周探针或电子探针了解有无牙周袋或附着丧失，并探测牙周袋的深度和附着水平。

牙周刻度探针有扁形和圆柱形两种，刻度以"mm"计算。探诊时应注意以下几点。

1. 支点应稳，尽可能贴近牙面探测。

2. 探测力应恰当，以既能发现病变，又不会引起疼痛和损伤为好，一般使用 20～25g 的探诊压力。训练这种感觉力量的方法是将探针轻轻插入甲沟内，以不引起疼痛和不适为度。

3. 牙周探测要能反映牙周袋在牙面的位置及形态，常在牙齿的颊（唇）、舌侧牙颈部的远中、中央和近中六点测量并记录各位点的探诊深度。

4. 牙周探测　一般从右上后牙开始，依次完成第一个象限后，继续按第 2、3、4 象限顺序完成探诊，以免遗漏检查。探测时应使探针尖始终紧贴牙面，探针与牙长轴方向平行。但邻面探测时，可允许探针紧靠接触点并向邻面中央略微倾斜，这样便可探得邻面袋的最深处。

（四）牙的松动度

正常情况下，牙均有生理性松动度。当牙周炎时，由于牙槽骨吸收、咬合创伤、急性炎症及其他牙周支持结构的破坏，牙松动度超过了生理范围，而出现病理性牙松动。

检查牙松动度时，前牙用牙科镊夹住切缘做唇舌方向摇动；在后牙，闭合镊子，用镊子尖端抵住𬌗面窝，向颊舌或近远中向摇动。牙的松动度常分为三度记录。

1. Ⅰ度松动　松动超过生理松动度，幅度在 1mm 以内。

2. Ⅱ度松动　松动幅度在 1～2mm 以内。

3. Ⅲ度松动　松动幅度在 2mm 以上。

临床实际也可根据松动方向确定松动度：颊（唇）舌方向松动者为Ⅰ度，颊（唇）舌和近远中方向均松动者为Ⅱ度，颊（唇）舌、近远中和垂直方向均松动者为Ⅲ度。

牙的松动度还可用牙松动度测量仪来测定。

三、𬌗与咬合功能的检查

（一）𬌗的检查

下颌在行使各种运动时，上下颌牙的接触现象称为𬌗或咬合，这种接触关系称为𬌗关系或咬合关系。牙周组织病患者的𬌗检查主要包括以下几种情况。

1. 正中𬌗　检查时观察下颌位置是否在正中位，上下颌牙是否达到最广泛且密切接触的𬌗关系，属于何种𬌗类型；上下前牙的中线是否一致，牙排列是否正常，有无拥挤或牙错位、扭转等错𬌗；覆𬌗及覆盖是否正常，有无深覆𬌗、深覆盖或反𬌗、对刃𬌗、锁𬌗等。

2. 检查磨耗程度是否均匀。

3. 检查有无牙松动或移位、牙缺失或牙倾斜等。

（二）早接触的检查

当下颌从休息位置到上下牙发生接触时，如果只有少数牙甚至个别牙接触，而不是广泛的密切接触，这种个别牙的接触，称为早接触。检查咬合有无异常时，首先要检查有无早接触以及早接触的位置。

(三)殆干扰的检查

在前伸咬合达到前牙切缘相对时,后牙应无接触;侧向殆时,工作侧的牙有接触,非工作侧的牙应无接触。若以上无接触的部位出现了殆接触,则称为殆干扰。

当下颌前伸运动时,可用牙线或用镊子夹玻璃纸条放在后牙区,若后牙能咬住牙线或玻璃纸,则说明后牙有殆干扰。当下颌侧向运动时,按上述方法将牙线或玻璃纸放在非工作侧,若非工作侧能咬住牙线或玻璃纸,说明非工作侧有殆干扰。

(四)殆检查的方法步骤

首先应教会患者做各种咬合运动,如正中殆、侧方殆和前伸殆运动,再进行以下检查。具体步骤如下。

1.视诊 殆关系、早接触或殆干扰等,均可先用视诊初步确定,再用其他方法进一步确定准确位置。

2.扣诊 医生将示指指腹放在上颌牙的唇(颊)面,嘱患者连续做咬合运动(先做正中咬合运动,再做非正中咬合运动),了解各种咬合运动中牙的松动度。如手指下的患牙与邻牙相比,前者有较大松动度或震动感,可能有早接触的存在。

3.咬合纸法 正中殆与非正中殆检查时,可分别使用蓝、红两色咬合纸。擦干牙面后,将蓝色咬台纸放于牙殆面上,让患者做正中咬合。如果殆面蓝色印迹比较均匀为正常,如个别处蓝点深,甚至将纸咬穿,该处即为早接触。重复检查时应先将蓝点擦去,以免印迹过多不易辨别。

4.蜡片法 取厚度均匀的薄型蜡片,烤软后放在被检查牙的殆面,让患者做正中咬合,待蜡片冷却后取出,然后对光透照检查蜡片上的咬合印迹。若有菲薄透亮甚至穿孔区,即为早接触点。

5.牙线 主要用于检查有无殆干扰存在。确定有殆干扰的牙位后,进一步用其他方法确定该牙上的殆干扰部位。

6.研究模型 对难以确定的创伤性殆,可预备研究模型,将殆关系转移到模型上,进行模型分析。

四、其他检查方法

(一)X射线片检查

拍X射线片是一种重要而常用的检查方法,对牙周炎的诊断和疗效的评价有重要意义。但X射线片的可靠性受多种因素的影响,观察的结果必须结合临床检查,进行综合的分析判断,不能单凭X射线片就给出诊断或治疗计划。观察牙周组织病损以平行投照的根尖片为主,也可拍摄曲面断层片观察全口牙及牙周组织的概况。患牙周炎时,由于牙槽骨的破坏,硬骨板常不完整或消失,而牙周膜间隙也相应显示增宽或明显增宽,牙槽嵴的高度和形态也可发生改变。在标准根尖片上,当牙槽嵴顶到釉牙骨质界的距离超过2mm时,可认为牙槽骨有吸收。牙周组织病时,牙槽骨吸收类型主要表现为水平吸收和垂直吸收。根据吸收程度分为三度。

1.Ⅰ度 牙槽骨吸收在牙根的颈1/3以内。

2.Ⅱ度　牙槽骨吸收超过根长 1/3,但在根长 2/3 以内。

3.Ⅲ度　牙槽骨吸收占根长 2/3 以上。

有时在 X 射线片上看到牙槽嵴的高度虽然已经降低,但吸收的边缘整齐,骨嵴顶端有致密的硬骨板,骨小梁致密且排列整齐,表明牙槽骨的破坏已经停止或有修复。

(二)细菌学检查

牙周炎是以厌氧菌为主的感染性疾病,不同类型的牙周炎,其菌斑微生物的组成不同。一些重症患者,或对常规治疗反应不佳者,或怀疑患牙处于疾病活动期者,可以先检测牙周袋内的优势菌,然后选择敏感的药物进行治疗,或者在某种治疗前后进行微生物检测以评价或监测疗效。

(三)龈沟液检查

龈沟液是来自牙龈组织的渗出液,其成分来源于血清和局部牙龈结缔组织。正常时龈沟液很少,牙龈炎和牙周炎时液量增加,而且成分也发生变化。龈沟液内含多种可作为诊断指标的成分,将龈沟液的成分和量进行检测,对牙周炎的诊断、疗效观察和预测发展有重要的意义。

(四)血液检查

根据患者病情进行血液检查。牙龈出血者,如局部炎症不明显,应排除血液病,可检查白细胞计数与分类、血小板计数、毛细血管脆性试验及出凝血时间等。

五、牙周组织病的病历书写要求

病历是检查、诊断和治疗的全面记录,也是总结治疗经验、评价医疗质量和进行科学研究的重要依据和原始资料。此外,它还是法律裁定的正式依据。因此,病历的书写应规范,内容应准确,项目应齐全,书写应清楚,不得随意涂改。病历主要内容应围绕牙周疾病的演变和治疗过程以及与口腔其他疾病的关系进行记录,与牙周组织病相关的全身疾病也需要记录。

(一)病史内容

问诊应以牙周组织病史为主,同时还应包括与牙周组织病相关的口腔病史及系统病史。

1.主诉　包括主要症状、患病部位、发病时间。

2.现病史　是对主诉的进一步陈述,包括从发病到就诊时的病情演变过程,着重记录现阶段的情况以及患者自认为可能的病因及诱发因素,曾做过何种治疗及其疗效等。

3.既往史、家族史　有选择地记录与主诉及牙周组织病有关的既往史、家族史及系统病史。

(二)检查内容

除牙周组织外,还包括口腔黏膜、牙及其咬合关系、颞下颌关节和必要的全身检查及辅助检查。

(三)病例书写

病例书写需突出牙周组织病的特点。

第六节　几种常见牙周组织病

一、牙龈病

牙龈病(gingival diseases)是指一组发生于牙龈组织的病变,包括牙龈组织的炎症及全身疾病在牙龈的表现,病损仅侵犯牙龈而未侵犯深层牙周组织。该病分为菌斑引起的牙龈病和非菌斑引起的牙龈病,多为炎症,也可为增生、坏死及瘤样病变。

(一)慢性龈炎

慢性龈炎(chronic gingivitis)　又称边缘性龈炎或单纯性龈炎,是牙龈病中最常见的疾病。病损主要位于游离龈和龈乳头,是最常见的牙龈病。

1.病因　龈缘附近牙面上堆积的牙菌斑是引起慢性龈炎的主要原因。此外,软垢、牙石、食物嵌塞、不良修复体及牙错位拥挤等可促进菌斑的积聚,促使龈炎的发生和发展。

2.临床表现　牙龈的炎症一般局限于游离龈和龈乳头,严重时也可波及附着龈,以前牙区为主,尤其是下前牙区最为显著,也可波及全口牙。

(1)自觉症状:慢性龈炎的患者常在刷牙或咬硬物时牙龈出血,这也是患者就诊的主要原因。一般无自发性出血,可伴牙龈发痒、发胀、不适及口臭等症状。

(2)局部检查

①牙龈色泽:游离龈和龈乳头变为鲜红色或暗红色。

②牙龈外形:牙龈肿胀,光滑发亮,点彩消失,龈缘变钝,不再紧贴牙面,龈乳头变得圆钝肥大。

③牙龈质地:松软脆弱,缺乏弹性,重者可有龈缘糜烂、肉芽增生。

④龈沟深度:龈沟可因龈缘水肿或增生而加深,形成假性牙周袋,探诊深度可达3mm以上。

⑤龈沟探诊出血:用牙周钝头探针轻探龈沟即可引起出血,即探诊后出血,可帮助诊断早期龈炎。

⑥龈沟液量增多:炎细胞也明显增多,可出现龈沟溢脓。龈沟液量的增加可作为评估牙龈炎症的一个客观指标。

3.诊断与鉴别诊断

(1)诊断:根据主诉、临床表现及龈缘附近牙面有明显的菌斑、牙石堆积等刺激因素即可诊断。

(2)鉴别诊断

①与早期牙周炎鉴别:出现附着丧失和牙槽骨的吸收,X射线片可以确定诊断。

②血液病引起的牙龈出血:白血病、血小板减少性紫癜、血友病、再生障碍性贫血等血液系统疾病均可引起牙龈出血,血液学检查可以协助诊断。

③坏死性溃疡性龈炎:牙龈自发性出血,龈乳头和边缘龈坏死,疼痛明显。

④艾滋病相关性龈炎:是艾滋病感染者较早出现的口腔症状之一。游离龈呈明显的火红线状充血带,称牙龈线形红斑,血清学检测有助于确诊。

4.治疗

(1)去除病因:消除局部刺激因素,龈上洁治术可彻底清除菌斑和牙石,消除造成菌斑滞留和刺激牙龈的画素,牙龈炎症可在数日内消退。牙龈炎症较重者,可配合局部药物治疗,常用的局部药物有1%过氧化氢溶液、0.12%～0.20%氯己定(洗必泰)及碘制剂。

(2)手术治疗:对于少数牙龈纤维增生明显,炎症消退后仍不能恢复正常牙龈形态的患者,可施行牙龈成形术,以恢复牙龈的生理外形。

(3)防止复发:积极开展口腔卫生宣教,指导患者学会控制菌斑的方法,保持良好的口腔卫生状况,定期(每半年到一年)进行复查和预防性洁治。

(二)妊娠期龈炎

妊娠期龈炎(pregnancy gingivitis)是指妇女在妊娠期间,由于体内雌激素水平的变化,使原有的牙龈慢性炎症加重,发生牙龈肿胀、肥大或形成龈瘤样病变,分娩后病损可自行减退或消失。

1.病因

(1)局部因素:菌斑及局部刺激物是妊娠期龈炎的直接原因。口腔卫生良好者本病发生率低,反之则增高。

(2)全身因素:妊娠本身不是引起牙龈炎的直接原因。如果没有菌斑及局部刺激物的存在,妊娠是不会引起牙龈炎的过程,妊娠只是加重原有牙龈炎的一个因素。妊娠时性激素(主要是黄体酮)水平增高,会使牙龈毛细血管扩张、瘀血,炎细胞和渗出液增多,牙龈对局部刺激的反应增强,使原有的慢性牙龈炎症反应加重或改变了特性。妊娠期龈炎患者的牙菌斑中,中间普氏菌数量明显增多,成为优势菌。随妊娠月份增加及黄体酮水平增高该菌数量增多,临床症状加重。

2.临床表现

(1)龈炎:患者在妊娠前即有不同程度的牙龈炎,从妊娠2～3个月后出现明显症状,至8个月达到高峰,分娩后龈炎可减轻至妊娠前水平。病损可发生于少数牙龈或全口牙龈,以前牙为重,牙间乳头最明显。牙龈呈鲜红或暗红色,质地松软,表面光滑,触之极易出血。一般无疼痛,严重者龈缘出现溃疡和假膜时,可有轻度疼痛。

(2)妊娠瘤:又称妊娠期龈瘤或孕瘤,发生于单个牙的牙间乳头,尤其是下前牙唇侧乳头较多见:通常开始于妊娠第3个月,直径一般不超过2cm,色鲜红光亮或呈暗紫色,表面光滑,质地松软,极易出血,有蒂或无蒂。一般无症状,瘤体过大可妨碍进食。妊娠瘤非真性肿瘤,分娩后能逐渐自行缩小。

3.诊断 育龄妇女牙龈出现鲜红色,高度水肿肥大,明显出血倾向,若已怀孕,便可诊断。妇女长期服用激素类避孕药也可出现类似症状。

4.治疗 同慢性龈炎,尽量避免使用抗生素等全身药物治疗,以免影响胎儿发育。

(1)去除一切局部刺激因素:去除菌斑、牙石、不良修复体等。操作时应认真仔细,动作轻柔,尽量减少出血。

(2)口腔卫生宣教:严格控制菌斑。

(3)局部药物治疗:病情严重的患者,如龈袋溢脓,可用1%过氧化氢液和生理盐水冲洗,可使用1%过氧化氢液等刺激性小、不含抗菌药的含漱液。

(4)手术治疗:妊娠瘤体积较大妨碍进食者,在彻底清除局部刺激因素后,可于妊娠期的第4至第6个月之间手术切除。

(三)青春期龈炎

青春期龈炎(puberty gingivitis)指发生在青春期少年的慢性非特异性牙龈炎。该病与内分泌变化有关,男女均可患病,但女性稍多。

1.病因

(1)局部因素:菌斑和软垢是主要致病因素,牙齿不易清洁,口腔卫生差,易造成菌斑滞留。

(2)全身因素:青春期少年体内性激素水平的变化也易导致牙龈炎。牙龈是性激素的靶器官,由于内分泌的改变,牙龈对致炎物质的易感性增加,会加重牙龈对菌斑等局部刺激的反应,引起牙龈炎或使原有的慢性龈炎加重。

2.临床表现 青春期发病,好发于前牙唇侧的龈乳头和龈缘,患者主诉症状常为刷牙或咬硬物出血、口臭等。检查见牙龈呈鲜红或暗红色,肿胀明显,龈乳头呈球状突起,色泽光亮,质地松软,探诊易出血。牙龈有龈袋形成,但附着水平无变化,无牙槽骨吸收。

3.诊断

(1)年龄:该病多为青春期发病。

(2)炎症情况:牙龈组织的炎症反应较强,即牙龈的炎症反应超过了局部刺激物所能引起的程度。

4.治疗

(1)去除局部刺激因素:通过龈上洁治术去除菌斑、软垢及牙石等,此是治疗青春期龈炎的关键,必要时配合局部药物治疗。

(2)口腔卫生宣教:教育患者养成良好的口腔卫生习惯,正确控制菌斑。

(3)手术治疗:病程长,牙龈过度肥大增生者,青春期后需手术切除增生的牙龈。

(四)白血病的牙龈病损

白血病的牙龈病损(leukemia－associated gingival lesion)指发生在白血病患者牙龈的病损。白血病是一种造血系统的恶性肿瘤,血液中大量不成熟的异常白细胞浸润在身体各脏器和部位,包括牙龈。不少白血病患者以牙龈肿胀和牙龈出血为首发症状而就诊于口腔科,口腔科医师应全面考虑和检查,做出正确诊断,以免延误病情。

1.病因 白血病患者末梢血中的幼稚、无功能白细胞在牙龈组织内大量浸润积聚,致使牙龈肿大,甚至出血。患者口腔自洁作用差,使菌斑大量堆积,又加重了牙龈的炎症。

2.临床表现

(1)全身情况:儿童及青年多见,起病急,全身乏力、发热、贫血等。

(2)口腔情况:牙龈肿大,常为全口性,可波及边缘龈、龈乳头和附着龈,外形不规则,呈结节状,重者可覆盖部分牙面。牙龈发绀呈暗红或苍白色,组织松软脆弱,龈缘处组织可有坏死、溃疡和假膜覆盖。牙龈有明显的出血倾向,龈缘常有渗血,且不易止血,牙龈和口腔黏膜可见瘀点或瘀斑。可伴有疼痛、口臭、局部淋巴结肿大等。

(3)实验室检查:血象和骨髓检查异常。

3.诊断　临床表现及骨髓检查可明确诊断。

4.治疗

(1)全身治疗:及时与内科医师配合进行全身系统治疗。

(2)口腔治疗:保守为主,切忌手术或活组织检查,以免发生出血不止或感染、坏死。出血不止时,可采用局部压迫或局部及全身药物止血,必要时可放牙周塞治剂。无出血时,可用3%过氧化氢液轻轻清洗再敷抗菌药或碘制剂,用0.12%～0.20%氯己定溶液含漱有助于减少菌斑、消除炎症。全身条件允许时,可行简易洁治,加强口腔护理并保持口腔卫生。

(五)药物性牙龈增生

药物性牙龈增生(drug－induced gingival hyperplasia)是指长期服用某些药物而引起牙龈的纤维性增生和体积肥大。

1.病因

(1)药物因素:是本病发生的主要原因。长期服用某些药物,如抗癫痫药(苯妥英钠)、钙拮抗剂(硝苯地平)、免疫抑制剂(环孢菌素 A)可使牙龈发生纤维性增生。

(2)局部刺激:此不是药物性牙龈增生的原发因素,但菌斑、牙石、食物嵌塞等引起的牙龈炎症能加速和加重药物性牙龈增生的发展。

2.临床表现　常发生于全口牙龈,以上下前牙区较重,且只发生于有牙区,拔牙后增生的牙龈组织可自行消退。增生起始于唇、颊侧或舌、腭侧龈乳头,呈小球状突起于牙龈表面,病变继续发展,和龈缘连在一起,严重时波及附着龈。增生的牙龈呈淡粉红色,质地坚韧,略有弹性,一般不易出血,表面呈桑葚状或分叶状,基底与正常牙龈之间可有明显的沟状界线。牙龈增生严重者,可覆盖部分或全部牙冠,妨碍进食,也影响美观和口腔卫生。增生的牙龈还可将牙齿挤压移位,多见于上前牙。多数患者无自觉症状,无疼痛,合并牙龈炎症时牙龈呈深红或暗红色,质地松软,易出血。停药后增生的牙龈组织可逐渐消退。

3.诊断与鉴别诊断

(1)诊断:据牙龈实质性增生的特点及长期服用相关药物史较易诊断,但应仔细询问全身病史。

(2)鉴别诊断

①白血病引起的牙龈肥大:常为全口性牙龈肿大,且易出血,骨髓检查可明确诊断。

②遗传性牙龈纤维瘤病:此病无长期相关服药史,可有家族史,牙龈增生范围广、程度重。

③以牙龈增生为主要表现的慢性龈炎:无长期相关服药史,炎症一般较明显,好发于前牙唇侧牙龈和龈乳头,增生程度较轻,覆盖牙冠一般不超过 1/3,有明显局部刺激因素。

4.治疗

(1)停用或更换引起牙龈增生的药物是最主要、最根本的治疗。

(2)局部治疗:去除局部刺激因素,牙龈有明显炎症的患者,可用3%过氧化氢液冲洗龈袋,并在袋内置入抗菌消炎药。

(3)手术治疗:牙龈增生明显的患者,虽经上述治疗,增生的牙龈仍不能完全消退,在全身病情稳定后行牙龈成形术。

（六）遗传性牙龈纤维瘤病

遗传性牙龈纤维瘤病（hereditary gingival fibromatosis）又名家族性或特发性牙龈纤维瘤病，为牙龈组织的弥漫性纤维结缔组织增生。该病较为罕见。

1.病因　病因不明，可能为常染色体显性或隐性遗传，但也可无家族史。

2.临床表现　牙龈广泛增生，可累及全口的边缘龈、龈乳头和附着龈，甚至达膜龈联合处，以上颌磨牙腭侧最严重。增生的牙龈常覆盖牙冠2/3以上，重者可覆盖整个牙冠，妨碍咀嚼，影响恒牙萌出，牙可因增生的牙龈挤压移位。增生的牙龈颜色正常，质地坚韧，表面光滑，有时也呈颗粒或结节状，点彩明显，不易出血。

3.诊断与鉴别诊断

（1）诊断：据典型临床表现或有家族史，可给出诊断。

（2）鉴别诊断

①药物性牙龈增生有相关服药史，无家族史。牙龈增生主要累及龈缘和龈乳头，一般不波及附着龈，增生牙龈一般覆盖牙冠1/3左右，伴发慢性龈炎者较多。

②以牙龈增生为主要表现的慢性龈炎：局部刺激因素明显，多伴有炎症，主要侵犯前牙的龈乳头和龈缘，牙龈增生程度较轻，覆盖牙冠一般不超过1/3。无家族史和相关服药史。

4.治疗

（1）手术治疗：以牙龈成形术为主，恢复牙龈原有的外形和生理功能，但术后易复发，与口腔卫生有关。

（2）局部治疗：龈上洁治术配合药物治疗，控制菌斑。

（七）急性龈乳头炎

急性龈乳头炎（acutelocalized papillary gingivitis）是指病损局限于个别牙龈乳头的急性非特异性炎症，是一种较为常见的牙龈急性病损。

1.病因　牙龈乳头受到理化刺激为直接原因。

（1）食物嵌塞造成牙龈乳头的压迫及食物发酵产物的刺激。

（2）患者不恰当地使用牙签或其他剔牙工具，过硬、过锐的食物刺伤。

（3）修复体的不良边缘或不良修复体刺激龈乳头。

2.临床表现　牙龈乳头发红肿胀，探触和吸吮时易出血，有自发性胀痛和明显探触痛。疼痛有时可表现为明显的自发痛和中等度的冷热刺激痛，牙可有轻度叩痛。

3.诊断　据临床表现和病史可给出诊断。

4.治疗

（1）彻底去除病因：去除局部刺激因素，如食物嵌塞、充填物悬突等。

（2）消除急性炎症：局部使用抗菌消炎药，如1%～3%过氧化氢液、碘制剂等。

（八）急性坏死性溃疡性龈炎

急性坏死性溃疡性龈炎（acute necrotizing ulcerative gingivitis，ANUG）是指发生于龈缘和龈乳头的急性坏死性炎症。1898年Vincent首次报道此病，故又称Vincent（文森）龈炎。由于在患处发现大量梭形杆菌和螺旋体，故又称为梭杆菌螺旋体性龈炎。

1. 病因

（1）基础病变：已存在的慢性龈炎或牙周炎是本病发生的重要条件。深牙周袋内或冠周炎的牙龈适合螺旋体和厌氧菌的繁殖，当存在某些局部组织的创伤或全身因素时，细菌大量繁殖，并侵入牙龈组织，导致发病。

（2）微生物的作用：19世纪末，Vincent 和 Plaut 提出本病是由梭形杆菌和螺旋体引起的特殊感染，随后研究发现，中间普氏菌也是此病的优势菌。目前普遍认为坏死性溃疡性龈炎是一种由多种微生物引起的机会性感染，有局部抵抗力降低的组织和宿主，才能使这些微生物的毒力造成损害。

（3）吸烟的影响：绝大多数患者有大量吸烟史。吸烟可使牙龈小血管收缩，影响牙龈局部的血液循环，使口腔内白细胞的趋化功能和吞噬功能有所降低，这些因素会加重牙龈的病变，易发生此病。

（4）身心因素：身心因素与本病的发生密切相关，如精神紧张、过度疲劳、睡眠不足者常易发生本病。在上述各种因素的作用下，通过增强皮质激素的分泌和自主神经系统的影响，改变了牙龈的血液循环、组织代谢等，使局部组织抵抗力降低而引发本病。精神压力又可能使患者疏忽口腔卫生、吸烟增多等。

（5）其他因素：如营养不良，特别是缺乏维生素 C；某些全身性消耗性疾病，包括恶性肿瘤、血液病、严重的消化道疾病及艾滋病等，这些疾病可使机体免疫功能降低，从而易诱发此病。

2. 临床表现

（1）好发人群：多见于青壮年男性吸烟者，多发生在经济不发达或贫困区。

（2）病程：发病急，病程短，常为数天至2周。

（3）症状

①出血：患处牙龈极易出血，甚至有自发性出血。

②疼痛：牙龈自发痛，且疼痛感明显，或有牙齿撑开感或胀痛感。

③口臭：由于组织坏死，常有特殊的腐败性口臭。

④全身不适：轻者无明显的全身症状，重症患者可有低热、疲乏、淋巴结肿大等全身症状。

（4）特征性损害：以龈乳头和边缘龈坏死为其特征性损害，以下前牙多见。初期龈乳头充血水肿，在个别牙龈乳头的顶端发生坏死性溃疡，上覆有灰白色污秽的坏死物，去除坏死物后可见牙龈乳头的颊、舌侧尚存，而中央凹下如火山口状。病变迅速沿牙龈边缘向邻牙扩展，使龈缘如虫蚀状，坏死区出现灰褐色假膜，易于擦去。去除坏死组织后，其下为出血创面，龈乳头被破坏后与龈缘呈一直线，如刀切状。病损一般不波及附着龈，在坏死区与正常牙龈间常有一窄"红边"为界。

（5）并发症

①坏死性龈口炎：急性期如未能及时治疗且患者抵抗力低时，坏死还可波及与牙龈病损相对应的唇、颊侧黏膜，而成为坏死性龈口炎。

②走马牙疳：机体抵抗力极度低下者还可合并感染产气荚膜杆菌，使面颊部组织迅速坏死，甚至穿孔，称为走马牙疳，此时患者有全身中毒症状，甚至可导致死亡。

③慢性坏死性龈炎:由急性期治疗不彻底或反复发作所致。临床表现为牙龈乳头严重破坏,甚至消失,乳头处的龈高度低于龈缘高度,呈反波浪形,牙龈乳头处颊舌侧牙龈分离,甚至可从牙面翻开,其下的牙面上有牙石和软垢,牙龈一般无坏死物。

④坏死性溃疡性牙周炎:若治疗不及时,或某些免疫缺陷的患者,病损可波及深层牙周组织,引起牙槽骨吸收、牙周袋形成和牙齿松动。

3. 诊断与鉴别诊断

(1)诊断:根据该病临床表现,包括起病急、牙龈疼痛、自发性出血、腐败性口臭及龈乳头和龈缘坏死,诊断较易。病变区的细菌学涂片检查如见大量梭形杆菌和螺旋体与坏死组织及其他细菌混杂,有助于诊断本病。慢性期的诊断主要根据反复发作的牙龈坏死、疼痛和出血、龈乳头消失、腐败性口臭等。

(2)鉴别诊断

①慢性龈炎:该病慢性过程,病程长,虽有龈乳头和边缘龈的红肿,探诊易出血和轻度口臭,但无自发痛,无自发性出血,牙龈无坏死,无特殊的腐败性口臭。

②疱疹性龈(口)炎:为单纯疱疹病毒感染所致,好发于 6 岁以下儿童。该病起病急,开始有 1~2d 发热的前驱期。牙龈充血水肿波及全部牙龈而不局限于边缘龈和龈乳头。典型的病变表现为牙龈和口腔黏膜发生成簇状小水疱,溃破后形成多个小溃疡或溃疡相互融合。假膜不易擦去,无组织坏死,无腐败性口臭。病损可波及唇和口周皮肤。

③急性白血病:该病的牙龈组织中有大量不成熟的白细胞浸润,使牙龈广泛明显肿胀、疼痛,可伴有坏死。有自发性出血和口臭,全身有贫血及衰竭表现。血象检查白细胞计数明显升高并有幼稚白细胞,是诊断该病的重要依据。

④艾滋病:由于患者细胞免疫和体液免疫功能低下,常由各种细菌引起机会性感染,可合并坏死性溃疡性龈炎和坏死性溃疡性牙周炎。

4. 治疗

(1)局部治疗

①去除坏死组织:去除牙间乳头及龈缘的坏死组织,并初步去除大块龈上牙石。

②局部使用氧化剂和抗菌剂:用 1%~3%过氧化氢液局部擦拭、冲洗和反复含漱,放置甲硝唑药膜。

(2)全身治疗

①支持治疗:给予大量维生素 C、易消化的蛋白质等全身支持疗法,充分休息。

②药物治疗:重症患者可口服或肌内注射甲硝唑、替硝唑等抗厌氧菌药物 2~3d。

③口腔卫生指导:立即更换牙刷,保持口腔清洁,养成良好的口腔卫生习惯。

④对因治疗:对全身性因素进行矫正和治疗,劝其戒烟等。

⑤急性期缓解后的治疗:急性期过后,对原已存在的慢性牙龈炎或牙周炎应及时治疗。

二、牙周炎

牙周炎(periodontitis)是由牙菌斑中的微生物所引起的牙周支持组织(牙龈、牙周膜、牙槽骨和牙骨质)的慢性感染性疾病。其包括牙龈炎症、出血,牙周袋形成,进行性附着丧失和牙槽骨吸收及牙齿松动。它是导致牙齿丧失、破坏咀嚼器官的主要疾病,也是我国成年人失牙的首要原因。

（一）慢性牙周炎

慢性牙周炎(chronic periodontitis)原称成人牙周炎或单纯性牙周炎,更改名称是因为此类牙周炎虽最常见于成年人,但也可发生于儿童和青少年。大部分慢性牙周炎呈缓慢加重,但也可出现间歇性的活动期,此时牙周组织的破坏加速,随后又可转入静止期。慢性牙周炎是最常见的一类牙周炎,其病程长,进展慢,发病率高,约占牙周炎患者的95%。

1.病因　牙周炎为多因素疾病。

(1)始动因素:牙菌斑及其微生物是引发牙周炎的始动因子。堆积在龈牙结合部牙面和龈沟内的牙菌斑中的微生物及其产物引发牙龈的炎症和肿胀,使局部微生态环境更有利于一些革兰氏阴性牙周厌氧致病菌滋生,使牙龈的炎症反应加重,范围扩大到深部牙周组织,导致牙周袋形成、附着丧失和牙槽骨吸收,成为牙周炎。

(2)局部促进因素:凡是能加重菌斑滞留的因素,如牙石、食物嵌塞、咬合创伤、不良修复体、牙排列不齐及牙解剖形态异常等,均可加重和加速牙周炎的进展。

(3)全身影响因素:全身性疾病如糖尿病、免疫缺陷、营养不良等,也会对牙周炎有负面影响。此外,某些环境、行为因素如精神压力、吸烟等,也是其危险因素。

2.临床表现

(1)发病特点:此病多见于成年人,但也可见于儿童和青少年。该病起病缓慢,早期主要表现为牙龈的慢性炎症,呈缓慢或中等速度进展,也可有快速进展期。病程长者,可达10年以上,随着年龄增长,发病率上升,其严重程度也有增加。

(2)发病部位:本病一般同时侵犯全口多数牙齿,且有一定的对称性,也可仅发生于一组牙(如前牙)或少数牙。磨牙和下前牙区以及邻面因菌斑易堆积,较易发病,且病情较重。

(3)临床特征:牙龈炎症,牙周袋形成、附着丧失,牙槽骨吸收,最后牙齿松动、脱落,丧失咀嚼功能。

①牙龈炎症:患处牙龈呈现不同程度的慢性炎症,表现为牙龈颜色暗红或鲜红色,质地松软,点彩消失,边缘圆钝且不与牙面贴附,探诊易出血。少数患者病程较长或治疗不彻底,牙龈有部分纤维性增生、变厚,表面炎症不明显。

②牙周袋形成:牙龈炎病变向牙周深部组织发展,牙龈结缔组织中的胶原纤维减少和破坏,结合上皮向牙根方增殖形成牙周袋。牙周探诊后,袋内壁有出血、溢脓。

③附着丧失:能探到釉牙骨质界即有附着丧失,一般牙周袋探诊深度超过3mm,但如有牙龈退缩,探诊深度可能在正常范围也有附着丧失,因此附着丧失能更准确地反映牙周支持组织的破坏程度。

④牙槽骨吸收:牙槽骨高度和密度降低,即发生牙槽骨吸收,水平或垂直吸收至一定程度,可致牙齿松动、脱落。

(4)临床分型:根据附着丧失和骨吸收波及的患牙数(范围),可将慢性牙周炎分为局限型和广泛型。全口牙中有附着丧失和骨吸收的位点数≤30%者为局限型,若>30%的位点受累则为广泛型。

(5)临床分度:据牙周袋深度、结缔组织附着丧失和牙槽骨吸收的程度,将牙周炎分为轻、中、重度。上述指标中以附着丧失为重点,它与炎症的程度大多一致。

①轻度:牙周袋≤4mm,附着丧失1~2mm,X射线片显示牙槽骨吸收不超过根长的1/3。牙龈有炎症和探诊出血,牙齿一般不松动,可有或无口臭。

②中度:4mm<牙周袋≤6mm,附着丧失3~4mm,X射线片显示牙槽骨水平型或角型吸收超过根长的1/3,但不超过根长的1/2。牙龈有炎症和探诊出血,也可有脓,牙齿可能有轻度松动,多根牙的根分叉区可能有轻度病变。

③重度:牙周袋>6mm,附着丧失≥5mm,X射线片显示牙槽骨吸收超过根长的1/2,甚至达根长的2/3,牙齿有明显松动,牙龈炎症较明显,可发生牙周脓肿。

(6)其他伴发病变和症状:慢性牙周炎患者除有上述四大特征(牙龈炎症、牙周袋形成、附着丧失、牙槽骨吸收和牙齿松动)外,晚期常可出现如下伴发病变和症状。

①牙齿移位:由牙松动和牙槽骨吸收引起。

②食物嵌塞:由牙松动、移位和龈乳头退缩所致。

③继发性𬌗创伤:由于牙周支持组织减少,牙松动移位,牙不均匀磨耗等引起。

④急性牙周脓肿:深牙周袋内脓液引流不畅或抵抗力低下时可出现。

⑤牙敏感及根面龋:牙龈退缩使牙根暴露,牙自洁作用差等引起牙对温度刺激敏感,甚至根面龋。

⑥口臭:由牙周袋溢脓和牙间隙内食物嵌塞引起。

⑦逆行性牙髓炎:深牙周袋接近根尖时可引起牙髓逆行感染。

3.诊断与鉴别诊断　牙周炎诊断依据四大特征,即牙龈炎症、牙周袋形成、附着丧失、牙槽骨吸收和牙松动移位。中度以上的牙周炎诊断并不困难,但早期牙周炎应与牙龈炎相鉴别(表4-2)。牙周炎的早期诊断和治疗特别有意义,须通过仔细检查而及时诊断,以免贻误治疗。牙周脓肿还应与根尖周脓肿相鉴别。

表4-2　牙龈炎和早期牙周炎的区别

	牙龈炎	早期牙周炎
牙龈炎症	有	有
牙周袋	假性牙周袋	真性牙周袋
附着丧失	无	有,能探到釉牙骨质界
牙槽骨吸收	无	嵴顶吸收或硬骨板消失
治疗结果	病变可逆,组织恢复正常	炎症消退,病变静止,但已破坏的支持组织难以完全恢复正常

4.治疗　慢性牙周炎的治疗目标应是彻底清除菌斑、牙石等病原刺激物,消除牙龈的炎症,使牙周袋变浅和改善牙周附着水平,并争取适当的牙周组织再生,而且要使这些疗效能长期稳定地保持。牙周组织病治疗的目的是长期保持牙齿的功能、舒适和美观,而不仅着眼于

治疗期间能保留的牙数。为达到上述目标,需要采取一系列的综合治疗。在治疗过程中,还需要根据患者的反应及时对治疗计划进行调整和补充。

(1)局部治疗

①控制菌斑:菌斑在牙面上不断快速地形成,在清洁过的牙面上数秒内即可有新的细菌黏附,因此不能单靠医生的治疗,必须向患者讲明菌斑的危害及坚持不懈地清除菌斑的重要性,指导其掌握发现并清除菌斑的方法。患者每次就诊时,医生应检查和记录其菌斑控制的程度,并反馈给患者,尽量使有菌斑的牙面只占全部牙面的20%以下。

②彻底清除牙石,平整根面:牙周炎患者不论其类型、病情轻重、有无全身疾病和宿主背景,均须彻底清除牙面的牙菌斑和牙石,这是控制牙周感染的第一步,也是目前最有效的基础治疗手段。

③牙周袋及根面的局部药物治疗:大多数患者在根面平整后,组织能顺利愈合,不需药物处理。对一些炎症严重、肉芽组织增生的深牙周袋,在刮治后必要时可用复方碘液处理袋壁。复方碘液有较强的消炎、收敛作用,治疗时应注意避免烧灼邻近的黏膜。

牙周袋内局部放置抗菌药物,可选用的药物有甲硝唑、四环素及其同族药物,如米诺环素、多西环素及氯己定等。牙周袋内的药物治疗只能作为机械清除牙石的辅助治疗,一般只在龈下刮治后视需要才使用,绝不能取代除石治疗。

④牙周手术:基础治疗6~8周时,应复查疗效,若仍有5mm以上的牙周袋,且探诊仍有出血或牙石难以彻底清除,则可视情况决定再次刮治或进行牙周手术。

⑤建立平衡的殆关系:可通过松动牙的结扎固定、各种夹板、调殆等治疗,使患牙消除继发性或原发性咬合创伤而减少松动度,改善咀嚼功能。夹板的设计和制作必须不妨碍菌斑控制。

⑥拔除患牙:对于有深牙周袋、过于松动的严重患牙,如确已无保留价值,应尽早拔除。

(2)全身治疗:大多数轻中度慢性牙周炎患者对洁治和刮治有较好的反应,除非是重症患者或出现急性症状,一般不需使用抗菌药物。但对一些炎症较重的患者,可以在龈上洁治后,先全身给予抗菌药物,对患有糖尿病、消化道疾病、心血管疾病等的慢性牙周炎患者,应积极治疗并控制全身疾病,以利牙周组织愈合。

吸烟者对牙周治疗的反应较差,应劝其戒烟。在戒烟的初期,牙龈的炎症可能有一过性的"加重",探诊后出血有所增加。这是由于吸烟使小血管收缩,致牙龈角化加重的作用被消除。经过戒烟和彻底的牙周治疗,将出现良好的疗效。

(3)维护治疗:大多数慢性牙周炎患者在经过恰当的治疗后,炎症消退,病情得到控制。但若不坚持维护期治疗,病情很容易复发或加重。复查内容包括口腔卫生情况、牙龈炎症及探诊后出血情况、牙周袋深度、根分叉病变、牙槽骨情况、修复体情况等。

(二)侵袭性牙周炎

侵袭性牙周炎(aggressive periodontitis)在临床表现和实验室检查方面均与慢性牙周炎有明显区别,其特点是牙周结缔组织附着和牙槽骨的迅速丧失,牙周卫生较好,但病变进展迅速。该病发生于全身健康者,具有家族聚集性。它包含了旧分类中的三个类型,即青少年牙周炎、快速进展性牙周炎和青春前期牙周炎。旧的命名过分强调发病年龄及疾病进展速度。这类牙周炎虽多发于年轻人,但也可见于成年人。本病一般来说发展较迅猛,但也可出现间歇性的静止期,且临床上对进展速度也不易判断,因此在 1999 年的国际研讨会上更名为侵袭性牙周炎。

1.病因　该病病因不明,但某些特定微生物的感染以及机体防御能力的缺陷可能是引起本病的两个主要因素。

(1)微生物感染:伴放线杆菌是主要致病菌,从患者的龈下菌斑中可分离出此菌,且阳性率为 90%～100%。该菌对牙周组织有毒性和破坏作用,通过产生白细胞毒素杀伤人体白细胞,抑制中性多形核白细胞的趋化功能,产生内毒素及胶原酶等破坏结缔组织和骨的胶原纤维,阻止胶原纤维合成和促进骨吸收。

(2)免疫功能缺陷:研究表明:本病患者有周缘血的中性粒细胞和(或)单核细胞的趋化功能降低,有的学者报道吞噬功能也有障碍。这种缺陷带有家族性,患者的同胞中有的也可患局限型侵袭性牙周炎,或虽未患牙周炎,却也有白细胞功能缺陷。此外,本病可能有遗传背景及种族易感性的差异。

(3)其他:吸烟的量和时间及口腔卫生的好坏也对此病有一定影响。

2.临床表现　据患牙的分布情况,将侵袭性牙周炎分为局限型和广泛型,局限型病变局限于第一磨牙和切牙,广泛型波及全口多数牙。

(1)局限型侵袭性牙周炎:是指牙周组织病变局限于切牙和第一恒磨牙,至少两颗恒牙有邻面附着丧失,其中一颗是第一恒磨牙,非第一恒磨牙和切牙不超过两颗。该病有以下临床特点:

①年龄与性别:本病发病年龄一般较小,可始于青春期前后,因早期无明显症状,患者就诊时常已 20 岁左右,但也可发生于成年人。女性多于男性。

②口腔卫生情况:较好。本病一个突出的表现是早期患者的菌斑、牙石量很少,牙龈表面的炎症轻微,但却已有深牙周袋,牙周组织破坏程度与局部刺激物的量不成比例。

③好发牙位:典型的患牙病损局限于第一恒磨牙和上下切牙,多为左右对称,但早期的患者不一定波及所有的切牙和第一磨牙。1999 年新分类法规定,本病的特征是:局限于第一恒磨牙和切牙附着丧失,至少波及两颗恒牙,其中一颗为第一磨牙,其他患牙(非第一磨牙和切牙)不超过两个。

④X 射线片所见:第一磨牙的邻面有垂直型骨吸收,若近远中均有垂直型骨吸收,则形成典型的"弧形吸收",在切牙区多为水平型骨吸收。

⑤病程进展快:本病进展很快,牙周组织破坏速度估计比慢性牙周炎快 3～4 倍,在 4～5 年内,牙周附着破坏可达 50%～70%,患者常在 20 岁左右即已需拔牙或牙已自行脱落。

⑥早期出现牙齿松动和移位:在炎症不明显的情况下,切牙和第一恒磨牙可出现松动,自觉咀嚼无力。切牙可向唇侧远中移位,出现牙间隙,多见于上切牙,由于殆力的影响致其呈扇形散开排列。后牙移位较少见,可出现不同程度的食物嵌塞。

⑦家族聚集性:家族中常有多人患此病,患者的同胞有 50% 患病机会。其遗传背景可能与白细胞功能缺陷有关。

(2)广泛型侵袭性牙周炎:其特征为受累患牙广泛,广泛的邻面附着丧失,侵犯第一磨牙和切牙以外的牙数在 3 颗以上。其临床特点如下:

①年龄:相对于局限型侵袭性牙周炎,本病发病年龄相对较大,通常发生于 30 岁以下者,

也可见年龄更大者。

②发病部位:广泛的邻面附着丧失,累及除切牙和第一磨牙以外的至少3颗恒牙。

③病变程度:有严重而快速的附着丧失和牙槽骨破坏,呈明显的阵发性。在活动期,牙龈有明显的炎症,呈鲜红色,并可伴有龈缘区肉芽性增殖,易出血,可有溢脓。

④局部刺激物:菌斑、牙石的沉积量因人而异,多数患者有大量的菌斑和牙石,也可很少。

⑤白细胞功能缺陷:部分患者具有中性粒细胞及(或)单核细胞的功能缺陷。

⑥全身症状:患者有时伴有全身症状,包括体重减轻、抑郁及全身不适等。

⑦治疗敏感性:一般患者对常规治疗(如刮治和全身药物治疗)有明显的疗效,但也有少数患者经任何治疗效果都不佳,病情迅速加重直至牙齿丧失。

3.诊断　因本病初起时无明显症状,待就诊时多已为晚期,所以早期诊断及治疗对保留患牙极为重要。如果年轻患者的局部刺激因子与病变程度不一致,如牙石、菌斑等刺激物不多,炎症不明显,但发现有少数牙松动、移位或邻面深袋等,应引起重视。重点检查切牙及第一磨牙邻面,并拍摄X射线片或(殆)翼片有助于发现早期病变。微生物学检查如发现伴放线杆菌或检查中性粒细胞有趋化和吞噬功能的异常,有助于诊断本病。对于侵袭性牙周炎患者时同胞进行牙周检查,有助于早期发现其他病例。

4.治疗

(1)早期治疗,防止复发:治疗基本同慢性牙周炎,洁治、刮治和根面平整等基础治疗必不可少。本病较易复发,应定期复查和坚持后续治疗。复查的间隔期,开始时每1～2个月一次,半年后若病情稳定可逐渐延长。

(2)抗菌药物的应用:由于本病存在与菌斑堆积情况不相符的牙周破坏,病原微生物的控制不只是减少菌斑的数量,更重要的是改变龈下菌斑的组成。单纯用刮治术不能消除入侵牙龈中的伴放线杆菌,残存的微生物容易重新在牙面定植,使病变复发。因此主张全身服用抗生素作为洁治和刮治的辅助治疗。口服四环素或多西环素治疗有效,甲硝唑和阿莫西林(羟氨苄青霉素)两者合用效果尚佳。局部配合使用抗厌氧菌类抗生素治疗,如甲硝唑、米诺环素、氯己定等也有良好疗效。

(3)调整机体防御功能:通过调节机体的免疫和炎症反应过程来减轻或治疗牙周炎。如服用六味地黄丸为基础的固齿丸(膏)数月后,可明显降低复发率,患者的白细胞趋化和吞噬功能及免疫功能也有所改善。吸烟者劝其戒烟。

(4)其他治疗

①牙移位的矫正治疗:病情不太重而有牙移位的患者,可在炎症控制后,用正畸方法将移位的牙复位排齐,但正畸过程中务必加强菌斑控制和牙周组织病情的监控,加力也宜轻缓。

②疗效维护:在牙周炎症控制后,长期疗效由患者的依从性和维护治疗的措施所决定。采用各种必要的手段积极控制菌斑尤为重要。

三、伴有全身疾病的牙周炎

(一)艾滋病

约有30%的艾滋病(acquired immunodeficiency syndrome,AIDS)患者首先在口腔出现

症状,其中不少症状位于牙周组织。

1.病因 HIV感染者由于全身免疫功能的降低,容易发生口腔内的机会性感染,包括真菌、病毒、细菌感染等。对本病患者的牙周炎使用抗生素和龈下刮治有效。

2.临床表现 与艾滋病有关的牙周组织病损有以下几种。

(1)牙龈线形红斑(lineargingival erythema,LGE):在牙龈缘处有明显鲜红的、宽2～3mm的红边,在附着龈上可呈瘀斑状,极易出血。对常规治疗反应不佳;一般无牙槽骨吸收。

(2)坏死性溃疡性牙龈炎:临床表现与非HIV感染者十分相似,但发病迅速、病势较凶、病情严重。

(3)坏死性溃疡性牙周炎:它是由于患者抵抗力极度低下,由坏死性溃疡性牙龈炎或慢性牙周炎迅速发展而成的。在HIV感染者中,坏死性溃疡性牙周炎的发生率达4%～10%,此病早期病变为牙龈乳头坏死、溃疡、疼痛和出血,有严重骨吸收和牙周附着丧失,甚至死骨形成。严重者还可发展为坏死性溃疡性口炎,此种患者的短期死亡率较高。

(4)其他:艾滋病在口腔中的表现还有毛状白斑、白色念珠菌感染、复发性口腔溃疡等,晚期可发生Kaposi肉瘤,其中约有一半发生在牙龈上,需做病理检查证实。

3.治疗

(1)局部治疗:清除牙石和菌斑,可用0.12%～0.20%氯己定含漱剂含漱。

(2)全身治疗:首选甲硝唑,它不容易引起继发的真菌感染。

坏死性溃疡性牙龈炎和坏死性溃疡性牙周炎按常规进行牙周治疗后,疼痛常可在24～36h内消失,但牙龈线形红斑对常规牙周治疗反应较差,难以消失,常需全身使用抗生素。

(二)糖尿病

糖尿病(diabetes mellitus)与牙周组织病有着密切的关系,经研究结果表明,糖尿病本身不引起牙周炎,而牙周炎是糖尿病的并发症。

1.病因 糖尿病的基本病理变化可使牙周组织对局部致病因子的抵抗力下降、破坏加重、加速,使牙槽骨吸收加速,组织愈合缓慢,出现牙周脓肿。牙周组织破坏程度与糖尿病病情有关。

2.临床表现

(1)致病菌:以二氧化碳噬纤维菌、厌氧弧菌和放线菌为主,可区别于慢性牙周炎和侵袭性牙周炎。

(2)病变情况:以切牙和第一磨牙较重,年龄增大后,病情可扩展至其他部位。病情不稳定的糖尿病患者,牙周组织炎症较重,牙龈红肿,易出血,牙周溢脓,牙槽骨破坏迅速,导致深袋和牙明显松动。血糖控制后,牙周炎的情况会有所好转。

3.治疗

(1)全身治疗:针对血糖过高,进行全身系统治疗,控制糖尿病病情。

(2)局部治疗:进行彻底有效的局部治疗,去除局部刺激因素。待血糖稳定、病情控制后,再行复杂的牙周治疗。

四、牙周炎的伴发病变

牙周炎的伴发病变并非独立疾病(冠周炎除外),可发生于任何类型牙周炎患者。

（一）牙周－牙髓联合病变

牙周－牙髓联合病变（periodontal－endodontic combined lesions）是指同一个牙并存着牙周组织病变和牙髓病变，且互相融合连通。感染可源于牙髓，也可源于牙周，或二者独立发生，然而病灶是相通的。牙周炎和牙髓根尖周病的发病因素和病理过程虽不完全相同，但牙周袋内和感染的牙髓内都存在以厌氧菌为主的混合感染，它们所引起的炎症和免疫反应有许多相似之处。因此，二者的感染和病变可以互相影响和扩散，导致联合病变的发生。

1. 临床类型

（1）牙髓根尖周病引起牙周组织病：坏死牙髓中的细菌毒素及代谢产物可通过根尖孔或根管侧支引起根尖周病变或根分叉病变，并进而形成牙周－牙髓联合病变。

①根尖周感染的急性发作形成牙槽脓肿，脓液可沿阻力较小的途径向牙周组织排出（图4－18）。a. 脓液沿牙周膜间隙向龈沟（袋）排脓，迅速形成单一的、窄而深达根尖的牙周袋。多根牙也可在根分叉处形成窄而深的牙周袋。b. 脓液由根尖周组织穿透附近的密质骨到达骨膜下，向颊侧龈沟排出，形成较宽而深的牙周袋，但不能探到根尖。

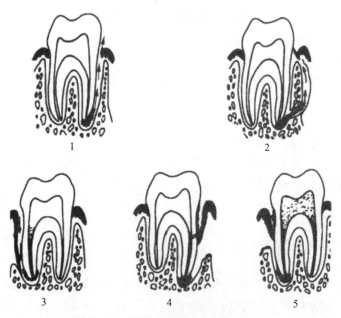

图4－18　牙周－牙髓联合病变的类型

1.根尖病变通过牙周膜向龈沟排脓；2.根尖病变通过骨膜下向龈沟排脓；3.逆行性牙髓炎；4.牙周组织病变通过根管侧支影响牙髓和根尖周组织；5.牙周组织病变与牙髓病变独立并存

②牙髓治疗过程中或治疗后造成的牙周组织病变，如根管壁侧穿或髓腔底穿通、髓腔或根管内封入烈性药（砷制剂、塑化液、干髓剂等）均可通过根分叉区或根管侧支伤及牙周组织。

③牙根纵裂的牙齿也可伴发局限的深牙周袋和牙槽骨吸收。

本类型的共同特点是：a. 牙髓无活力或活力异常。b. 牙周袋和根分叉区病变局限于个别牙或牙的局限部位,邻牙的牙周基本正常或轻微病变。c. X 射线片显示与根尖病变相连的牙周骨质破坏,呈烧瓶形(见图 4—19)。

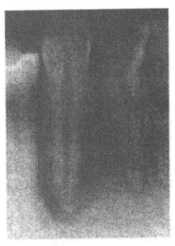

图 4—19　牙周骨质破坏形成"烧瓶形"病变

(2)牙周组织病变引起牙髓病变

①逆行性牙髓炎:由于深牙周袋内的细菌、毒素通过根尖孔或根尖 1/3 处的根管侧支进入牙髓,先引起根尖区的牙髓充血和炎症,日久后,局限的慢性牙髓炎可急性发作,表现为典型的急性牙髓炎。检查时见患牙有深达根尖区的牙周袋或牙龈退缩,牙松动明显。

②长期存在的牙周组织病变,牙周袋内的毒素可通过牙本质小管或根管侧支对牙髓造成慢性、小量的刺激,轻者引起修复性牙本质形成,重者或持久后可引起牙髓的慢性炎症、变性、钙化或坏死。

③牙周治疗也可影响牙髓。根面刮治和平整时,将牙根表面的牙骨质刮去,常使牙本质暴露,造成根面敏感和牙髓的反应性改变。牙周袋内或牙根面的用药(如复方碘液、碘酚、枸橼酸等)均可通过根管侧支或牙本质小管刺激牙髓。

(3)牙周组织病变与牙髓病变并存:指发生于同一个牙齿上各自独立的牙髓和牙周组织病变。当病变发展到严重阶段时,二者可互相融合和影响。

2.治疗　判断患牙是否有保留价值,并应尽量找出原发病变,积极处理牙周、牙髓两方面的病灶,彻底消除感染源。

(1)由牙髓根尖周病变引起牙周组织病的患牙:牙髓多已坏死,应尽早进行根管治疗。若病程长久,牙周袋已存在多时,应尽快开始常规的牙周治疗。本型预后一般较好。

(2)由牙周组织病变引起牙髓病变的患牙:逆行性牙髓炎的患牙能否保留主要取决于该牙牙周组织病变的程度和牙周治疗的预后。如果牙周组织病变能得到控制,可先做牙髓治疗,同时开始牙周治疗,保留患牙;如牙周组织病变已十分严重,不易彻底控制炎症或患牙过于松动,可直接拔牙止痛。

(3)牙周组织病变与牙髓病变并存的患牙:应同时进行彻底的牙髓治疗和牙周治疗。

(4)不能确定病源的患牙:若牙髓活力较差或为死髓牙,可先进行牙髓治疗;若牙髓活力好,则先做系统的牙周治疗和调𬌗。

(二)根分叉病变

根分叉病变(furcation involvement)是指牙周炎的病变波及多根牙的根分叉区,可发生于任何类型的牙周炎。本病下颌第一磨牙发生率最高,上颌前磨牙最低,发生率随年龄增长而上升。

1.病因

(1)菌斑:是本病的主要致病因素。由于根分叉区一旦暴露,该处的菌斑控制和牙石清除就十分困难,使病变加速或加重发展,根分叉病变就是牙周炎向深部发展的一个阶段。

(2)𬌗创伤:是本病的一个促进因素。因为根分叉区是𬌗力敏感区,一旦牙周炎症波及该区,组织破坏会加速进行,常造成凹坑状或垂直型骨吸收,尤其是病变局限于一颗牙或单一牙根时更应考虑此因素。

2.临床表现　正常根分叉区充满着牙槽骨间隔,从龈沟内是探不到的,一旦牙周破坏波及根分叉区,便可从临床上探查到。主要根据探诊和X射线片来判断病变的程度。

(1)Glickman分度:Glickman将其分为Ⅰ、Ⅱ、Ⅲ、Ⅳ等四度(图4-20)。此分类法有利于指导治疗和判断预后。

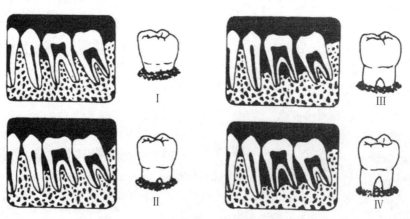

图4-20　根分叉病变的分度(Glickman)

①Ⅰ度根分叉病变:属于病变早期。从牙周袋内能探到根分叉的外形,但不能水平探入分叉内,牙周袋属于骨上袋。根分叉区骨质吸收轻微,X射线片上看不到改变。

②Ⅱ度根分叉病变:根分叉区有骨质吸收,仅限于颊和(或)舌侧,但尚未与对侧相通。探针可水平探入分叉内,但不能穿过。X射线片仅显示根分叉区的牙周膜增宽,或骨密度降低。

③Ⅲ度根分叉病变:根分叉区的牙槽骨全部吸收,形成贯通性病变,探针能水平穿过,但它仍被牙周袋软组织覆盖而未直接暴露于口腔。X射线片显示该区骨质消失呈透射区。

④Ⅳ度根分叉病变:病变波及整个根分叉区,根间牙槽间隔完全破坏,牙龈退缩,使病变

的根分叉区完全暴露于口腔。X射线片所示与Ⅲ度病变相似。

（2）Hamp分度：另一种分度法是Hamp等提出的，它根据水平探诊根分叉区骨破坏的程度来分度（图4-21）。

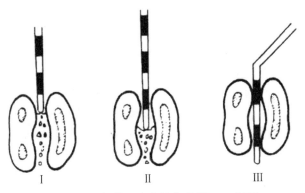

图4-21 根分叉病变的分度（Hamp分度）

①Ⅰ度：用探针能水平探入根分叉区，探入深度未超过牙齿宽度的1/3。

②Ⅱ度：根分叉区骨质的水平破坏已超过牙宽度的1/3，但尚未与对侧贯通。

③Ⅲ度：根分叉区骨质已有"贯通性"的破坏，探针已能畅通。

此外，因根分叉区易于存积菌斑，该处牙周袋有明显炎症或溢脓，探诊后出血，引流不畅易发生急性牙周脓肿。当病变使牙根暴露时，患牙可出现温度敏感、自发痛、根面龋等。晚期患牙可出现咀嚼痛、松动等。

3.治疗

（1）Ⅰ度根分叉病变：牙周袋浅，根分叉相应处牙槽骨的外形较好，仅做龈下刮治术。若袋较深，且牙槽骨形态不佳，不符合生理外形，易造成局部菌斑堆积者，应在基础治疗后，行翻瓣术以消除牙周袋和修整骨外形，以便于患者自我控制菌斑。

（2）Ⅱ度根分叉病变：①对骨质破坏不太多，根柱较长，牙龈能充分覆盖根分叉开口处的患牙，可在翻瓣术清除根面牙石及病变肉芽组织后，以自体骨或人工骨等生物制品填入分叉区，将龈瓣复位至原高度，完全覆盖根分叉开口处，严密缝合，以获得根分叉处的牙周组织再生形成新附着的目的。②对骨质破坏较多，牙龈有退缩，术后难以覆盖根分叉区者，可做根向复位瓣手术和骨成形术，使根分叉区充分暴露，有利于患者自我控制菌斑，防止病变复发。

（3）Ⅲ度和Ⅳ度根分叉病变：因根分叉病变相通，可行颊侧根向复瓣术和舌侧牙周袋切除术来充分暴露根分叉区，以利菌斑控制。对患牙各根病变程度不一者，可在完善的根管治疗后行截根术、分根术或半牙切除术，使根分叉区暴露，保存患牙。除以上治疗外还应调𬌗，减轻其咬合负担。

（三）牙周脓肿

牙周脓肿（periodontal abscess）是指位于牙周袋壁或深部牙周组织中的局限性化脓性炎症，可导致牙周膜和牙槽骨的破坏。牙周脓肿并非独立的疾病，而是牙周炎发展到晚期，出现深牙周袋后的一个常见的伴发症状,一般为急性过程,也可有慢性牙周脓肿。

1. 病因

(1)脓液引流不畅:复杂型牙周袋,特别是累及根分叉区时,脓性渗出物不能顺利引流。深牙周袋内壁的化脓性炎症向深部结缔组织扩展,脓液不能向袋内排出。

(2)牙周组织损伤:牙周治疗时,损伤牙周组织,或将牙石推入牙周袋深部组织。

(3)治疗不彻底:深牙周袋的刮治术不彻底,袋底处的炎症仍然存在,且得不到引流。

(4)机体抵抗力下降:有严重全身疾患(如糖尿病)或机体抵抗力降低时易发生。

2. 临床表现　牙周脓肿一般为急性过程,并可自行破溃排脓和消退,但若不积极治疗,或反复发作,可成为慢性牙周脓肿。

(1)急性牙周脓肿:发病突然,剧烈搏动性疼痛。在患牙的唇(颊)、舌(腭)侧牙龈形成椭圆形或半球状突起,伴有牙龈红肿,表面光亮。患牙有"浮起感",叩痛,松动明显。脓肿后期,脓液局限,可扪及波动感,疼痛减轻,轻压牙龈可有脓液自袋内流出,或脓肿自行从表面破溃,肿胀消退。X射线片显示有牙周袋形成及牙槽骨吸收。脓肿可发生在单颗牙,也可同时发生于多个颗或此起彼伏。患者一般无明显的全身症状,或有发热、局部淋巴结肿大等。

(2)慢性牙周脓肿:由急性期治疗不及时或反复发作所致。一般无明显症状,可见牙龈表面有窦道形成,压时开口处有少许脓液流出。患牙可有咬合不适感,叩痛不明显。

3. 诊断与鉴别诊断

(1)诊断:牙周脓肿的诊断应联系病史和临床表现,并参考X射线片。

(2)鉴别诊断

①牙龈脓肿:局限于龈乳头或龈缘的化脓性感染,呈局限性肿胀,无牙周炎病史,无牙周袋,X射线片无牙槽骨吸收。一般有异物刺入牙龈等明显的刺激因素,在除去异物、排脓引流后不需其他处理。

②冠周脓肿:发生在不全萌出的牙冠周围组织内的局限性化脓性感染,常见于下颌第三磨牙萌出不全者,临床检查可明确诊断。

③牙槽脓肿:与牙周脓肿的感染来源和炎症扩散途径不同,因此临床表现也不同(表4-3)。

表4-3　牙周脓肿与牙槽脓肿的鉴别

症状与体征	牙周脓肿	牙槽脓肿
感染来源	牙周袋	牙髓病或根尖周病变
牙周袋	有	一般无
牙体情况	一般无龋	有龋、修复体或非龋疾患
牙髓活力	有	一般无
脓肿部位	局限于牙周袋壁,近龈缘	范围弥漫,中心位于根尖部
疼痛程度	相对较轻	较重
牙松动度	明显,消肿后仍松动	较轻,治愈后牙齿逐渐恢复稳固
叩痛	相对较轻	很重
X射线	牙槽骨嵴有破坏,可有骨下袋	根尖周有骨质破坏,也可无
病程	相对较短,一般3~4d	相对较长,5~6d

4.治疗

(1)急性牙周脓肿:治疗原则是止痛、防止感染扩散及脓液引流。

①脓肿初期,脓液未形成前:清除大块牙石,冲洗牙周袋并将防腐抗菌药如碘合剂放入袋内,必要时全身给以抗生素或支持疗法。

②脓液形成且局限,出现波动时:据脓肿的部位,选择性进行牙龈表面或牙周袋内引流。切开后应彻底冲洗脓腔,然后涂防腐抗菌药物如碘合剂,禁用过氧化氢液冲洗脓腔,以免因新生氧的气泡进入组织而引起剧痛。切开引流后的数日内,嘱患者用盐水或氯己定等含漱。对于患牙挺出而咬合接触疼痛者,可将明显的早接触点调磨。

(2)慢性牙周脓肿:可在洁治的基础上进行牙周手术,如脓肿切除术或翻瓣术。

(四)牙龈退缩

牙龈退缩(gingival recession)是指牙龈缘向釉牙骨质界的根方退缩致使牙根暴露,在严重的牙龈退缩处可发生牙槽骨吸收。

1.病因

(1)解剖因素:牙齿的唇(颊)向错位使唇侧牙槽骨变薄,在受到殆创伤或正畸力时,骨质易吸收,并发生牙龈退缩。附着龈过窄或唇、颊系带的高位附着也与牙龈退缩有关。

(2)局部刺激因素不正确的刷牙方法(拉锯式横刷)、由于使用过硬的牙刷、牙膏中摩擦剂的颗粒太粗等都可刺激牙龈。特别是牙弓弯曲处的牙齿,易因机械摩擦而发生牙龈退缩和牙槽骨吸收。不良修复体(如低位卡环、基托边缘)的压迫或发生食物嵌塞,也可刺激龈缘。不良用牙习惯如咬硬物等也与牙龈退缩有关。

(3)正畸力与殆力:当牙受到过度咬合力或正畸治疗时,使牙向唇、颊向移动,常发生牙龈退缩。这与唇、颊侧骨板和牙龈组织较薄有关。

(4)牙周炎症治疗后:患牙周炎时有牙周袋壁的炎症、牙槽骨吸收和附着丧失,经过治疗后,炎症消退,牙周袋壁退缩或牙周手术切除牙周袋,致使牙根暴露。

2.临床表现

(1)影响美观:轻者无症状,但当牙根暴露、龈缘高低不齐时,影响美观。

(2)牙根敏感:在牙周刮治后,牙本质直接暴露于口腔内,当受到温度、机械或化学性刺激时,可引起牙激发性疼痛。

(3)食物嵌塞和根面龋:当伴有牙龈乳头退缩时,牙间隙增大,常致食物嵌塞,如未进行邻面菌斑控制,则易发生根面龋。

3.治疗　无论有无明确的原因,一旦发生牙龈退缩,很难使牙龈组织再生和恢复原有的高度和形态,治疗主要是防止其加重。

(1)去除致病因素,消除局部炎症。如采用正确刷牙方法、纠正不良口腔卫生习惯、改正不良修复体、去除食物嵌塞、调整咬合力或正畸力等,并进行叩齿和牙龈按摩以增进牙周组织健康。

(2)轻度、均匀的牙龈退缩一般无症状,不需处理。对于个别牙或前牙的牙龈退缩,牙根暴露影响美观者,可制作树脂义龈,以改善外观。

第七节　牙周组织病的治疗

牙周组织病可能影响全身健康或引发与加重其他疾病,全身状况或系统性疾病也能影响牙周组织健康及牙周组织病的发展与转归。因此,牙周组织病一经明确诊断后,就应根据患者的全身状况、易感性及局部情况尽早制订完善的治疗计划。

一、治疗目标和计划

（一）牙周组织病治疗的总体目标

1. 控制菌斑、去除刺激和消除病变　菌斑是牙周组织病发生的始动因子,细菌及其毒性产物可引起牙龈的炎症,进一步发展使牙周组织破坏成为牙周炎。

2. 恢复牙周组织的生理形态　有利于菌斑控制及维持牙周组织的健康。

3. 恢复牙周组织的功能　及时修复缺失牙、纠正不良口腔卫生习惯、调整咬合关系,以恢复患者正常的咬合功能。

4. 维持长期疗效,防止复发　对患者须进行反复细致、有针对性的口腔卫生指导,使其坚持严格的自我菌斑控制。定期复查、复治并劝其戒烟等使疗效得以巩固,以求长期保存牙齿。

（二）牙周组织病的治疗计划

牙周组织病具有个体特异性和牙位特异性,每位患者的病情表现和进展情况不同,各个牙的病变程度不同,局部的条件也不同,所需治疗的难度和疗效也不同。因此,牙周治疗应强调综合治疗,对每位患者都要针对其具体病情制订相应的治疗计划,应有明确的针对性,治疗应多样化、个性化。治疗还应有一定的次序,必须按计划分先后次序,有步骤地进行系统治疗。治疗程序一般分4个阶段。

1. 基础治疗　本阶段的目的是运用牙周组织病常规的治疗方法消除致病因素,控制牙龈炎症。

（1）指导患者自我控制菌斑,如正确刷牙、使用牙线和间隙刷等辅助工具保持口腔卫生。

（2）施行龈上洁治术、龈下刮治术、根面平整术,以消除龈上和龈下的牙石、菌斑。

（3）消除菌斑滞留因素及其他局部刺激因素,如充填龋洞、改正不良修复体、纠正食物嵌塞、纠正口呼吸习惯及进行必要的牙髓治疗等。

（4）拔除无保留价值的患牙,对不利于将来修复治疗的患牙也应拔除。

（5）在炎症控制后进行必要的咬合调整,建立平衡的咬合关系,必要时可做暂时性的松牙固定。

（6）有明显急性炎症及某些重症患者,可辅以药物治疗。

（7）发现和尽可能纠正全身性因素或环境因素,如全身疾患的控制、用药情况、吸烟等。

在第一阶段治疗结束后的4～6周,应复诊再评估前一阶段疗效。一是观察患者对治疗的反应,二是了解依从性,三是看下一步还需何种治疗。还应进一步了解患者全身情况、自我控制菌斑情况及糖尿病等疾病的控制效果等,据此决定下一阶段治疗计划。

2. 牙周手术治疗　在基础治疗后1～3个月时对牙周情况（袋深度、菌斑牙石控制情况、牙槽骨形态、牙松动度等)进行全面再评估。如仍存在 5mm 以上的牙周袋,牙周组织结构和形态异常、膜龈关系不正常时,需进行手术治疗。其目的是消除患牙牙周袋、清除感染的病变组织、修补骨缺损、恢复牙周组织的正常形态和功能。手术方法包括牙龈切除术、翻瓣术、植骨术、截根术、膜龈手术、引导性组织再生术、牙种植术。

3.修复治疗 一般在牙周手术后 2～3 个月进行,包括缺失牙修复、食物嵌塞矫治,固定松动牙及正畸治疗等。

4.牙周支持治疗 也称牙周维护治疗,一般 3～6 个月复查一次。1 年左右摄 X 射线片,监测和比较牙槽骨的情况。复查内容:患者菌斑控制情况及软垢、牙石量,牙龈炎症及牙周袋深度、附着水平,牙槽骨高度、密度及形态,咬合情况及功能,牙松动度,危险因素的控制情况等。据复查发现的问题制订治疗计划并进行治疗。

以上 4 个阶段的治疗计划视每位患者的具体情况而定,第一和第四两个阶段对每位患者都是必需的,而第二和第三阶段的内容可酌情选择。

二、牙周组织病的基础治疗

牙周组织病的基础治疗(initial therapy)是每位牙周组织病患者都适用的最基本的治疗,目的是消除致病因素,使炎症减轻到最低程度,并为下一阶段的治疗做准备。

(一)菌斑控制

菌斑控制(plaque control)是用物理或化学的方法消除或阻止菌斑的形成,控制牙周的炎症,从而恢复牙周的健康和维持牙周治疗的效果。菌斑控制是治疗和预防牙周组织病的必需措施,是牙周组织病基础治疗的重点。菌斑控制的方法包括机械和化学的方法,以机械方法清除菌斑效果较好。

1.刷牙 是患者自我清除菌斑的主要手段,一般主张每天早晚各刷一次,清除菌斑的重点为龈沟附近和邻间隙。刷牙方法有很多,以水平颤动法和竖转动法较常用(见图 4—22)。

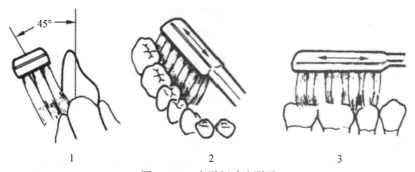

图 4—22 水平颤动法刷牙

1.刷毛以 45°角指向根方,按压在龈—牙交界区,使部分刷毛进入龈沟和邻间隙;2.用轻柔的压力,将牙刷头做近、远中方向短距离的颤动 4～5 次;3.粭面略施力,使毛尖达到点隙窝沟,做前后方向颤动 4～5 次

2.邻面清洁措施 用于清除牙面邻面余留的菌斑。

(1)牙线:对清除牙邻面的菌斑很有效,尤其对牙间乳头无明显退缩的牙间隙最为适用。

(2)牙签:在牙周治疗后,牙间乳头退缩或牙间隙增大的情况下,可用牙签来清洁邻面菌斑和根分叉区。对于无牙龈乳头退缩者,不宜使用牙签。

(3)牙间隙刷:专刷牙间隙牙(根)面的菌斑,适用于牙龈退缩、根分叉贯通性病变及牙邻面外形不规则或有凹面的患牙。

3.化学药物控制菌斑　用有效的化学药物来抑制菌斑的形成或杀灭菌斑中的细菌。

(二)龈上洁治术

龈上洁治术(supragingival scaling)是指用洁治器械去除龈上菌斑、牙石和色渍并磨光牙面,以延迟菌斑和牙石再沉积。龈上洁治术是去除龈上菌斑和牙石的最有效方法,是治疗牙龈炎和牙周炎的最基本措施。

1.适应证

(1)牙龈炎:洁治术是牙龈炎的主要治疗方法,洁治后绝大多数慢性牙龈炎患者可以治愈。

(2)牙周炎:洁治术是牙周炎治疗的第一步,牙周炎是在洁治术的基础上再做龈下刮治术及其他治疗的。洁治术是各型牙周组织病最基本的治疗方法。

(3)预防性洁治:定期(半年至一年)做洁治以除去未曾清除干净的菌斑、牙石,是维持牙周健康、预防龈炎和牙周炎发生或复发的重要措施。

(4)口腔内其他治疗前的准备:如修复缺失牙,在取印模前先做洁治,印模更准确,义齿更合适。正畸前或期间做洁治可消除原有的牙龈炎,并预防正畸过程中发生龈炎。目前,用于龈上洁治的器械有手用洁治器和超声洁治器。

2.手用器械洁治术　手用洁治器需依靠手腕的力量来刮除菌斑、牙石,比较费时费力,手工洁治是基本的方法,是牙周专业医师的基本功。

(1)洁治器:基本结构分为工作端、颈部、柄部。有以下几种类型。

①镰形洁治器:工作端的外形如镰刀,刀口的横断面为等腰三角形,使用的有效刀刃是镰刀前端的两侧刃口。适宜刮除牙齿各个面的菌斑、牙石,较细的尖端可伸进牙周袋内,刮除浅在的龈下牙石。前、后牙各两件,前牙镰形器的工作头呈直角形或大弯形,工作端与柄呈直线。后牙镰形器在颈部呈现两个角度,似牛角形,左右成对,方向相反。

②锄形洁治器:工作端外形如锄,左右成对,为线形单侧刃,呈锐角,使用时锐角置于牙石下方的龈沟内,主要用于去除光滑面上的菌斑、牙石、色渍等。

③磨光器:有橡皮杯、杯状刷、细砂纸片等,可将洁治后的牙面打磨光滑。

(2)基本方法

①器械执握方法(图4-23):改良握笔式握持洁治器,将洁治器的颈部紧贴中指腹(而不是中指的侧面),示指弯曲位于中指上方,握持器械柄部,拇指腹紧贴柄的另一侧,并位于中指和示指指端之间约1/2处。这样拇指、示指、中指三指构成一个三角形力点,有利于稳固地握持器械,并能灵活转动器械的角度。

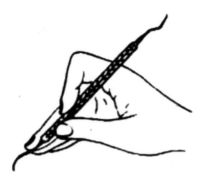

图4-23 改良握笔法及支点

②支点：以中指与无名指贴紧一起共同为支点，或以中指为支点。将指腹放在邻近牙齿上，支点位置应尽量靠近被洁治的牙齿，并随洁治部位的变动而移动。除此之外，口内支点还有同颌对侧支点、对颌牙支点、指－指支点。指－指支点是将左手的示指或拇指深入口内，供右手中指和无名指作支点。还可采用口外支点，此时，应尽量采用多个手指的指腹或指背靠在面部，以增加稳定性。

③器械的放置和角度：将洁治器尖端1~2mm的工作刃紧贴牙面，放入牙石的根方，洁治器面与牙面角应小于90°，大于45°，以80°左右为宜。注意，紧贴牙面的是工作刃尖端，而不是工作刃的中部，这样才能避免损伤牙龈。

④除牙石的用力动作：握紧器械，向牙面施加侧向压力，再通过前臂和腕部的上下移动或转动发力，力通过手部以支点为中心的转动而传至器械，从而将牙石整体向冠方刮除，避免层层刮削牙石。用力的方向一般是向冠方，也可以是斜向或水平方向（图4-24）。用力方式主要是前臂－腕部转动发力。单纯用指力来拉动工作刃，动作比较精细，易于控制，但易使指部肌肉疲劳，不能持久，一般只用于轴角处或窄根的唇舌面。必要时可辅助使用推力。

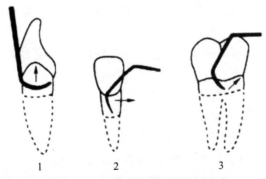

图4-24 洁治、刮治的不同用力方向
1.向冠方用力；2.水平向用力；3.斜向用力

⑤器械的移动：完成一次洁治动作后，移动器械至下一个洁治部位，部位之间要有连续性，即每一次动作应与上一次动作部位有所重叠。当洁治工作从颊（或舌）面移向邻面时，应

157

靠拇指推或拉的动作来转动洁治器柄,使工作端的尖端始终接触牙面,避免刺伤牙龈。

⑥分区进行:将全口牙分为上下颌的前牙及后牙左右侧六个区段,逐区进行洁治。

⑦检查:用探针仔细检查龈沟、邻面,有无残留牙石、牙龈有无损伤和渗血,如有则进行相应的处理。

⑧磨光:全口牙洁治完毕后,将磨光器(橡皮杯轮或杯状刷)安置在低速手机上,邻面以细纸砂片,蘸磨光砂或磨光膏等磨光牙面。

⑨冲洗、上药:3%过氧化氢溶液冲洗、漱口,擦干后上2%碘甘油于龈沟或牙周袋内。

3.超声器械洁治术　超声波洁牙机是一种高效去除牙石的设备,超声波洁治已广泛应用于临床。该法省时、省力且效果好,尤其对去除大块龈上牙石效果较好。

(1)主要构造及原理:超声波洁牙机由超声波发生器(主机)与换能器(手机)组成。工作原理是将高频电能转换成超声振动能,通过换能器上工作头的高频振荡去除菌斑和牙石。每台超声波洁牙机配有多种工作头,如扁平形、尖圆形、细线形等,可依据牙石的部位和大小来选择更换。其喷水装置能减少工作头产热、冲洗牙面。

(2)操作方法

①手机及工作头的消毒:一人一机,防止交叉感染。

②排水、冲洗:每次使用前拆下手机,打开水阀流水冲洗2min以上,以排除管中积水的大量细菌,防止空气污染。

③调整椅位、光源并进行口内消毒:上颌𬌗平面与地面呈45°~60°,下颌𬌗平面与地面平行。让患者用3%过氧化氢或0.2%洗必泰溶液含漱1min,然后用清水漱口,并在洁治区涂布1%碘酊。

④开机及调节功率:术者踩动开关,检查手机是否有喷水、工作头是否振动而使喷水呈雾状,若无喷雾则不能工作。根据牙石多少适当调节输出功率,过大功率可造成牙面损伤,过小则效率低。

⑤开始工作:洁治时以握笔式将手机工作头前部侧缘对着牙面,与牙面平行或呈<15°角,轻触牙石下方,且有支点,来回移动,利用工作头顶端的超声振动击碎并震落牙石。按一定顺序去除全口牙的牙石,避免遗漏。

⑥漱口并检查:嘱患者漱口,将牙石漱去。探针仔细检查,必要时用手用洁治器去除遗漏的菌斑、牙石。

⑦洁治后处理:牙面抛光、冲洗、上药。

(3)注意事项

①超声洁治术禁用于放置心脏起搏器的患者。

②不宜用于传染性疾病患者,如肝炎、肺结核、艾滋病等。

③工作时工作头只能震击在牙石或烟斑上,不宜在牙釉质或牙骨质表面反复操作,不要施过大压力。要不断地移动工作头,不能将工作头停留在某一点,也不能将工作头垂直放于牙面。

④医护人员应有一定防护措施,如戴口罩、帽子、眼罩、手套等。

⑤消毒所使用的器械,避免交叉感染。

（三）龈下刮治术及根面平整术

龈下刮治术（subgingival scaling）是用比较精细的龈下刮治器刮除位于牙周袋内牙根面上的菌斑和牙石。在做龈下刮治时，必须同时刮除牙根表面感染的病变牙骨质及嵌入其内的牙石，使刮治后的牙根面光滑平整（此即根面平整术），以利于牙周新附着形成。龈下刮治术也有超声波刮治和手工刮治两种方法。超声刮治法基本同超声龈上洁治术，只是术前要先探明牙周袋深度与形态、根面及根分叉情况、牙石部位与多少，选用龈下工作头操作时应使工作头与根面平行，以中低档功率做水平向有重叠的迂回运动，从根方逐渐移向冠方。以下主要介绍手用器械及操作方法。

1. 器械及用途

（1）尖探针：探查龈下牙石的数量、位置。

（2）牙周探针：有刻度、钝头，可探测牙周袋位置及深浅。

（3）刮治器：常用匙形刮治器，工作端为匙形，工作刃位于工作端的一侧或两侧，顶端为圆形。断面为半圆形或新月形，底部呈圆滑的凸面，底部侧边与工作面相交形成工作刃。刮治器的弯曲设计使工作端能抱住根面，适应牙根面的外形，因而能进入深牙周袋，并对软组织的损伤很小。锄形刮治器前、后牙各1对，共4件，用于刮除牙根各面的龈下牙石和菌斑。根面锉前、后牙各1对，分别用于近远中面和颊舌面，将牙根面锉平、锉光。

其分通用型和 Gracey 型两种（图4—25，表4—4）。

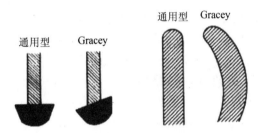

图4—25　通用型和 Gracey 刮治器

表4—4　Gracey 型刮治器和通用刮治器的比较

	Gracey 型刮治器	通用型刮治器
应用区域	7对14支，有区域特异性，适用于不同牙面	仅1对2支，适用于各区各牙面
切刃角度	偏位刃缘，刃与器械颈部呈60°～70°	非偏位刃缘，刃与器械颈部呈90°
切刃缘应用	仅用单侧切刃缘，长而凸的外侧切刃缘为工作缘	两侧切刃缘皆为工作缘

①通用型刮治器：共四件，有两个工作刃均可使用，每一个刃缘可用于多数区域的根面。工作端只在一个方向弯曲，即从顶端至工作起始处有弯曲，不向侧方弯曲。工作面与后方的颈部呈90°角，即从顶端方向观看，工作面与颈部呈90°角。刮治器工作端的大小及颈部的角度和长度可有不同，以适应不同的区域，其可分为如下几种：a. 适用于前牙的刮治器：颈部弯度较小，利于进入前牙的牙周袋。b. 适用于前磨牙的刮治器：颈部有一定的弯度。c. 适用于

磨牙的刮治器:颈部的弯度更大,呈半圆形。

②Gracey 型刮治器:以设计者 Gracey 的名字命名,有 14 种型号,共 7 对,最常用是其中的 4 对,有如下特点。a.区域专用,每支刮治器只适用于一个或数个特定的部位和牙面,Cracey5/6 号用于前牙,7/8 号用于后牙的颊舌面,11/12 号用于后牙近中面,13/14 号用于后牙远中面。b.工作面与颈部呈偏斜角度,即从顶端方向观看,工作面与颈部呈 60°~70°角,这种角度使得工作端进入龈下刮治时,如颈部与牙长轴平行,工作面即与牙面呈最佳的角度,能有效地刮除牙石。c.工作端有两个方向弯曲,即从起始部向顶部的弯曲,以及向一侧方的弯曲,使工作端与牙面贴合得更好。d.工作端只有一个刃是工作刃,虽工作端由两个刃组成,但只有较长的且弯曲较大的一个刃才是工作刃,即靠外侧、远离柄的一个刃是工作刃。

2.方法与步骤

(1)常规消毒和探查:术区 1‰碘酊消毒,并用探针探查龈下牙石的形状、大小和部位,同时了解牙周袋的深度、位置、形状等。深牙周袋刮治前应行局部浸润麻醉或阻滞麻醉。

(2)操作方法:改良执笔法握持刮治器。以中指与无名指紧贴在一起作为支点,或中指作为支点,指腹放在邻近牙齿上,支点要稳固。根据所刮治牙位区域的不同,正确地选择刮治器械。将刮治器工作面与根面平行,缓缓放入袋底牙石基部,然后改变刮治器角度,使工作面与牙根面呈 45°~90°角,以 80°为最佳(图 4-26)。如角度小于 45°,刮治器的刃不能"咬住"牙石,会从牙石表面滑过;如角度大于 90°,则与牙面接触的是刮治器的侧面,而不是刮治器的刃。工作端前 1/3 向根面施加压力,借助前臂—腕的转动,产生爆发力,将牙石去除。也可运用指力,但只是个别牙部位使用。每一下刮治的范围不要过长、过大,为 2~4mm,在刮治过程中由袋底向冠方移动,工作端不要超出龈缘。以冠向为主,在牙周袋较宽时,可斜向或水平向运动。刮治器应放在牙石与牙面结合部,整体刮除,避免层层刮削牙石。每一动作的刮除范围,要与前次有部分重叠,连续不间断,呈叠瓦式,并有一定次序,不要遗漏。刮除龈下牙石的同时,工作端另一侧刃可将袋内壁炎症肉芽组织及残存的袋内上皮刮掉。注意不要遗漏残存的肉芽组织,否则易造成术后出血。刮除牙石后,要继续刮除腐败软化的牙骨质层,将根面平整,直到根面光滑坚硬为止。但也应注意不要过多刮除根面,以免刮治之后敏感。

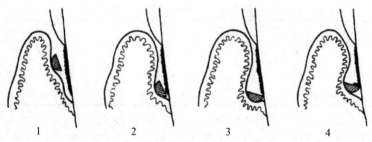

图 4-26 龈下刮治时器械的角度

1.刮治器以 0°角放入牙周袋;2.刮治器进入袋底,牙石的根方;3.改变角度,与根面呈 80°角;4.向冠方用力,刮除龈下牙石

(3)检查、冲洗、上药:刮治完后用探针检查,以确定龈下牙石是否已去净、根面是否光滑

坚硬。检查后用3%过氧化氢液冲洗牙周袋,清除袋内牙石残渣、炎性肉芽组织等。上碘甘油或抗生素类缓释剂,并压迫牙龈,使之与根面贴合。刮治术后6~8周不探查牙周袋。

(四)食物嵌塞的治疗

食物嵌塞(food impaction)的原因有很多,要消除食物嵌塞,首先要找出原因,针对原因进行处理。食物嵌塞有两类,即水平型和垂直型,前者常需修复法矫治,后者可用以下方法处理。

1.选磨法　通过磨改牙齿的外形来消除食物嵌塞,此法适合于一部分垂直型食物嵌塞,如殆面的过度磨损、边缘嵴或溢出沟已磨平、外展隙变窄或有充填式牙尖存在,但邻面接触关系基本正常者。可间断、多次、少量磨改,并同时进行脱敏治疗。

(1)重建或调整边缘嵴:殆面过度磨损和边缘嵴高低不平是食物嵌塞的常见原因,可选合适的磨削工具,调整锐利边缘或过高一端的边缘嵴,恢复其原有外形和高度。

(2)重建食物溢出沟:后牙殆面磨损严重时可使原有的食物溢出沟变浅甚至消失,食物较易嵌入邻面间隙中。此时可用适当工具加宽、加深颊舌侧发育沟或磨出发育沟形态,有利于咀嚼食物从沟内溢出(图4—27)。

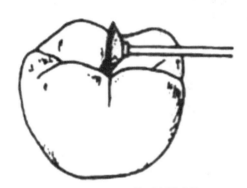

图4—27　用刃状石磨溢出沟

(3)加大外展隙:相邻牙邻面的过度磨损会使接触区变宽形成面接触,颊舌侧外展隙缩小,使食物易嵌入邻面而不易排出。此时可将邻面和轴面角磨改以加大外展隙,缩小过宽的邻面接触区,以利食物溢出(见图4—28)。

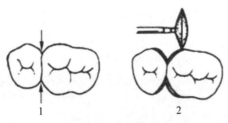

图4—28　恢复外展隙
1.磨改前;2.磨改示意

(4)恢复牙尖的生理形态：磨牙不均匀磨损易形成高陡锐利的牙尖,即充填式牙尖,在咀嚼时较易将食物挤入对颌牙邻间隙。此时应将牙尖磨低,并尽可能恢复到正常生理外形,以消除充填式力量(见图4—29,4—30)。

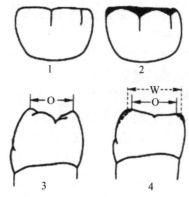

图4—29　恢复牙尖的生理外形

1.𬌗面磨耗,边缘嵴消失;2.黑色区为磨除部分;恢复牙尖,牙尖高度不减;3.正常未磨耗牙的𬌗面宽度(O);4.磨耗后𬌗面变宽(W),选磨后恢复𬌗面正常宽度(O)

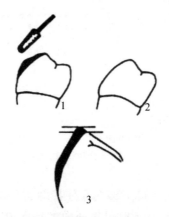

图4—30　恢复牙面的球状外形

1.磨改磨耗小平面;2.磨改后,牙面呈圆滑的球面;3.不恰当地磨改使牙尖高度降低

2.充填体或冠修复　邻接区不紧密时,食物易于进入邻面而造成食物嵌塞,可用充填术或冠修复来消除。

3.拔牙　拔除无功能牙或对咬合功能影响不大的牙,如无对颌的第三磨牙等。

4.正畸矫治　青少年牙排列不齐或先天性牙列稀疏等造成食物嵌塞者,正畸矫治较理想。

5.修复缺失牙　缺牙后应及时修复,防止食物嵌塞。

(五)𬌗治疗

牙周炎发展到一定程度,会出现牙松动和移位,从而导致𬌗创伤,而𬌗创伤又会加快牙周炎的破坏进程。殆治疗(occlusal therapy)是指通过多种治疗手段达到建立起平衡的功能性咬合关系,以利于牙周组织的修复和健康。因此,在牙周炎治疗早期就应纠正殆创伤。殆治疗方法包括磨改牙齿外形、牙体和牙列修复、正畸矫治、正颌外科手术、牙周夹板治疗等,本书仅简单介绍调殆法(选磨法)。

1.调殆的适应证、禁忌证和时机

(1)适应证

①原发性和继发性殆创伤。

②咬合关系异常使咀嚼功能障碍或效率降低。

(2)禁忌证

①无殆创伤的预防性调殆。

②未做菌斑控制等基础治疗者。

③严重松动、移位、无保留价值的牙。

④未获患者同意、理解和配合。

(3)时机牙周手术前和牙周炎症控制后。

2.调殆的意义和目的

(1)意义

①减少咬合对牙周组织的损伤。

②促进牙周组织的愈合和修复。

③提高咀嚼效率。

(2)目的

①增加咬合的稳定性,降低牙松动度,促进牙周组织重建。

②消除食物嵌塞。

③增加患者的舒适感。

3.调殆的选磨原则

(1)指导患者做正中殆和非正中殆位咬合,通过视诊、扪诊、咬合纸、蜡片、牙线等检查,找出早接触或殆干扰点,确定需选磨的牙和部位。

(2)早接触点的选磨原则(图4-31)

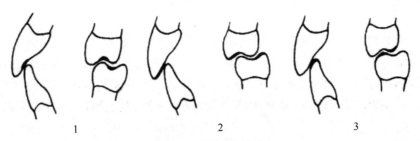

图4-31　选磨点的确定

1.正中殆有早接触,非正中殆正常;2.正中殆正常,非正中殆不协调;3.正中殆有早接触,非正中殆不协调

①正中𬌗有早接触而非正中𬌗正常：应磨改牙尖对应的窝，即上前牙的舌面窝或磨牙的𬌗面窝。

②正中𬌗正常而非正中𬌗有早接触：应磨改与牙尖对应的斜面，即上前牙的舌面窝至切缘或牙尖间的斜面，上颌磨牙颊尖的舌侧面或下颌磨牙舌尖的颊侧面。

③正中𬌗与非正中𬌗均有早接触：应磨改有早接触的牙尖或下前牙的切缘。

（3）𬌗干扰的选磨原则

①前伸𬌗时，多个前牙保持接触，后牙应无接触，若有接触，可磨改上颌磨牙腭尖的远中斜面与下颌磨牙颊尖的近中斜面上的𬌗干扰点。

②侧向𬌗时，工作侧有多个牙接触，非工作侧一般无接触，若有接触，可调磨上牙腭尖或下牙颊尖𬌗斜面的干扰点。

③𬌗干扰的选磨部位均在磨牙的功能性牙尖上，因此磨改时应避免降低牙尖高度和影响正常𬌗。

4.选磨方法

（1）选择大小、形状合适的磨削工具，在有水冷却下进行中速、间断磨改，避免刺激牙髓。

（2）先磨改正中𬌗位的早接触点，尽量保留功能牙尖高度，边查边磨，少量多次，避免过度磨削。

（3）磨改松动牙时，应以左手手指固定松动患牙，减少磨改对牙周的创伤。

（4）调𬌗的牙位多，应分次进行，以免患者肌疲劳后咬合运动失调，影响诊断。

（5）磨改结束后应抛光牙面，以减轻患者不适感及减少菌斑聚集。

（6）对敏感部位及暴露的牙本质进行脱敏治疗。

（六）松牙固定术

松牙固定术是通过牙周夹板将松动的患牙连接，并固定到稳固的健康牙上，形成一个新的咀嚼单位，分散松动牙的𬌗力，减轻松动牙的负担，有利于恢复牙周组织健康。

1.适应证

（1）外伤致牙松动、移位，经复位固定能保留者。

（2）牙周炎常规治疗炎症控制后，患牙仍松动，牙槽骨吸收不足根长1/3者。

（3）牙周手术前后，为防患牙松动、移位加重或出现错位愈合者。

（4）重度牙周组织病，患牙需经根管治疗行骨内固定者。

2.夹板的种类

（1）暂时性牙周夹板：主要利用细不锈钢结扎丝将患牙结扎在一起，并固定于健康的邻牙上，使松动牙暂时固定，也可与复合树脂联合应用。使用期限多为1～3个月，甚至长达1年以上。该法优点是操作简便，色泽较为美观，价格便宜，且可随时修补或拆除，比较方便；缺点是牙面上有附加物，如结扎丝或复合树脂，患者需要一段时向适应，并增加了菌斑控制的难度。

①不锈钢丝夹板（图4-32）：先在基牙远中轴角中1/3处预备0.2～0.3mm深的沟槽，以防钢丝下滑。一般使用直径为0.25mm的不锈钢丝，长度比拟结扎牙总长度的2倍再多5cm，结扎牙至少应包括2个健康牙。注意勿压迫牙龈。

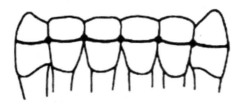

图 4-32　不锈钢丝"8"字结扎法

②树脂夹板:用光固化树脂做夹板,不需要牙体预备,也不损伤牙龈,美观易行。常规清洗拟黏固的牙邻面,预处理后用树脂充填于接触点周围或邻面冠中 1/3 处,应保留龈乳头上方部分牙间隙以利清洁。

③不锈钢丝加树脂联合夹板(图 4-33):用不锈钢丝加树脂黏结的方法做成联合夹板,美观,易抛光,使用舒适。

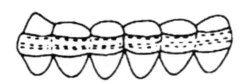

图 4-33　光敏树脂加固结扎丝夹板

(2)永久性牙周夹板:是通过固定式或可摘式修复体制成的夹板,其特点是耐用,能长期保持。固定式平板唇颊侧多采用铸造式连续长环,舌腭侧多采用高基板,患者可自行摘戴,易清洁,同时可修复缺失牙。可摘式夹板多利用连续全冠或联合嵌体将松动牙与基牙连成一整体,形成新的咀嚼单位。如单个牙松动,也可经根管的骨内种植体固定,但种植体种入初期,还需夹板固定一段时间。

3.注意事项

(1)应保持患牙原本正常的位置,不可因扭转牵拉使之移位。

(2)结扎固定后应注意夹板维护,不咬过硬食物或反复频繁磨牙,定期复查,折断或损坏应及时修复。

(3)加强口腔卫生,防止菌斑堆积。

(七)牙周组织病的药物治疗

药物治疗是指用药物控制和辅助治疗牙周组织病、抑制牙菌斑形成,包括针对病原微生物的抗菌疗法、阻断牙周组织破坏过程的阻断疗法和中医中药治疗。

1.药物治疗的目的和原则

(1)药物治疗的种类及目的

①针对病原微生物的药物治疗:是最为理想的治疗方法,从病原因子的层面阻断疾病的发生和发展。菌斑微生物是牙周组织病的始动因子,清除牙菌斑,防止或减缓菌斑的再聚集是治疗牙周组织病、防止其复发的主要途径。

②调节宿主防御功能的药物治疗：牙周组织病的发生不仅与致病微生物有关，也与宿主对微生物的免疫反应和防御功能有关。通过药物的使用，调节宿主的防御功能，阻断疾病的发展，达到治疗牙周组织病的目的。可以从以下环节对宿主的防御功能进行调节：a. 宿主的免疫和炎症反应。b. 基质金属蛋白酶的产生。c. 花生四烯酸的代谢产物。d. 牙槽骨的吸收。

（2）牙周组织病药物治疗的原则

①遵照循证医学的原则，合理用药：以当前最佳的科学证据为基础，考虑是否使用药物治疗及选择适当的药物。

②用药前应清除菌斑、牙石：进行抗菌药物治疗前或同时，必须尽量清除菌斑、牙石，搅乱生物膜结构，以利于药物作用于残余的细菌，达到辅助治疗的目的。

③尽量做细菌学检查及药敏试验：以便有针对性地选择抗菌药物，减少对口腔微生态环境的干扰。

④尽量采用局部给药途径：抗菌类药物，尽量采用局部给药方式，以避免和减少耐药菌株的产生和毒副作用。

2. 牙周炎的全身药物治疗　包括抗菌药物、非甾体类抗炎药及中药等，口服给药较常用。

（1）抗菌药物的全身应用

①优点：a. 药物作用可达深牙周袋底及根分叉等刮治器械难以达到的区域，有助于清除这些部位的致病菌。b. 可深达牙周组织内，如杀灭侵入牙周袋壁的微生物。c. 可清除口腔中牙周生态系以外的病原微生物，如舌背、扁桃体等，防止病原菌在牙周袋内再定植。

②缺点：a. 牙周组织内局部药物浓度相对较低。b. 易诱导耐药菌株的产生。c. 易产生副作用，如胃肠道反应等。d. 大剂量、长时间全身使用抗菌药物，易造成菌群失调，引起叠加感染，如白色念珠菌感染等。e. 疗效受患者依从性影响。

③常用的抗菌药物及用法：硝基咪唑类药物是常用的治疗厌氧菌感染的药物。a. 第一代产品是甲硝唑，又名灭滴灵，能有效杀灭厌氧菌，对牙龈卟啉单胞菌、中间普氏菌、具核梭杆菌、螺旋体及消化链球菌等均有较强杀菌作用，是目前治疗厌氧菌感染的首选药。该药主要副作用有恶心、胃肠道不适等，停药后能消失，严重肝、肾、血液疾病者慎用。b. 替硝唑是第二代产品，作用及副作用似甲硝唑，但疗效更佳、半衰期更长、疗程更短。c. 奥硝唑是第三代产品，抗菌谱与前两代产品相似，不良反应少且轻微。

四环素族类药物为广谱抗生素，该类药在体内分布广泛，对骨组织亲和力强，并可抑制胶原酶活性，在龈沟液中的浓度为血药浓度的 2～10 倍，非常有利于牙周组织病的治疗。常用的有四环素、多西环素（强力霉素）、米诺环素（二甲胺四环素）。该类药副作用有胃肠道反应、肝肾功能损害、牙齿着色等，长期服用会产生耐药菌株或致菌群失调，造成叠加感染。肝肾功能不全者、孕妇及 7 岁以下儿童禁用。

青霉素类药物最常用的是羟氨苄青霉素，又名阿莫西林，是半合成的广谱青霉素，对革兰氏阳性菌及部分革兰氏阴性菌有强力杀菌作用。该药与甲硝唑联合使用治疗侵袭性牙周炎，可增强疗效。本药副作用少，偶有胃肠道反应、皮疹和过敏。对青霉素过敏者禁用。

大环内酯类药物有螺旋霉素、红霉素、罗红霉素等，常用药为螺旋霉素，对革兰氏阳性菌抑制力强，对革兰氏阴性菌有一定的抑制作用。服药后，龈沟液内药物浓度是血药浓度的 10

倍,且药效维持时间长,与甲硝唑合用疗效好。本药毒副作用小,偶有胃肠道不适。

(2)非甾体类抗炎药的全身应用牙周炎有一些炎症因子参与,如前列腺素是牙槽骨吸收最有力的刺激因子,牙槽骨吸收又是牙周炎的重要病理改变。吲哚美辛(消炎痛)等非甾体类抗炎药能抑制前列腺素的合成,阻止牙周炎时牙槽骨的吸收,主要副作用为胃肠道刺激症状。

(3)中医药的全身应用:中医理论认为肾虚则齿衰,肾固则齿坚。用于治疗牙周组织病的中药主要由补肾、滋阴、凉血等成分组成,如以六味地黄丸为基础的固齿丸、固齿膏等,可减缓牙槽骨的吸收,延迟复发。

3. 牙周炎的局部药物治疗　为牙周组织病药物治疗的首选方法,主要是作为牙周组织病的辅助治疗。其用药剂量小,局部药物浓度高,效果可靠,毒副作用小。

(1)牙周冲洗药:牙周冲洗是使用水或抗菌药液对牙龈缘或牙周袋内进行冲洗,以清洁牙周,改善局部微生态环境,是牙周组织病治疗的常用辅助方法。它具有一定的机械清洁作用,但药物停留时间短、浓度低。

①3%过氧化氢(双氧水)液:与组织、血液或脓液中的过氧化氢酶接触后能产生大量气泡和新生氧,有清创、止血、灭菌、除臭等作用,并可改变牙周袋内的厌氧环境,形成有氧环境,抑制和减少厌氧菌的生长繁殖。其用于治疗急性牙周感染,如其对急性坏死性溃疡性龈炎有较好疗效,洁治术和刮治术后用此液冲洗有助于清除袋内残余的牙石及肉芽组织。

②0.12%～0.20%氯己定(洗必泰)溶液:氯己定是双胍类高效、广谱抗菌药,能较快吸附于细菌表面,通过改变细胞膜渗透性而杀菌。对革兰氏阳性和阴性菌及真菌都有很强的杀菌作用,是较常用的牙周冲洗药。

③10%四环素溶液:牙周冲洗后,四环素可吸附于牙根面并在牙周袋内溶解,从而抑菌。

(2)含漱药:能减少口腔内细菌的数量,消除或减少牙面、舌背、颊黏膜等处的微生物,并能抑制龈上菌斑的堆积,阻止致病菌重新在牙面和牙周袋内定植,减少菌斑附着,防止牙龈炎症的复发。含漱药在口腔内停留时间短,很难进入牙周袋深处,故对牙周袋深部细菌无效。

①0.12%～0.20%氯己定溶液:0.20%氯己定每日含漱 2 次,每次 10ml,含漱 1min,能明显减少菌斑的形成,抑制牙龈的浅表炎症。该药副作用小,主要为味苦、牙齿黏膜着色等。

②复方氯己定含漱液:临床常用,内含少量甲硝唑。

③1%过氧化氢液:是一种氧化剂,对厌氧菌有良好的抑制作用。

④复方硼砂溶液:又称朵贝液,有抑菌、收敛作用,临床常用。

(3)牙周缓释、控释药:缓释、控释药指活性药物能缓慢、有控制地从制剂中释放出来,直接作用于病变组织,使病变局部能较长时间维持有效药物浓度的特定药物剂型。缓释药和控释药均通过载体发挥作用,前者施药后 2～3d 即释药 80%～90%,后者恒速释药,维持药物有效浓度时间长,效果较好。常用的有米诺环素凝胶、甲硝唑凝胶等。

(4)涂布收敛药:这类药消毒防腐作用强,可凝固蛋白质,腐蚀袋壁坏死组织,有灭菌、排脓、止痛、收敛作用,但刺激性太强,易使组织产生瘢痕愈合,故已少用。

①碘甘油:含碘化钾、碘、甘油等,有一定的抑菌、消炎、收敛作用,刺激性小,患者可自用。

②碘酚:腐蚀性较强,含碘和酚,有腐蚀坏死组织、消除溢脓、减少炎性渗出等作用。使用

时应注意避免灼伤周围正常组织。

三、牙周组织病的手术治疗

牙周炎发展到较严重阶段后,单靠基础治疗不能解决全部问题,需要通过手术的方法对牙周软、硬组织进行处理,才能获得良好的疗效,从而保持牙周组织健康,延长患牙寿命,维持牙列的完整性。手术治疗主要目的是彻底消除感染,恢复牙周的健康与功能。手术必须在牙周基础治疗后进行,应据病变情况和全身状况综合考虑。

(一)袋壁刮治术

袋壁刮治术(pocket wall scaling)是用手术的方法清除牙周袋壁的感染病变组织,并尽可能保留牙龈组织、减轻创伤程度,促进牙周新附着形成。

1.适应证

(1)牙周袋深 4~5mm,不需行骨修整或骨成形者。

(2)牙周袋涉及牙面少者。

2.手术步骤

(1)将刮匙伸入牙周袋底,以一侧刃缘紧贴袋内壁,由袋底向冠方刮除袋壁的感染肉芽组织。

(2)在术中,用另一手指抵紧牙周袋壁外的牙龈组织面,作为支撑和保护,既利于刮治操作,又可通过指感掌握刮治的深浅、厚度,以避免刮穿牙龈,造成损伤。

(3)对刮至袋壁冠方但仍与牙龈相连的感染肉芽组织,可用眼科小弯剪伸入袋内少许,进行修剪。

(4)用生理盐水反复冲洗,去除袋内刮下的细小肉芽组织,减少出血,清洁术野。

(5)压迫牙龈,使刮除后的袋内壁与牙根面紧贴,外敷牙周塞治剂,保护创面。

3.术后处理 术后 1 周内勿用术区牙齿咀嚼食物,使用含漱剂,保持口腔卫生。术后 1 周复诊,拆除牙周塞治剂,加强自我口腔保健,定期复查。

(二)牙龈切除术

牙龈切除术(gingivectomy)是用手术方法切除增生、肥大的牙龈组织或浅牙周袋,重建牙龈的正常生理外形和龈沟,以利于菌斑控制。

1.适应证

(1)牙龈增生、肥大,有龈袋形成,经基础治疗未能消除者。

(2)后牙区浅或中等深度的骨上袋,袋底不超过膜龈联合,附着龈宽度足够者。

(3)冠周龈片覆盖在位置基本正常的阻生牙𬌗面上,可切除龈片以利牙萌出。

(4)牙龈瘤和妨碍进食的妊娠瘤,在全身状况允许的情况下可手术切除。

2.非适应证

(1)未进行牙周基础治疗,牙周炎症未消除者。

(2)深牙周袋,袋底超过膜龈联合者。

(3)牙槽骨形态不佳及缺损,需行骨手术者。

(4)前牙的牙周袋,牙龈切除术会导致牙根暴露,影响美观者。

3.手术方法和步骤

(1)常规麻醉、消毒、铺巾。

(2)测定牙周袋的深度,并在牙龈表面做标记(图4-34)。

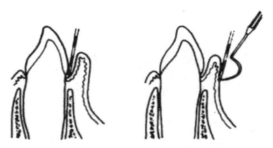

图4-34　牙周探针测量及标记龈袋

(3)用切龈刀在距标记线2～3mm的根方牙龈处切开,与牙长轴呈45°角斜形切至龈袋底,并切断龈乳头,完整去除切断的牙龈组织,刮除残留的肉芽组织和牙石,修整龈缘接近正常生理外形(见图4-35)。

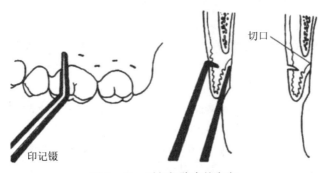

图4-35　牙龈切除术的定点

(4)冲洗,压迫止血,置牙周塞治剂。

4.术后处理　24h内手术区不刷牙,可进软食。可用0.12%氯己定含漱,以控制菌斑。一般不用内服抗菌药,5～7d复诊,除去牙周塞治剂。若创面较大,尚未愈合,必要时可再敷牙周塞治剂1周。

(三)翻瓣术

翻瓣术(flap surgery)是用手术方法切除部分牙周袋及袋内壁,并翻起牙龈的黏骨膜瓣,在直视下刮净龈下牙石和肉芽组织,必要时可修整牙槽骨,再将牙龈瓣复位、缝合,达到消除牙周袋或使牙周袋变浅,促进新附着形成的目的。在基础治疗后1～2个月复查,确定是否需要做翻瓣术。

1.适应证

(1)深牙周袋或复杂性牙周袋,经基础治疗后牙周袋仍在5mm以上,且探诊出血者。

（2）牙周袋底超过膜龈联合界，不宜做牙周袋切除者。

（3）有骨下袋形成，需行骨修整或行植骨术者。

（4）根分叉病变伴深牙周袋或牙周-牙髓联合病变患者，需直视下平整根面，并暴露根分叉，或需截根者。

2.手术步骤

（1）常规麻醉、消毒、铺巾。

（2）切口：应根据手术目的、需暴露牙面和骨面的程度、复瓣水平来设计。

①水平切口：指沿龈缘及龈沟底所做的近远中向的切口，一般需包括术区患牙加左右各一颗健康牙。

②纵形切口：为更好暴露牙根和骨面，常在水平切口的近中端或两端做纵形切口，切口应位于邻牙轴角处的附着龈或超过膜龈联合。一般将龈乳头包括在龈瓣内，以利术后缝合及愈合。

（3）翻瓣：翻起全厚黏骨膜瓣，暴露病变区，用宽的镰形洁治器刮除已被分离的领圈状袋内壁和肉芽组织，然后在直视下刮除根面的牙石，仔细平整根面。

（4）修整软组织并复位：修剪掉龈瓣内面尤其是龈乳头内侧残留的肉芽组织和上皮，生理盐水冲洗创口，将龈瓣复位。

（5）缝合与塞治：龈乳头用间断缝合或悬吊缝合法缝合，纵形切口多采用间断缝合，缝合后创面以牙周塞治剂覆盖。

3.术后处理　术后可用冰袋置术区6h，以减轻术后水肿。刷牙勿刷手术区，可含漱，适当应用抗生素。1周后除去塞治剂并拆线，术后6周内勿探测牙周袋，以免破坏新附着形成。

（四）引导性组织再生术

引导性组织再生术（guided tissue regeneration，GTR）是在牙周手术中利用生物膜性材料作为屏障，覆盖根方的牙槽骨缺损嵴顶与冠方暴露的根面，以机械性阻止牙龈结缔组织、上皮与根面接触并形成一个牙周组织修复的空间，引导具有形成新附着能力的牙周膜细胞优先占领根面，从而在原已暴露于牙周袋内的根面上形成新的牙骨质，并有牙周膜纤维埋入，形成牙周组织的再生，即形成新附着性愈合（见图4-36）。用于手术的膜性材料分为可吸收性膜和不可吸收性膜两类。

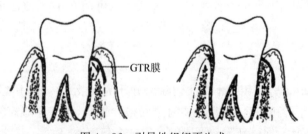

图4-36　引导性组织再生术

1.适应证

（1）牙周组织病的垂直型骨吸收，骨内袋尤其是二壁或三壁骨下袋。

(2)Ⅱ度和Ⅲ度早期根分叉病变而牙龈高度足够者。

(3)仅涉及唇面的牙龈退缩,邻面无牙槽骨吸收且龈乳头完好者。

符合上述适应证患者,需经过牙周基础治疗,包括口腔卫生指导、洁治、刮治和根面平整、调𬌗等,将牙周感染控制之后,才能进行手术。注意,患者吸烟会影响术后愈合。

2.手术步骤

(1)常规麻醉、消毒、铺巾。

(2)切口:应尽量保留牙龈组织,内斜切口切入的位置应在龈缘处,必要时做保留龈乳头切口。水平切口应向患牙的近远中方向延伸1~2颗牙,以充分暴露骨病损。在需要增加瓣移动性时,可在颊侧做垂直松弛切口,切口应超过膜龈联合。

(3)翻瓣:翻开黏骨膜瓣,以充分暴露骨缺损及邻近骨质3~4mm。

(4)清创和根面平整:去除袋内肉芽组织,彻底刮净根面牙石等刺激物,平整根面。清除牙骨质内的内毒素对于新附着的形成至关重要。

(5)膜的放置和固定:依缺损形态修整膜,使膜与牙颈部根面良好贴合,覆盖缺损区和牙槽骨边缘至少3mm,悬吊缝合,固定。

(6)瓣的复位和缝合:黏骨膜瓣盖过膜2~3mm缝合,上牙周塞治剂。术后10~14d拆线,使用不可吸收膜者,术后6~8周应将膜取出。

3.术后处理

(1)术后1~2周内预防性全身使用抗生素,并用0.12%氯己定含漱4~12周,控制菌斑,防止感染。二次取膜手术后,用0.12%氯己定含漱2~3周。

(2)术后8周内每1~2周复查一次,简单洁治,清除菌斑。

(3)术前教会患者使用软毛牙刷刷牙,术后2~3周后可恢复刷牙和牙间清洁措施。定期复诊并进行常规的牙周维护。

(五)根分叉病变的手术治疗

由于根分叉区的特殊解剖结构,洁治和刮治术均较难彻底清除根分叉区的牙石、菌斑,也难以进行长期有效的菌斑控制,因此常需要进行手术治疗。手术治疗的目标是去除根分叉区的炎症组织与坏死牙槽骨、牙骨质,促使根分叉病变愈合,建立牙周新附着。不同程度的根分叉病变应选用不同的手术方法。

1.根分叉病变治疗方法的选择

(1)Ⅰ度根分叉病变:可用洁治、刮治、根面平整治疗。如果根分叉区有深牙周袋或有骨外形不良,在刮治和根面平整后还可采用翻瓣术和骨成形术,使牙周袋变浅,并通过骨外形的修整以形成良好的牙龈外形,利于菌斑控制,从而达到长期保持牙周健康的目的。

(2)Ⅱ度根分叉病变:下颌磨牙的Ⅱ度根分叉病变可考虑植骨术或骨替代品植入术、引导性组织再生术或两者联合治疗,以期获得新附着。难以获得新附着性愈合的深Ⅱ度根分叉病变可采用根向复位瓣术等,以消除牙周袋,充分暴露根分叉区,建立便于进行自我菌斑控制的良好解剖结构。

(3)Ⅲ度根分叉病变:常用截根术、半牙切除术、分根术治疗或拔牙。

2.截根术(root amputation,或 root resection)　是指将患根分叉病变的多根牙中破坏最严重的一个或两个牙根截除,消灭分叉区病变,同时保留牙冠和其余的牙根,继续行使功能(图4-37)。常用于磨牙的Ⅲ度和Ⅳ度根分叉病变。

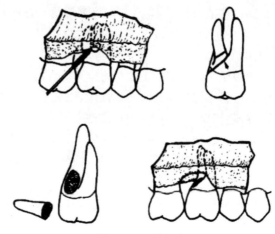

图4-37 截根术

(1)适应证

①多根牙的一个或两个根的牙槽骨破坏严重,且有Ⅲ度或Ⅳ度根分叉病变,而其余牙根病情较轻,牙齿松动不明显者。

②磨牙的一个根发生纵裂或横折,而其他根完好者。

③磨牙的一个根有严重的根尖病变,根管不通或有器械折断于根管内不能取出,影响治疗效果者。

④牙周-牙髓联合病变,有一根明显受累,患牙可以进行彻底的根管治疗者。

(2)手术方法

①翻瓣:常规局麻下翻瓣,暴露根分叉区,彻底刮治、清创,根面平整。

②截根:用消毒高速涡轮手机配裂钻,在根分叉处将患根截断并取出。修整截根面的外形,形成流线形斜面,以利于日后保持口腔卫生。

③密封根管口:在根断面根管口处备洞,用银汞合金或树脂严密充填。

④清创:将根分叉深部及拔牙窝内的病变组织刮净,修整不规则的骨嵴外形。

⑤缝合与塞治:清洗创面后,将龈瓣尽量覆盖截根区的创面,复位缝合。上塞治剂。

(3)术后处理:适当调低牙尖以减轻咬合力,嘱患者尽量不用患牙咀嚼,必要时可用树脂夹板固定患牙3～4周,以利牙周组织愈合。

(4)并发症:最可能发生的是余留牙根的牙周破坏加重或根折。

3.分根术(root separation) 是指将下颌磨牙连冠带根从正中沿颊舌方向截开,使其分离为近、远中两半,形成两个独立的类似单根牙的牙体。这样能较彻底地清除根分叉区深在的病变组织,消除该处的牙周袋,同时也能消除原有的根分叉病变,有利于菌斑控制和自洁(图4-38)。被切割后暴露的牙本质和牙骨质部分,可用全冠修复体覆盖,以减少患龋的可能。

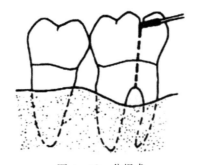

图 4－38　分根术

（1）适应证

①下颌磨牙根分叉区Ⅲ度或Ⅳ度根分叉病变,局部的深牙周袋不能消除者。

②患牙的两个根周围有充分的支持骨,牙无明显松动者。

（2）手术方法

①根管治疗:术前常规根管治疗,髓腔内用银汞合金充填。

②切开:内斜切口,尽量保留龈缘组织尤其是根分叉处,以利于术后形成两个"单根牙"间的龈乳头。必要时可在近、远中做垂直切口。

③翻瓣:翻开黏骨膜瓣,充分暴露根分叉区,彻底刮除病变组织。

④分根:用高速金刚砂钻,从正对根分叉部位沿患牙牙冠的颊舌向发育沟切开,将患牙分为近、远中两半,形成两个独立的单根牙,修整近、远中两半牙体的外形。

⑤缝合与塞治:彻底清创并刮除深部的病变组织,冲洗、止血,龈瓣复位、缝合,放置牙周塞治剂。

⑥制作临时冠:伤口愈合期间应制作临时冠,以利形成牙间乳头。可在 6～8 周后再行永久冠修复。

4. 牙半切除术（tooth hemisection）　又称半切除术,是指将下颌磨牙的牙周组织破坏较严重的一个牙根连同该半侧牙冠一起切除,保留病变较轻或正常的另一半,使患牙成为一个"单根牙",从而消除根分叉病变（图 4－39）。

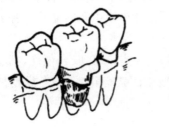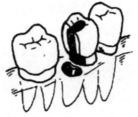

图 4－39　牙半切除术

（1）适应证

①下颌磨牙根分叉病变，其中一牙根周围牙槽骨吸收严重，另一牙根周围组织较健康，患牙尚不松动且能进行根管治疗者。

②需留作基牙的患牙，尤其当患牙为牙列最远端的牙时，保留半个牙可作为修复体的基牙，避免做单端修复体。

（2）手术方法

①术前常规根管治疗，髓腔内用银汞合金充填。

②切口、翻瓣同截根术。如根分叉已完全暴露，也可不翻瓣。

③用高速金刚砂钻，将患牙从牙冠向根分叉部位分为近、远中两部分，切割的位置可略偏向患根侧，以多保留健侧的冠根。

④拔除患侧冠根，刮净拔牙窝及原根分叉区的病变组织，必要时做骨修整。

⑤修整保留侧的断面边缘，形成良好的牙体外形。

⑥龈瓣复位缝合。

⑦伤口完全愈合后，进行牙体或牙列修复。

四、牙周组织病的疗效维护与预防

（一）牙周组织病的疗效维护

牙周组织病的治疗不是一劳永逸的，在积极治疗结束后，应立即进入维护阶段，需要定期复查和进行必要的补充治疗，以确保疗效的巩固。牙周组织病的疗效维护包括自我维护及定期复查和维护治疗两方面。

1. 自我维护　指导患者掌握口腔基本保健方法，如正确刷牙、使用牙线、适当进行牙龈按摩和叩齿等控制菌斑和促进牙周健康的方法。

2. 定期复查　牙周治疗后 3～6 个月应复查一次，牙周检查内容包括口腔卫生状况、牙龈炎症程度、有无牙周探诊出血倾向、牙周袋深度、附着水平及牙松动度等，检查结果应详细记录。必要时检查牙龈指数、菌斑指数、牙周指数等。根据病情半年至一年摄 X 射线片观察牙槽骨、牙周膜等的变化。

3. 维护治疗　根据检查所见，进行相应的治疗。实施必要的龈上洁治术、龈下刮治术、根面平整术、脱敏、调整咬合、矫治食物嵌塞、拔出患牙等。确定复查间隔期及治疗时间。定期维护治疗有助于保持正常的口腔微生态，是牙周整体治疗计划必不可少的重要环节，它对于有效控制菌斑和各种牙周组织病危险因素、预防牙周组织病的复发具有极其重要的作用。

（二）牙周组织病的预防

牙周组织病是一种多因素疾病，它的预防需考虑菌斑、咬合创伤、宿主反应、环境因素、遗传等综合因素。消除菌斑、牙石及其他局部刺激因素，消除牙龈炎症是预防牙周炎最根本且行之有效的手段。

第五章　牙与牙槽外科

第一节　牙拔除术总论

一、概述

牙拔除术是口腔颌面外科最普通和最基本的手术,是治疗牙病和许多相关疾病的一种古老手段。任何手术都是"双刃剑",在获得治疗作用的同时,也给患者机体带来损伤。拔牙能造成出血、屏障破坏、引起菌血症,造成牙列的缺损或缺失,影响口腔功能。拔牙过程中还可能产生许多并发症,有些并发症可能带来严重后果。手术医生不仅要会熟练操作,还要了解全身疾病对拔牙术的影响,以及拔除后可能带来的全身反应。

注射和拔牙都能使患者产生明显的心理恐惧。解读患者的心理状况,缓解患者精神紧张和拔牙恐惧心理是医生应尽的责任。口腔内有大量病源微生物,拔牙属于污染手术,所以一定要无菌操作,避免感染或交叉感染。

二、牙拔除术的适应证

牙拔除术的适应证是相对的。随着口腔医学的进展,过去很多属于拔牙适应证的病牙,现在已能保留。作为口腔医师,首先要考虑牙的保存,必要时请有关科室会诊,以最大限度地保持功能及美观。

1.龋病　严重龋坏,用现有的修复方法已无法修复的患牙可拔除。但牙根及根周情况良好,可保留牙根。根管治疗后以桩核、根帽修复,或做覆盖义齿。牙根保留有利于保持牙槽嵴的丰满度,有利于义齿固位和承托。

2.根尖周病　根尖周病变广泛,已不能用根管治疗、根尖切除等方法保留者。

3.牙周病　晚期牙周病,患牙牙周支持组织大部丧失,患牙非常松动,采用普通和手术治疗均无法取得患牙的稳固和功能者。

4.牙外伤　冠折通常可以保存。冠根折应根据劈裂线的位置和患牙牙周情况综合考虑是否保留;根纵折、根中 1/3 以上折断后患牙松动,或保守治疗无法进行者一般为拔牙的适应证。牙体组织基本完整的脱位或半脱位患牙均应复位保留。

5.埋伏牙　埋伏牙如引起邻牙疼痛和压迫吸收时,在邻牙可以保留的情况下,应予拔除。埋伏牙牙囊间隙增宽,有可能形成囊肿者也应拔除。

6.阻生牙　反复发生冠周炎,引起邻牙牙根吸收或龋坏,阻生牙本身龋坏时则应拔除。

7.额外牙 额外牙使邻牙迟萌、牙根吸收或错位萌出,或导致牙列拥挤,或影响面容美观者均应拔除。

8.滞留乳牙 影响恒牙萌出者应拔除。如恒牙先天缺失或恒牙阻生时可保留。

9.错位牙 致软组织创伤而又不能用正畸方法矫正者应拔除。

10.骨折波及的牙 位于骨折线上,影响复位和愈合的应予以拔除。

11.治疗需要 因正畸治疗需要进行减数的牙;因义齿修复需要拔除的牙;恶性肿瘤进行放射治疗前为预防严重并发症而需要拔除的牙;以及良性肿瘤累及的牙均为拔除的适应证。

三、牙拔除术的禁忌证与术前评估

（一）牙拔除术的禁忌证

拔牙术的禁忌证不是绝对的,应根据患者病情及拔牙是否会引起严重的并发症等全面考虑。必要时,需请有关科室医生会诊后再决定,术前作好周密的准备与可能发生情况的处理对策。各种原因引起的意识障碍或精神障碍者均不适易拔牙。

1.高血压 有明显症状或合并心、脑、肾等损害的高血压患者,应禁忌拔牙。无症状与合并症者,可以拔牙。如血压高于 24/13.3kPa(180/100mmHg) 时,应先行内科治疗,待血压接近正常或稳定后再拔牙。术前应消除患者的恐惧和紧张情绪,在术前 1 小时可给予适量的镇静剂;术中保证无痛,局麻药选用利多卡因为宜,尽量减少手术创伤及注意局部止血;术后继续用降压药物。

2.心脏病 心脏病患者如有下列情况之一者应禁忌拔牙:①6 个月内发生过急性心肌梗死或有不稳定的心绞痛。②有端坐呼吸、发绀、颈静脉曲张及下肢浮肿等心功能衰竭的症状。③不能控制的心律失常。④明显不能控制的高血压。⑤有三度或二度Ⅱ型房室传导阻滞、双束支阻滞者。

对心功能代偿较好的患者,一般可以耐受拔牙。对冠状动脉粥样硬化性心脏病患者,术前应给予扩张冠状动脉的药物,有助于预防并发症的发生。对风湿性心瓣膜病、先天性心血管病及心瓣膜术后的患者,为预防细菌性心内膜炎,须在术前 5~15 分钟肌内注射青霉素 G 80 万 U,并于术后继续用药每日 2 次,至少 3 日。为方便临床应用,现在多使用阿莫西林(成人 2g,儿童 50mg/kg)术前 1 小时口服为标准预防用药。对青霉素过敏者,可改用其他合适的抗生素,如红霉素、克拉霉素等。术前消除患者的紧张与恐惧心理,局麻药宜用 2%利多卡因,确保手术无痛。对病情较重的心脏病患者,应请内科医生会诊作适当治疗,有条件者应在心电监护下拔牙。

3.血液病

(1)贫血:急性再生障碍性贫血患者禁忌拔牙;慢性再生障碍性贫血患者,应经内科治疗,待病情好转稳定后方可拔牙。轻度贫血的患者,如血红蛋白不低于 80g/L,血细胞比容在 30%以上,一般可以拔牙。应预防术后出血和术后感染。

(2)白血病:按病情分为急、慢性两类。急性者应禁忌拔牙。慢性者壮年人居多,有贫血与出血,肝脾、淋巴结肿大,胸骨压痛,血象、骨髓象异常等。如需拔牙应经内科治疗病情缓解后进行,并作好预防出血和感染的准备,方可拔牙。

(3)血小板减少性紫癜:主要表现为皮肤或黏膜有淤点、淤斑及内脏出血,常有鼻出血及牙龈、口腔黏膜出血。女性患者可有经血过多的现象。血液检查血小板减少并有形态异常，出血时间延长及血块退缩不良等。如需拔牙，术前先用止血药物，必要时输新鲜血，待血液检查接近正常值后再拔牙。注意术中止血及术后继续用止血药物。

（4）血友病：遗传性血液病，甲乙型均为男性，丙型为男女共患。大多为抗血友病球蛋白（第Ⅷ因子）缺乏，活性凝血活酶生成障碍。轻微损伤即引起难以制止的出血，出血可达数小时至数周。血液检查凝血时间显著延长，但出血时间、血小板计数、血块退缩试验、凝血酶原消耗试验等均正常。血友病患者一般应尽量避免损伤及施行手术。对必须拔牙者，术前应收住院，先输入新鲜血或新鲜血浆或抗血友病球蛋白，使凝血时间接近正常后再拔牙。手术时尽量减少损伤，创口内填置明胶海绵等止血药物后，牙龈拉拢缝合缩小创口。术后继续输入抗血友病球蛋白或新鲜血，直至创口愈合。

4.肝病 急性肝炎及慢性肝炎活动期，肝功能有明显损害的患者，不应拔牙。是因肝不能利用维生素 K 合成有关凝血因子，而缺少凝血酶原及纤维蛋白原致拔牙后易出血。必须拔牙时，术前应作血液凝血功能检查，凝血功能正常可以拔牙。否则应在术前 2～3 日起给予足量的维生素 K、C 及其他保肝药物等；术中加用止血药物；术后仍继续用药。

对肝炎特别是乙型肝炎患者拔牙，应注意病毒防护，避免院内感染。术中应严格无菌措施，术后将用过的器械、布类等用品均须严密消毒。

5.肾病 急性肾炎和慢性肾炎重证者，不宜拔牙。严重肾病或肾衰竭者，禁忌拔牙。慢性肾炎轻症患者，肌酐清除率大于 50%，血肌酐小于 $132.6\mu mol/L$，临床无症状，一般可以拔牙，但在手术前后应注射足量的抗生素，以预防术后发生暂时性菌血症，导致肾病恶化。

6.糖尿病 糖尿病患者尿糖试验阳性，血糖增高，对感染抵抗力较差，而感染又会加重糖尿病病情。因此，未控制的糖尿病患者不应拔牙。如需要拔牙，空腹血糖应控制在 8.9mmol/L（160mg/dl）以内，手术前后均应给予足量抗生素预防感染。

7.甲状腺功能亢进 甲亢患者基础代谢率增高，甲状腺肿大，眼球突出，双手震颤，心率加快。重症患者禁忌拔牙，以免引起甲状腺危象。如需拔牙，须经治疗后基础代谢率控制在 +20% 以内，心率低于 100 次/分时进行。术前消除患者紧张、焦虑情绪，不用含肾上腺素的局麻药物，术前、术中、术后应监测血压，注意预防术后感染。

8.月经期 患者在月经期拔牙，可引发代偿性出血。一般不主张在月经期拔牙。

9.妊娠期 在妊娠期的前 3 个月或 6 个月以后拔牙，有可能导致流产或早产，应避免拔牙。如必须拔牙，宜在妊娠期的第 4、5、6 个月时拔除，术前要给予适量的镇静剂和黄体酮等药物，可增加安全性。

10.口腔恶性肿瘤 肿瘤区内或肿瘤邻近的牙禁忌拔除，应与肿瘤一并行根治性手术，以免肿瘤扩散。位于放疗野中必须拔除的牙，可在化疗药物配合下，在放疗 2 周前拔除。在放疗期间和放疗后的 3～5 年内，不应拔牙，以免引起放射性颌骨坏死。如必须拔牙，手术前后应给予大量抗生素控制感染，并尽量减少手术创伤。

11.急性炎症期 应根据患者全身状况、炎症发展阶段、手术难易程度等全面考虑决定能否拔牙。如急性炎症已自根尖周扩散波及颌周间隙或颌骨，全身情况较差，或手术复杂，损伤大，拔牙可使感染加重或扩散，应暂缓拔牙。如患者全身状况良好，炎症已局限，手术创伤小，此时在抗菌药物有效控制下拔除病原牙，有利于脓液引流，缩短病程和减少并发症的发生。

在急性炎症期拔牙后,须继续加强抗感染措施,预防感染的加重或扩散。

（二）术前评估

禁忌证的大量存在使得很多患牙不能及时拔除,术前安全评估可以使对禁忌证的把握更加准确。

1.详细询问病史,全面术前检查,关注患牙局部情况的同时,对可能影响拔牙手术实施及预后的各种系统性疾病作出深入的了解和分析。对于患有全身疾病的患者,既要了解所患疾病的类型,更要知道所患疾病的病程和病期,疾病目前控制水平,以便确定当前情况下是否适宜进行手术。同时对疾病发病的前驱症状,应急药物的种类和效果加以记录,以提前发现术中病情的不良逆转,及时有效地采取调控措施。对患者的现用药物逐一筛查,特别注意对拔牙可能产生影响的药物,如抗凝剂等。

基本的检查包括血压,脉搏等生命体征,必要时作心电图,血液生化检查。

2.对口腔情况作全面细致检查,尤其要注意黏膜的色素变化以及牙龈和舌的溃疡或新生物形成。患牙的检查要弄清楚牙体的破坏程度,牙周组织状态,有无瘘管,是否存在增生物。必要时做 X 线检查,充分了解患牙的状况和牙周组织变化,为顺利拔牙做好准备。

四、术前准备

（一）患者术前的思想准备

医师通常会针对患者的病情而进行各种准备,但往往忽视患者心理准备。

一般人都对自己所患疾病有忧虑及焦急心理。多数患者对于拔牙有恐惧心理。此类情况如发生于伴有其他系统疾病的患者,可使伴发疾病因拔牙而加重,甚至产生严重并发症。故应高度重视患者术前的思想准备,以加强患者对治疗的信心及保持情绪上的平衡与稳定。

术前的准备包括应对医院及诊室环境有所布置,使患者一进医院及诊室即有良好的印象。与患者接触的一切工作人员皆应亲切、和蔼、耐心,对患者关心、体贴、同情,耐心听患者叙述病情,并对患者的疑问作出细致的解释,这可增强接受治疗的信心,而这种信心常成为治疗计划能否成功实现的先决因素。

牙拔除术和口腔常用手术,大多在局麻下进行,需要患者的合作及主动配合,故术前应耐心解释。应向患者介绍病情,手术对治疗疾病的必要性,准备进行的手术,术中的感觉,术中应注意的情况及如何配合,估计在术中可能发生的情况,术后应注意的事项等。使患者对治疗有充分的了解,积极主动地配合手术全过程,使手术顺利进行。

（二）术前检查

1.拔牙前必须对患者的情况有全面的了解,故术前首先要详细询问病史。包括:拔牙或其他手术史特别注意对局麻药的反应,术中及术后的出血情况等;对女性患者还要注意是否是妊娠期和月经期;注意患者的全身情况,特别是对前述有关拔牙禁忌证的情况等。必要时应做各种检查,包括胸透、化验等。

2.对口腔情况作全面细致检查,然后检查将要拔除的牙,肯定所要拔除的牙符合拔牙适应证。并告知患者以取得患者的同意。

注意将拔除的牙有无龋病,龋坏的大小,是否作过根冠治疗,是否为死髓牙,有无大的充填体及人工冠牙的大小、形态。牙根的数目及有无弯曲或变异（通过 X 线片检查）,有无骨质增生,牙及牙根与邻牙的关系如何等。

牙周组织情况,有无炎症、肿胀、牙石,牙槽骨的情况,如唇颊及舌侧骨板的厚度,骨的致密度等。

以上检查的目的是要明确下列各问题:拔哪个牙,为什么拔,现在能不能拔,麻醉方法和药物,术中可能出现的情况及对策,准备用什么器械,用什么方法拔除? 如果有多个牙需要拔除,应做出全面计划。一般情况下,一次可以拔除一侧的牙。1 周后,如肿胀及不适已消失,可以再拔另一侧的牙。一次能拔多少个牙,要根据具体的情况决定。病牙的分布情况,牙周组织情况,拔牙的困难程度,手术所需的时间,出血量的多少,是否需要作牙槽突修整,患者的身体健康状况以及对创伤的耐受程度等,皆应在术前全面考虑。

拔牙的顺序应根据具体情况决定。如果一次要拔多个牙,一般应先上牙后下牙,先远中后近中。

（三）患者体位

拔牙时可采用坐位或半卧位。拔上牙时,患者头部应稍后仰,使张口时上颌牙的𬌗平面与地平面成 45°～90°。手术椅的高度大约为患者的上颌与术者的肩部在同一水平,这可使医师上臂自然下垂,便于用力并避免疲劳。拔除下颌牙时,应使患者大张口时下颌牙𬌗平面与地面平行,下颌骨与术者的肘关节在同一高度或更低。术者一般应为右前位,拔下前牙时,应为右后位。

（四）手术区准备

口腔内有多种细菌存在,很难达到无菌的程度,但绝不能因此而忽视无菌操作的重要性。所有应用的器械和敷料均应经严格的灭菌处理。在准备手术野前,应嘱患者取出口内的活动义齿。如牙石较多,应先行洁治。口腔内,特别是术区,可用漱口水冲洗或含漱。如为拔除阻生牙、埋伏牙,或需翻瓣去骨的手术,则口周和面部的皮肤应以 0.5% 碘伏消毒,或用 75% 乙醇擦拭消毒至少 2 次,然后包头,在颌下胸前铺无菌布,或铺孔巾,以覆盖整个面部。口内术区及麻醉穿刺区现在多用 0.5% 碘伏消毒,很少再用 1% 碘酊消毒。可以在口内放置灭菌纱布或棉卷,以隔离手术区,使区内干燥,且可将舌隔开,不致妨碍操作;四只手操作的可由助手吸取唾液及血液,并防止牙及各种碎片滑入咽腔。如有中心吸引的连续吸引装置则更佳。

术者应常规标准手法洗手,流动水冲洗,并戴无菌乳胶手套操作。

（五）器械准备

根据所拔牙位选择拔牙钳及牙挺,并准备牙龈分离器、刮匙。准备作翻瓣、去骨并修整牙槽突时,应准备手术刀、骨膜分离器、骨凿、骨钳、骨锉、持针器、组织镊、剪及缝针、缝线等。总之,应根据手术准备相应的器械。

五、拔牙器械

拔牙器械分为主要器械和辅助器械。主要器械包括牙钳和牙挺。

1. 牙钳　结构是由钳柄、关节和钳喙构成。

分类:按钳喙的不同设计可分为前牙钳、前磨牙钳、磨牙钳、第三磨牙钳、根钳和牛角钳。

2. 牙挺　牙挺由挺柄、挺杆、挺刃三部分组成。

（1）分类:根据用途及形状可分为直挺、弯挺、根尖挺和三角挺。

（2）特点

①牙挺使用时与患牙接触面小，易滑脱造成意外损伤，应注意。

②牙挺的使用有较大的机械效率。

③牙挺不需患牙完整，只要有可靠支点就行。

④牙挺使用比较灵活多样，相应的技术性较高。

（3）牙挺的工作原理：

①杠杆原理：牙挺类似杠杆，支点在重点和力点之间，力臂越长，重臂越短，则重点所获的力越大（图5-1）。

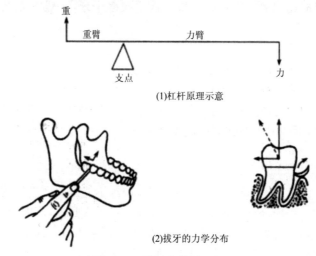

图5-1　牙挺力学原理之一

②轮轴原理：原理与杠杆原理相似，公式为：力×轮半径＝重×轴半径。轮半径越大，轴半径越小，越省力，轮轴原理常与楔力和杠杆原理结合应用（图5-2）。

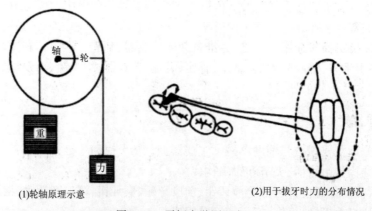

图5-2　牙挺力学原理之二

③楔的原理：牙挺刃在牙根与牙槽嵴之间楔入，此时垂直于挺的力有楔力的作用(图5－3)。

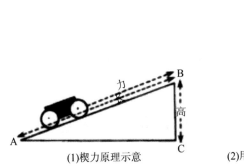
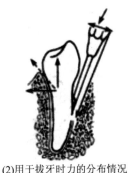

(1)楔力原理示意　　　　(2)用于拔牙时力的分布情况

图5－3　牙挺力学原理之三

（4）牙挺使用时的注意事项

①绝不能以邻牙为支点，以免挺松邻牙。

②除拔除阻生牙或颊侧去骨者外，龈缘水平的颊侧骨板不能作为支点。

③龈缘水平处的舌侧骨板也不应作为支点。

④挺刃的方向要正确，用力必须控制，要以手指加以保护，防止牙挺滑脱。

3.辅助器械　主要有刮匙、牙龈分离器、手术刀、骨膜剥离子、骨凿、锤子、持针器、止血钳、缝针、缝线等。

4.微创拔牙工具　主要有颊拉钩、强力吸引器管、45°角直喷水高速涡轮手机、分牙长裂钻、橡皮咬合垫等。

六、牙拔除术的基本方法和步骤

完成各项术前检查及准备，并且证实麻醉显效后，即可按下列步骤进行操作。

1.分离牙龈　牙龈上皮紧密地附着在牙颈部，必须完全分离，否则拔牙时易撕裂牙龈，造成牙龈撕裂伤，导致术后出血和术后疼痛。

2.挺松患牙　对于死髓牙、较牢固的牙、冠部有缺损或充填过的牙，应先用牙挺挺松后再用牙钳，否则，易将患牙拔断。

3.安放拔牙钳　安放拔牙钳时应注意：①正确选用拔牙钳。②正确安放拔牙钳。③钳喙要夹紧牙体，喙尖要靠近颈部以下的牙骨质处。④要检查钳喙在运动中不伤及邻牙。⑤再一次核对牙位，以免拔错。

4.拔除患牙　牙钳夹紧牙体后要经过摇动、扭转和牵引等用力方式将牙拔出。注意：摇动时尽量向骨质薄弱的方向用力，有利于扩大牙槽窝，而且不宜断根。扭转只适合单根牙且牙根较圆较粗的，如上颌前牙。牵引应与以上两动作相结合，向阻力较小的方向进行。

5.处理拔牙创口　用刮匙搔刮牙槽窝，刮去碎骨片、碎牙片及牙槽窝底的炎性肉芽组织，以免引起术后出血、疼痛、感染等并发症。过高的牙槽中隔、骨嵴或牙槽骨壁，会妨碍创口愈合并引起疼痛，影响义齿修复，应用咬骨钳或骨凿进行修整。牙槽窝在牙拔除后都有不同程度的扩大,应用手指垫纱布或棉球,做颊、舌侧向压迫,使之复位。有牙槽骨骨折者,也应立即压迫复位。但如骨折片已游离并与骨膜大部分脱离,则应去除。拔多个牙时,因创口较大,易出现龈缘外翻,应予缝合。经以上处理后,在拔牙创口表面,置消毒纱布棉卷,嘱患者咬紧,30分钟后去除。有出血倾向的患者,应观察30分钟,不再出血后方可离去。

6.拔牙后注意事项　拔牙当日不要刷牙、漱口,以预防出血。当日可进软食,食物不宜过热,避免用拔牙侧咀嚼。拔牙后勿用舌舔、手摸创口,更不宜反复吸吮,以便保护拔牙创内的凝血块,有利于创口的愈合,防止术后出血。

第二节　一般牙拔除术的特点

一般牙指牙体基本完整,萌出基本正常的一类牙齿。不同的牙齿有不同的牙根形态和不同的牙周结构。故拔除时也各有特点。

1.上颌切牙　上颌切牙均为单根,中切牙根的横断面为圆形。侧切牙根的横断面为椭圆形。一般牙根较直,偶有侧切牙根端向远中弯曲者。唇侧骨板较薄,腭侧骨板较厚。拔除时以钳拔法为主,先向唇侧摇,再向腭侧摇,逐渐扩大牙槽窝,适度施以旋力即可拔除(图5-4)。

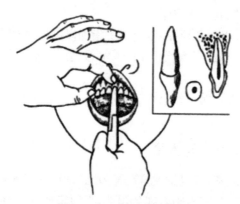

图5-4　上颌切牙拔除术

2.上颌尖牙　为牙根最长的牙齿。单根,横断面为圆三角形。唇侧骨板较薄,突出于骨外,腭侧骨板较厚。钳拔法摇动时应先向唇侧摇,注意不要造成唇侧牙槽骨板骨折。循序渐进,也可施以小幅旋力,摇松后向唇殆向拔出。牙钳夹持时若唇腭向不能有效夹持,也可近远中向夹持。注意,摇动时用力过大会造成断根。

3.上颌前磨牙　可以是单根,但根端为多有分叉;也可以是双根,多根发生率不高。根横端面为哑铃型。颊侧骨板较薄,拔除时可先挺动后用牙钳拔除。钳拔时应先向颊侧摇、后向腭侧摇,向腭侧摇的力量应小一些,以免腭侧根折断。前磨牙近远中颈较小,断根后取出较困难。

4.上颌磨牙　上颌磨牙为三个根,颊侧两个根较靠近,相对细小,腭侧根粗大而较直,横断面为圆形。颊腭根分叉较大。第一磨牙颊侧有颧牙槽嵴加强,所以颊、腭侧骨板都比较厚。第二、第三磨牙颊侧骨板相对较薄。应注意牙根与上颌窦的关系,必要时结合X线观察。根分叉较大或牙根与上颌窦较近者,应先分牙,然后逐根拔除。

拔除时应先挺松,然后用牙钳摇动,逐渐扩大牙槽窝口径,松动到一定程度时拔除。

第二、三磨牙根分叉相对较小,拔除方法与第一磨牙相同,拔除相对容易,但应注意不要造成上颌结节骨折。

5.下颌切牙及尖牙　上颌切牙均为单根,断面呈扁平状,根细而直,唇舌侧骨板均较薄,通常用钳拔法拔除。夹持时应注意不要夹住邻牙,由于结石较易附着,摇动时应注意不要损伤邻牙,要先大致去除结石然后在拔牙。

下尖牙大多为单根,偶有根端处分叉的报道,少数根端1/3弯向远中,唇舌侧骨板比切牙稍厚,摇动幅度要小,可施以小幅度旋力,要防止舌侧骨板骨折。

6.下颌前磨牙　下颌前磨牙多为单根,极少有分叉,根锥形,一般较直,偶有根端弯曲或根端膨大。颊舌侧骨板厚度相当,牙槽骨弹性较上颌小,拔牙阻力较大。拔除宜先挺松而后钳拔,摇动时先向舌侧摇,拔出略向颊方向(图5—5)。

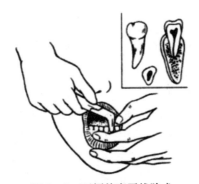

图5—5　下颌前磨牙拔除术

7.下颌磨牙　一般为近中、远中两根,也有远中根分为颊舌两根的。第一磨牙根分叉较大,牙根横断面扁平,根端向远中弯曲。颊舌侧骨板均较厚,舌侧骨板相对薄弱一点(见图5—6)。

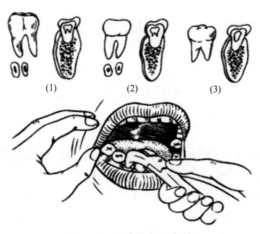

(1)　　　　(2)　　　　(3)

图5—6　下颌磨牙拔除术

拔除有几种选择。第一:先挺松,然后钳拔。第二:先分牙而后挺松,钳拔。第三:牙周破坏明显者可直接选用钳拔。钳拔时可选下磨牙钳或牛角钳,摇动应小幅度,拔出宜向舌向牵出。

下颌第二磨牙个体相对小,牙根相对细,根分叉不及第一磨牙大,根端常向远中弯曲,有一定比例的融合根。舌侧骨板较薄,拔除宜先挺松后钳拔,钳拔法摇动时多向舌侧摇,拔出时向舌颌向牵出。

下颌第三磨牙由于解剖变异大,多阻生,放在阻生牙拔除术中叙述。

第三节 牙根拔除术

一、残根和断根及断面高点

残根:由于龋蚀破坏,遗留在牙槽窝内时间较久的牙根。由于残根长期受慢性炎症的困扰,其表面多有龋蚀,牙周膜间隙增宽,根端肉芽组织形成,加之牙槽骨吸收,根位置较突出,一般来说,拔除时相对容易。但有些牙根受炎症反应影响,牙根与牙槽骨粘连,牙根龋蚀破坏后韧性、弹性降低,拔除也比较困难。

断根:由于外伤或拔牙时牙根折断,遗留在牙槽窝内的牙根。断根牙周情况一般比较接近正常,在牙槽窝内位置可高、可低,与残根相比,拔除相对困难。

临床上断根大多发生在拔牙术中。术中造成断根的常见原因有:牙钳安放不当,钳喙长轴与牙体长轴不一致,或安放不到位,仅夹住牙冠;牙钳选择不当,钳喙与牙冠不吻合;牙冠破坏较重或颈部楔缺较深;老年人牙槽骨钙化增加,牙体组织变脆;死髓牙,去髓牙,牙体组织脆性增加;牙根异常,包括细小根,异常弯曲,额外根;拔牙时施用暴力,急于求成等。

断面高点:牙根折断后,如果是一不规则的单斜面,那么断面最近殆方的点即为断面高点。断面高点的意义在于此处牙体弹性较大,撬和楔皆易产生脱位运动,所以应在此处安插牙挺。

原则上所有牙根皆应完全拔除,以免引起术后疼痛,愈合障碍,引起慢性化脓性炎症等并发症。但是,根端无明显炎症,根端1/3折断者,拔除有困难或可能引发严重拔牙并发症者可以不拔。经过长期临床观察证明,此类牙根可以长期存留体内而无任何不良反应。

位置较高的残根和断根,可以经根管治疗后作覆盖义齿,不必强调全部拔除。

二、牙根拔除的手术方法

1. 根钳拔除法 适用高位残根或少量去除牙槽骨即能夹持的断根。尽可能夹持较多牙根,避免夹碎或夹滑牙根给拔根造成更大困难。

2. 牙挺拔除法 常用根尖挺或窄小牙挺,有弯直两种。直挺较常用,弯挺虽能避开邻牙、口角阻挡,便于安插,但不易施力。牙挺拔根多用楔和撬法,支点选择大多是牙槽窝壁、牙槽间隔。最关键的一点是把牙挺安插到牙周膜间隙。断面高点处是安插牙挺的适宜位置,没有断面高点可以用辅助方法来制造一个断面高点。增隙法可以提供安插牙挺的空隙和牙根侧向移位的空间。但应注意不要损伤根端的上颌窦或下牙槽神经等。

若牙根较短,挺松后缺乏颌向牵出的力量,可以用探针或扩大针插入根管内,轻轻提出。

下颌多根牙,一个根拔除后,另一根仍较稳固,可尝试用"丁"字挺去除根间隔,而后拔出牙根,但需注意"丁"字挺用力过大易造骨折。

3.翻瓣去骨法　适用于上述方法均不能拔出的,位置较深的牙根。方法已在拔牙的基本方法内叙述,请参考(见图5-7)。

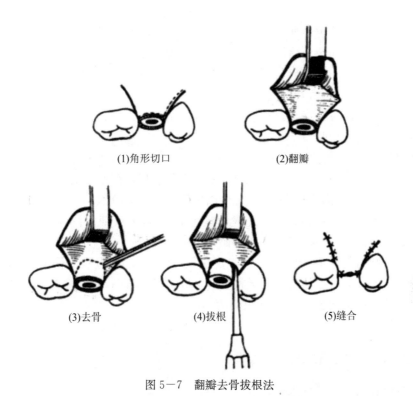

(1)角形切口　　　　　(2)翻瓣

(3)去骨　　　　(4)拔根　　　　(5)缝合

图5-7　翻瓣去骨拔根法

第四节　阻生牙拔除术

阻生牙是指牙齿在发育和萌出的过程中,受各种因素的影响,只能部分萌出或完全不能萌出的一类牙。形成阻生牙的原因有多种,最常见的因素是患牙萌出较晚,缺乏足够的萌出位置而引起。临床上最常见的阻生牙为上颌智齿,其次是上颌智齿和尖牙。下面将下颌智齿为例,叙述阻生牙的拔除方法。

一、下颌智齿的应用解剖

1.位置与比邻　下颌智齿位于下颌角与下颌体的交界处。此处解剖结构薄弱,应力较为集中,是骨折好发处。所以下颌智齿拔除时,在去骨、增隙或挺出时一定要注意不要使用暴力,以免引起下颌骨骨折。

下颌智齿位于牙列末端,整体处在下颌体的舌殆侧,颊侧骨板较厚,所以颊侧去骨困难,但适宜作为支点。舌侧骨板较薄,不适宜作支点,挺出时易发生骨折,如果智齿向上拔除困难,也可以选择从舌侧脱位。

下颌智齿与下颌骨关系复杂,根据阻生情况不同,下颌智齿根尖部可以在下颌管上方、接近或牙根嵌入下颌管内。取根时应避免盲目操作,防止牙根推入上颌管内,造成神经和血管的损伤。

智齿的内侧下面有舌神经通过,舌侧切开或去骨时应避免其损伤。

智齿后有磨牙后垫和磨牙后凹。磨牙后垫常被智齿推压、变形,内含疏松结缔组织,术后易出血和水肿。磨牙后凹位智齿与下颌升支前缘之间,内有来源于下牙槽血管的小动脉和小静脉,拔牙时损伤了这些小血管,会造成术中或术后出血。

颊肌的下头肌腱附着于喙突,下颌升支前缘,甚至可以达到智齿的远中。分离时较困难,损伤后易造成术后疼痛和张口受限。

2.牙体解剖

(1)牙冠:一般比第一、二磨牙个体要小,发育沟不清晰,有较多副沟。发育沟可以作为劈分时安放凿子的位置,颊沟劈分失败后,也可以用舌沟作为劈分点。由于牙冠萌出不全,在牙冠被牙槽骨覆盖处有牙囊存在。这些牙囊常易感染,内含大量细菌,被易引发冠周炎或间隙感染,拔牙后一定要刮除干净,以免引起出血或感染。

(2)牙根:下智齿的牙根变异最大,类型有单根,融合根,结合根,双根和"U"根,也有三根者,临床虽少见,但拔牙时最易折根。牙根多有过度或异常弯曲,有些弯曲甚至到达 90°,拔除时易折根。术前应结合 X 线弄清楚牙根的情况。

左右阻生智齿的相似率达 70% 以上,一侧拔除后可以帮助判断另一侧智齿的情况。

二、阻生牙拔除的适应证

1.阻生智齿反复引起冠周炎者。

2.阻生智齿本身龋坏严重或已引发牙髓炎者。

3.阻生智齿造成第二磨牙远中食物嵌塞或引起第二磨牙龋坏者。

4.阻生智齿被疑为某些不明原因疼痛的病灶者。

5.牙列拥挤正畸治疗的预防性拔除。

6.完全埋伏的阻生智齿有形成囊肿的可能性。

三、分类

1.按第三磨牙的牙体长轴与第二磨牙长轴的位置关系分为:垂直阻生,近中阻生,水平阻生,远中阻生,颊向阻生,舌向阻生,倒置阻生(见图 5—8)。

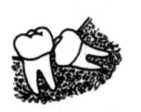
近中阻生

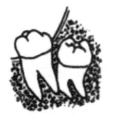
远中阻生

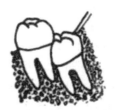
垂直阻生

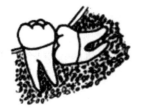
水平阻生

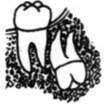
倒置阻生

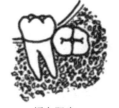
颊向阻生

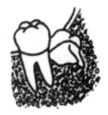
舌向阻生

图 5－8　下颌阻生第三磨牙分类

2.根据牙在骨内深度分为高位、中位和低位。

高位：牙的最高点或高于下颌𬌗平面。

中位：牙的最高点低于𬌗平面，但高于第二磨牙的牙颈部。

低位：牙的最高点低于第二磨牙的牙颈部。

3.根据牙在牙列中的位置分为颊侧移位、正中位、舌侧移位。

四、术前检查

1.全身检查　从拔牙的禁忌证着手了解情况,可通过辅助检查了解患者全身情况,必要时做 HIV 检查。另外,年龄越大,骨质弹性越差,手术难度相对加大。

2.局部检查

(1)颌面部软组织有无红肿、瘘管、颌下淋巴结有无肿大、压痛。

(2)阻生牙的萌出,倾斜程度,确定阻生类型。

(3)第二磨牙龋坏情况,松动度。

(4)冠周有无红肿,盲袋情况,有无溢脓现象。

(5)黏膜有无溃疡,糜烂。

X线检查:根尖片常用。应注意观察:阻生位置类型,牙根与上颌管的关系。牙根的数目,弯曲变异度,第二磨牙远中有无吸收破坏,牙槽骨有无吸收。有无牙囊阴影等。

五、阻力分析

由于阻生牙拔除术比较复杂,拔除前需要对其作阻力分析,并设计出解除各种阻力的方法。准备充分,才能减少手术的盲目性。

1.牙冠部阻力　包括软组织阻力和骨组织阻力。由于萌出不全,软组织很可能全部或部分包绕覆盖牙冠,应作切开以消除软组织阻力,还能避免软组织撕裂。牙冠有骨埋伏时,用增隙或去骨方法消除。

2.牙根部阻力 短根、单根、锥形根,根尖即使略向远中弯曲,骨阻力也较小,较易直接挺出。双根、多根、根分叉较大者或"U"形根,根部阻力较大,难以整体脱位,用分根或去骨法,或二者结合应用,解除阻力,分别拔除。

3.邻牙阻力 一般是第二磨牙产生阻碍第三磨牙脱位的阻力,尤其近中倾斜阻生和水平阻生。常常需要劈分患牙达到解除邻牙阻力的目的。

六、拔除方法

1.麻醉 常规下牙槽神经及舌神经阻滞麻醉,颊侧及远中作浸润。麻药内含有肾上腺素,翻瓣时出血减少,手术野清晰。

2.冲洗 彻底冲洗冠周盲袋并在盲袋内滴入庆大霉素或其他抗生素液体。切开翻瓣后发现有污染物,仍需冲洗干净。

3.切口 一般有纵、斜两个切口。纵切口位于第二磨牙远中,最好在下颌升支外斜线的舌侧,长度以充分暴露阻生智齿为宜,一般为1～1.5cm。斜切口从第二磨牙远中斜向前下,除非必要,一般不要切到龈颊沟底部,否则出血较多,术后可有明显肿胀。一般切开到膜龈联合即可。切开时要切透黏骨膜全层,不然,分离翻瓣时易及撕裂黏骨膜瓣。用剥离子翻开黏骨膜瓣,显露患牙及牙槽骨(图5-9)。

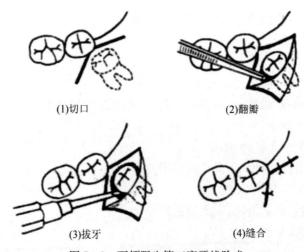

(1)切口　　　　　　　　　　　(2)翻瓣

(3)拔牙　　　　　　　　　　　(4)缝合

图5-9　下颌阻生第三磨牙拔除术

4.凿骨 去骨主要是去除颊侧及远中的骨质覆盖,凿骨量以露出牙冠的最大周径为宜。去骨时可以用骨凿或牙钻去骨。现在已有了专门用于分牙和去骨的大角度异形高速手机和专门的去骨分牙车针。牙钻去骨比较平稳,避免了锤凿的震动。最大的问题是黏骨膜瓣易被卷入而撕裂,应作好相关的保护。去骨后若无邻牙阻力,多数单根牙可直接挺出。去骨不仅会造成牙槽突低平,还可能引发许多术后并发症,如疼痛、干槽症等。如果能用增隙法或分牙法解除阻力,尽量不要采用。

5. **劈分** 双根牙,牙根有异常弯曲,有邻牙阻力,缺少脱出口径的病例应采取分牙措施来解除阻力。分牙有纵分,斜分和横分三种情况(图 5-10)。

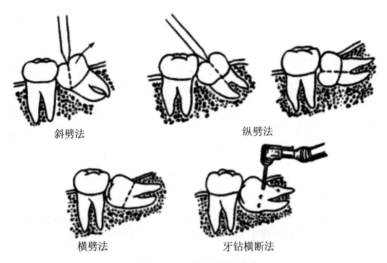

斜劈法　　　　　　　　纵劈法

横劈法　　　　　　牙钻横断法

图 5-10 阻生牙的劈分

分牙的方法也是有骨凿劈分和牙钻分牙两种,或二者结合。骨凿分牙的要点有:①牙冠的最大周径应外露。②劈分线要有完善的设计。③骨凿应安放在颊沟或舌沟处,易劈开。④锤击要体现"脆"字。⑤劈分时下颌角处要给予固定。⑥用牙钻磨出一条沟来,容易劈分。⑦完善保护,防止凿子滑脱,损伤周围软组织。

6. **拔除患牙** 劈分后分块拔除。如根部阻力仍较大,可以用增隙法解除。拔出时不可使用暴力,避免造成牙槽骨或下颌骨骨折。使用楔力时注意不要把牙根压入下牙槽神经管。舌侧骨板较薄,易发生骨折,但𬌗向脱位有困难,也可去除舌侧骨板,选择从舌侧脱出。从颊侧下挺,有时会把断根推向舌侧的舌下或颌下间隙内。如发现牙槽窝突然空虚,断根被推入到舌侧间隙内时,应马上用食指触摸舌侧。如能摸到可按住不动,用刮匙刮出。若摸不到,可由X线片定位,作舌侧附加切口,给予取出。

七、拔牙创的处理

1. 刮除分牙和去骨遗留于牙槽窝内的碎牙片,碎骨片。

2. 刮净牙槽窝边缘部遗留的牙囊组织。

3. 牙槽窝内出血不足,应搔刮牙槽窝壁,使血液充盈牙槽窝,形成良好的血凝块,但注意空虚的牙槽窝底应不要用力刮治,防止损伤下牙槽神经。

4. 复位变形的牙槽骨,使创口缩小。修钝锐利的牙槽骨边缘。

5. 缝合切口,但不要缝合太紧,术后易出现肿胀。如果损伤较大,可以用碘仿纱条或碘仿海绵填塞以预防干槽症。

6.用纱卷压迫创口止血,嘱患者咬紧,压迫 40～60 分钟,吐出纱卷。

7.必须时可静脉给予抗生素及激素,以预防感染,减少疼痛和肿胀,给予适当口服的止痛药物。

第五节　拔牙创的愈合

拔牙创的愈合受多种因素的影响,愈合的快慢主要取决于机体的状态、拔牙损伤的大小和术后处理是否得当等。一般拔牙创的愈合过程可分为四个环节。

1.拔牙创出血及血块形成　拔牙后,拔牙创经刮治后很快充满血液,于 15 分钟左右形成血凝块而将创口封闭。血凝块的形成有保护创口、防止感染、促进创口正常愈合的功能。如血凝块因故脱落或形成不良,或没有形成血凝块,创口愈合就会出现障碍,牙槽感染、疼痛等并发症发生的会明显增加。

2.血块机化　拔牙后,牙龈组织收缩,使拔牙创口变小,这是保护血块及促进愈合的一种反应。最早在术后 24 小时左右,即有成纤维细胞自牙槽骨壁向血凝块内延伸生长,标志着血凝块机化的开始。3 天左右,可见其形成束状,成为幼稚的无定形样结缔组织纤维。这一过程大约至 20 天以后才最终完成。

3.骨组织的修复　新骨形成最早在术后 1 周末开始出现。4 周末时,新骨即充满拔牙创,但要到 3 月后才能完全形成骨组织。半年后,X 线片显示与周围骨组织才密度一致。

4.上皮覆盖拔牙创　拔牙后 3～4 天,牙龈上皮开始由周围向血凝块表面生长,但其最后愈合(即完成覆盖拔牙创)的时间,差异颇大。最早在第 8 天即可见上皮愈合完成,最迟至 28 天仍有未完全愈合者。这与拔牙创的大小,软组织损伤情况等有关。

拔牙创愈合过程应包括拔牙后牙槽骨的修复重建过程。拔牙后早期即可见拔牙窝邻近骨髓腔内充血,成纤维细胞增加,第 6 天开始有新骨出现,参加整个牙槽骨的重建。此外,拔牙创所在区域颊舌侧牙槽骨骨膜下成骨也成为牙槽骨重建的一环。

临床上拔牙后 1 周左右,牙槽窝内即开始形成肉芽组织,1～2 个月后牙槽窝即可长平,3～6 个月后,重建过程才完成,出现正常的骨结构。但是拔牙创愈合过程因拔牙情况和牙槽骨的情况不同,变异颇大。

第六节　牙拔除术的并发症

拔牙作为一种手术,在术中和术后都可能发生一些并发症。术中并发症多为意外损伤,术后并发症多是由于手术创伤而引发的一些临床症状群。学习和了解这些并发症,有利于针对拔牙并发症的预防和处理。

一、牙拔除术的术中并发症

1.断根　如果不是有目的分牙,那么术中出现的牙根折断是拔牙术的并发症。断根在拔牙时比较常见,直接的原因是牙根的形态和数目异常或拔牙器械使用不当造成。间接的原因是术前检查不清晰,只凭经验和感觉来判断牙根的形态和数目。还有术中急于求成,使用暴力挺拔。断根后虽然使拔除更加困难。一般熟练的医师应不难拔除。强调检查清此根的位置、走向,断面高点的位置采取楔、撬等拔除断根的办法将其完全拔除。

2. 软组织损伤　比较常见的拔牙并发症。类型有,牙龈撕裂、翻起的黏骨膜瓣撕裂和颌周软组织穿刺伤。

牙龈撕裂常会造成术后出血和疼痛,常见的原因是:①牙龈分离不彻底。②术中牙钳夹破牙龈。③牙钻分牙、去骨时缠绕牙龈。预防处理办法是:尽量完全分离牙龈,安放牙钳时应避开牙龈,如果术中发现牙龈分离不完全应暂停拔牙,重新分离或切割牙龈,达到完全分离后再拔。骨钻分牙时应加以保护,防止牙龈卷入、缠绕、撕裂牙龈。

翻起的黏骨膜瓣撕裂主要是因为:①切口太小,凿骨或拔牙时撕裂。②切口时未能全层切透黏骨膜,剥离时撕裂。③缝合时多次穿割,造成牙龈黏膜撕裂。应设计大小合适的切口,切开完善分离清晰。缝合手法熟练避免多次缝穿,损伤牙龈。

颌周软组织穿刺伤多是由于左手保护不够,右手用力过分,牙挺滑脱所致。应加强左右手配合,防止牙齿突然折断牙挺打滑。如有刺伤,应妥善缝合和预防感染。

3. 牙槽骨和颌骨骨折　牙槽前骨折好发于尖牙的唇侧和上颌第三磨牙的远中。多是由于牙槽骨菲薄,侧向力加大时随牙齿一块倾斜而折断。老年人骨质坚硬,拔牙时也易发生薄弱侧的牙槽骨板骨折。牙槽骨骨折难以预防,主要还是强调拔牙时用力要得当,逐渐加大摇动的幅度。如果发生牙槽骨折,有大量骨膜附着的应给予复位,缝合牙龈使其重新愈合,以免造成牙槽嵴缺损。若只有少量骨膜粘连或完全游离,则应去除残骨,修整牙槽边缘,完全止血,缝合牙龈。

下颌骨骨折较少发生,主要好发于下颌阻生智齿拔除术中,由于凿骨较多,阻生牙位置较低,挺出时用力较大,加之此处为上颌骨的骨折好发处,比较薄弱而形成。应按骨折的处理原则给予处理。

4. 上颌窦穿孔　较好发生于上颌窦较大,牙根与上颌窦底较近或牙根在上颌窦内者。常见上颌第一、二磨牙拔除,尤甚是该区的牙根拔除时。上颌窦穿孔的预防主要是根术前 X 线片,判断牙根与窦底的位置关系。术中应避免过大的楔入力,防止牙根压入上颌窦。若已然穿孔,牙根嵌入,可试着让患者用口鼓气,若鼓气时漏气或有血液从鼻孔溢出,说明上颌窦黏膜也被穿破。若鼓气不漏,可能黏膜层尚未穿通。黏膜未穿通者,可用牙钻扩大牙槽窝口。不要刮挖。用生理盐水向窝底冲洗,大多可以冲出或轻轻取出牙根。若已穿通(完全)则应取出根后用碘仿海绵填塞牙槽窝,缝合牙龈黏膜,试图让牙槽窝内形成已完整的血凝块,阻断口腔与上颌窦。术后叮嘱患者不可用吸管吸食饮品,不要吸烟等。教会患者捏鼻、鼻腔鼓气,呋麻合剂点鼻。若穿通口径较大,应转腭部黏骨膜瓣来覆盖牙槽窝口,应用抗生素预防感染。

5. 颞下颌关节脱位　张口过大或张口时间过长易发前脱位,有关节紊乱或有习惯性脱位者更易发生,应常规手法复位,四头带固定。

6. 误拔邻牙和邻牙对𬌗牙损伤　误拔邻牙是医疗事故,多是由于不认真、不负责任引起。应立即行再植术并向患者说明情况。医师要树立良好的职业精神和认真负责的态度,杜绝误拔。

邻牙损伤多是由于牙挺过宽,误以邻牙为支点(引起);牙结石过多拔牙时未清除,牙钳安放倾斜,摇动时带动邻牙;左手配合不良未能及时发现邻牙的异常动度等引起。邻牙颈部龋坏,远中牙槽嵴吸收;引起邻牙术后松动,引发牙髓炎,也是邻牙并发症。

对殆牙损伤多是由于钳拔时牙根突然折断或脱出,右手向上拔的力度过大而击伤对殆牙。好发在下前牙拔除术中。

拔牙术中强调不应以邻牙为支点,左手配合感知邻牙的异常动度,邻牙和对殆牙损伤是可以有效预防的。

7. 下牙槽神经损伤　多发生在下颌阻生智齿拔除时,导致下唇麻木或感觉异常。一般情况,下唇麻木多在半年至一年内恢复,感觉神经只要不彻底切断,恢复率较高。个别情况不能恢复。术前应了解下颌管与牙根的位置关系,避免牙根潜入下颌管。术后不要用力刮治较软的根尖窝。若牙根已潜入应小心取出,忌盲目凿骨挖取。术后有术麻症状者,可给予地塞米松消炎,减少水肿,避免坏死。也可应用扩血管药物和营养神经的药物。

二、牙拔除术的术后并发症

1. 术后出血　原发性出血是拔牙后虽经咬合压迫,一直未能止血。继发性出血是拔牙后出血业已停止,而后又因其他刺激又重新出血。拔牙术后出血为最常见的并发症。

术后出血的原因多以局部因素为主。全身因素造成术中术后出血的多是拔牙的禁忌证,应该在术前查明。一旦术前未查,术后引起出血者则不易止血,应该立即与血液科联系会诊。采取输血或有针对性的方法止血。

术后出血与唾液、漱口水大量混合,易引起患者心理恐惧。有些患者虽出血量不大,但表现出面色苍白、心跳加快,看起来极其虚弱、严重。医师应作好患者的心理调整,稳定患者情绪。

术后出血常见原因有:①牙龈撕裂。②牙槽窝内的炎性肉芽组织未刮净。③牙槽内的小血管破裂。④牙槽骨有骨折。⑤咬合压迫不得要领,未能起到压迫止血的作用。⑥患者不遵医嘱,过早取出压迫纱卷或过早用力漱口等所致。

出血较少,以渗血为主者,应用少量云南白药,重新纱卷压迫,即可止血。出血量大,血凝块未能形成者,可给予牙龈缝合,再压迫止血。出现涌血现象者应立即填塞牙槽窝,缝合牙龈再压迫止血。

2. 拔牙术后感染　常规拔牙术后感染的比较少见,复杂拔牙术后可能引起感染。碎牙片、碎骨片、牙结石、未去净的感染肉芽是感染源。故手术前去净结石,漱口和术后刮除异物和肉芽,必要时用双氧水和生理盐水冲洗净伤口,是预防感染的关键。如果有感染发生,应在麻醉下刮治牙槽窝,全身给予抗生素应用即可。

3. 术后疼痛　麻醉作用消失后,拔牙创有轻度疼痛是正常的炎症反应,口服止痛药即可止痛。一天后应恢复。术后若有严重剧烈的疼痛,口服止痛剂效果不佳或术后2～3日尚有难以忍受的疼痛,则应视为并发症。多是由于损伤较大;去骨时产热引起骨坏死;未能去净碎骨屑或牙槽骨暴露于口腔内,未被牙龈覆盖;牙槽窝血凝块形成不全,牙槽窝内壁外露等引起。术后疼痛应与干槽症相鉴别。

减少拔牙创伤,修整高尖,锐利的牙槽嵴。确保牙龈和血凝块覆盖牙槽骨,就能有效预防术后疼痛。牙槽骨暴露的可修整突出的牙槽骨,重新覆盖外露的牙槽骨,使用止痛剂,即可止痛。

4.干槽症 以拔牙术后剧烈疼痛和拔牙创愈合障碍为主要临床特征的一种拔牙术后并发症。目前对于干槽症的认识尚不十分清楚。有人命名为纤维蛋白溶解性牙槽炎,有人叫它牙槽痛、坏死性牙槽炎、限局性牙槽炎等。多发于下后牙,尤其是下颌阻生智齿拔除后。发病因素可能与创伤较大,上颌血供较差,纤维蛋白溶解和感染有关系。拔牙术后2～3天出现剧烈疼痛,并向耳颞部,颌下区、颈上部放射。牙槽窝空虚,呈灰褐色,有恶臭味,牙龈边缘红肿。严重者可出现张口受限,颌下区淋巴结肿大,颊部触痛等症状。

治疗原则:充分镇痛,刮净牙槽窝的污秽物,保护裸露骨面不受刺激和促进肉芽组织生长。

治疗方法:阻滞麻醉下,用3‰双氧水和生理盐水交替冲洗,用刮匙刮除牙槽窝遗留物,再交替冲洗。只到能看清牙槽窝内壁,有鲜血渗出为止。然后用碘仿纱条填塞。也可以在牙槽窝内上盐酸米诺环素(派里奥)都能起到治疗作用。一般一周后可完全止痛,1～2周可以愈合。

预防:各种文献报道了许多预防干槽症的方法。除尽量减小拔牙创伤,正确处理好拔牙创外。大致都在牙槽窝放置药物。药物有磺胺类、抗生素类、中药六神丸、抗纤溶干血浆类。目前得到广泛认可的是填塞碘仿明胶海绵或填塞碘仿油纱条。

第七节 牙槽外科手术

牙槽外科手术主要是指牙槽突及其周围软组织的门诊小手术,包括义齿修复前准备、系带矫正和瘘管切除修补等。

一、牙槽突修整术

用手术的方式,修整牙槽突上有碍义齿修复的结构(见图5—11)。主要是骨尖,锐利骨嵴,牙槽突倒凹,异常的上颌结节等。这些结构影响义齿的承托或就位,修复前必须进行修整。

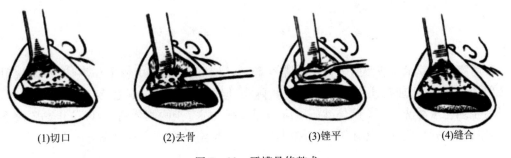

(1)切口 (2)去骨 (3)锉平 (4)缝合

图5—11 牙槽骨修整术

1.局部浸润麻醉。

2.切口,形式有梯形、角形、弧形切口,切口的大小根据手术范围来确定。龈瓣的蒂部在前庭沟,角形切口蒂部宜放在基底和远中,全层切开黏骨膜。

3.用剥离子翻开龈组织瓣,显露骨突,用凿分层去骨。大致用锉平整,将龈瓣复位,用手抚摸是否平整。若不平,可再次修整,直到手感平稳,再次锉平,冲洗净碎骨屑。缝合即可,不必安放引流。用锉时应单向,禁止来回锉。

4.范围较小的骨尖,可麻醉下切开牙龈,直接用锤击平,不必缝合。

二、骨隆突修整术

主要是硬腭中部的腭隆突及双侧下颌前磨牙舌侧的上颌舌隆突。

隆突表现为不规则的圆形突起,质地硬,表面光滑,黏膜平整,体积较大时影响托牙的固位和承托,应该修整,不影响义齿修复的无需处理。

1.下颌隆突修整术 局麻下沿下颌牙槽突顶靠舌侧,作弓背向前的弧形切口。全层切开黏骨膜,小心翻开黏骨膜瓣。靠口底处较薄,易破溃(裂),应小心。用凿修整平隆突,锉平,生理盐水冲洗,缝合(图5-12)。

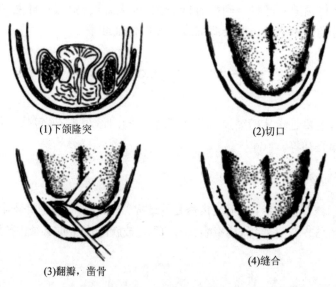

(1)下颌隆突　　　　　　　　　(2)切口

(3)翻瓣,凿骨　　　　　　　　　(4)缝合

图5-12　下颌隆突修整术

2.腭隆突修整术 双侧腭大神经阻滞麻醉,在隆突顶部的腭中缝上作纵切口,两端附四条短斜切口,向两侧翻瓣,用凿去除过大的骨隆突,但要注意不可去骨过多,防止向鼻腔穿孔。锉平后生理盐水冲洗,缝合,碘仿纱条压迫,上覆纱布,固定于两侧牙列上,以防止黏膜瓣下死腔,形成血肿,影响愈合。无牙颌或不能用牙列固定压迫者需作腭护板(图5-13)。

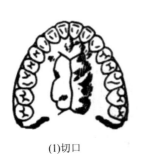
(1)切口

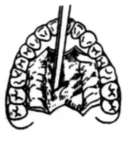
(2)翻瓣,去骨

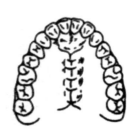
(3)缝合

图 5—13　腭隆突修整术

三、牙槽嵴增高术

为了提高托式(托)义齿的固位力,需要对吸收严重的上颌牙槽嵴给予增高,牙槽嵴增高比较传统,但手术形式或植入体都比较单一。近年来手术形式和植入体有较大进展。

1.骨移植牙槽嵴增高术　传统的形式是牙槽嵴顶部敷贴式植骨。移植体多来自患者自体的髂骨片或颅骨的外侧板,颅骨外板植入后吸收速度慢,又易成活,但临床患者不乐意接受切取颅骨。由于植骨后需要较多的软组织覆盖,所以黏骨膜要作滑行的组织瓣。一般切口设计在牙槽嵴偏舌侧,翻瓣后修整牙槽嵴顶,不要损伤下牙槽神经,将修整好的骨块放上,修整使其与牙槽嵴顶贴合,用螺钉固定,冲洗,缝合黏骨膜瓣。新的术式称为"三明治"式植骨法,也叫夹层植骨。优点是易于成活,吸收速度慢,但手术复杂,需要更为先进的手术器械。从牙槽嵴的颊侧作切口,向下颌下缘推翻骨膜,作水平截骨,撬起上层骨板,舌侧黏骨膜为蒂,把取好的髂骨块植入,用螺钉或小型肽夹板固定,缝合创口即可。

一般牙槽嵴增高需全麻,需注意麻醉的禁忌证。

2.非自体骨移植　这方面的报道很多,但得到广泛认可的不多。可以推广应用的是羧基磷灰石为主要成分的生物材料人工骨移植。具体做法是:先将移植生物材料直接植入骨膜下;再把块片状材料作敷贴式或夹层移植。由于移植体不来源于自身,患者易于接受,移植体供应充分,大小和范围可以根据义齿修复的需要来确定。

四、系带矫正术

临床上常见有舌系带过短和唇颊系带附着过于靠近牙槽嵴顶(附着过低),可能影响发音,影响义齿修复,造成切牙间隙关闭困难等,需作手术矫正。

1.唇颊系带矫正术　上唇系带附着过低,可造成中切牙间隙。牙列缺损或缺失时,唇颊系带由于牙槽嵴的吸收而相对附着较低会影响义齿修复,需要矫正。

局部浸润麻醉,中切牙间隙者,可作唇系带附着点切除,黏骨膜潜行分离,切口缝合,牙槽嵴顶用牙周塞治剂覆盖。系带影响义齿修复者,将系带附着点横切断,潜行分离纵向缝合即可(图 5—14)。

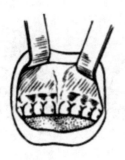

(1)唇系带附着过低

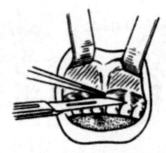

(2)切开唇系带及切除切牙牙间软组织

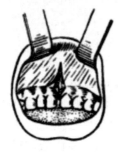

(3)形成菱形创口

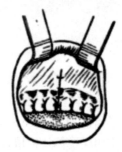

(4)缝合

图5－14　上唇系带修整术

2.舌系带矫正术　舌系带过短,造成舌不能自由前伸和上挑。向前伸舌时舌尖部呈"M"状。有可能影响到舌腭音和卷舌音的发声。注意:有些舌系带过短的患儿可伴有其他发育障碍,矫正后也未必都能发音清晰。

手术矫正最佳时期为1～2岁,幼儿学说话之前。1岁幼儿可以在麻醉下,直接剪开系带压迫止血即可。3岁以上患儿及成人应浸润麻醉,夹住舌系带,沿止血钳切开切断系带,不要损伤舌下肉阜的颌下腺开口及舌腹部的小静脉。用手拉舌体向口外,使舌尖能充分伸展。将切口纵向拉拢缝合,术后给予抗生素预防感染(见图5－15)。

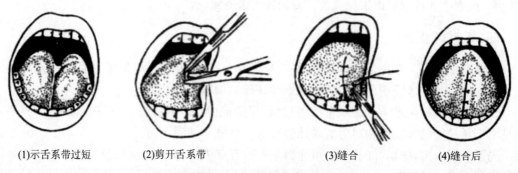

(1)示舌系带过短　　　(2)剪开舌系带　　　(3)缝合　　　(4)缝合后

图5－15　舌系带修整术

五、口腔上颌窦瘘修补术

口腔上颌窦瘘常发生在上颌窦本身发育大,拔牙时穿通上颌窦底将牙根推入上颌窦内的情况下形成。瘘孔较小且无继发感染时,常可自愈;瘘孔较大且无明显炎症时应行即刻修补。陈旧性瘘孔,应在清除上颌窦内牙根及病灶后行手术修补。修补方法有:

1. 颊侧滑行瓣修补术 局部浸润麻醉下,沿瘘孔边缘切开,刮除瘘管内之上皮、肉芽组织及坏死骨组织。在瘘孔之近远中端并大于瘘孔向颊侧龈颊沟底作梯形黏骨膜瓣,剥离掀起该瓣,在瓣的蒂部横断骨膜,使瓣能自如延伸向瘘孔部滑动并在无张力的条件下,充分覆盖瘘孔。然后缝合于瘘孔边缘的黏骨膜创面(黏骨膜边缘应距瘘孔 3～4mm)。应采用褥式加间断缝合。如同时行上颌窦根治术,滑形瓣之近中切口应水平延伸与上颌窦根治术切口相连接。上颌窦根治术及口腔上颌窦瘘修补术后,同侧下鼻道应开窗引流。

2. 腭黏骨膜旋转瓣修补术 对位于靠腭侧的较大瘘孔最为适用。方法为,先围绕瘘孔切开黏骨膜,并在骨膜下将瘘孔边缘之黏骨膜朝瘘孔剥离掀起,然后上皮面朝着瘘孔对位缝合。在腭部设计含腭大动脉的黏骨膜瓣,切开、旋转并缝合该瓣于瘘孔颊侧之黏骨膜边缘,即可关闭口腔上颌窦瘘。瓣所在部位之骨创面应用碘仿纱条填塞,并用腭护板压迫(见图 5-16)。

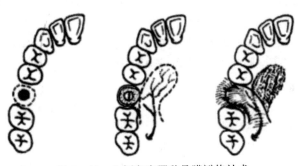

图 5-16 上颌窦瘘腭黏骨膜瓣修补术

参考文献

[1]宋胜玉,梁文红.Th17 细胞在口腔疾病中的研究进展[J].齐齐哈尔医学院学报,
2013,34(17):2590-2591.

[2]张坤.口腔固定修复技术[M].郑州:郑州大学出版社,2014.

[3]张群英,肖梅珍,肖俊,等.自制清热解郁中药制剂用于复发性口腔溃疡的疗效观察
[J].健康大视野:医学版,2013,21(10):1052.

[4]葛秋云,杨山.口腔组织病理 第 2 版[M].北京:科学出版社,2014.

[5]景娟,牛洁,陈鑫,等.口腔颌面肿瘤患者血浆 FBG,D-二聚体和 FDP 的检测及其意
义[J].现代检验医学杂志,2013,28(4):76-78.

[6]申杰,周文明.口腔真菌感染的研究进展[J].国际口腔医学杂志,2013,40(5):619-624.

[7]左金华.现代临床口腔病学[M].西安:西安交通大学出版社,2014.

[8]张艳.口腔颌面部创伤 117 例临床护理体会[J].健基层医学论坛,2013,17(24):3179
-3180.

[9]宋光宇.颌面部衣物 40 例临床分析[J].中国民康医学,2013,25(17):59-60.

[10]吴补领,刘洪臣,范兵.老年口腔医学[M].西安:西安交通大学出版社,2015.

[11]郑利光,王春辉,刘翠梅,等.专项整治活动后口腔医院住院患者抗菌药物应用情况
分析[J].中国药房,2013,24(38):3577-3580.

[12]穆萍萍,宋晖,孙钦峰.高速泳动族蛋白盒 1 与牙周病[J].国际口腔医学杂志,2014
(01):77-81.

[13]胡勤刚.口腔颌面外科查房手册[M].北京:人民卫生出版社,2015.

[14]段银钟.口腔正畸临床拔牙矫治指南[M].北京:人民卫生出版社,2011.

[15]赵吉宏.口腔颌面外科门诊手术操作规范与技巧[M].北京:北京大学医学出版社,2015.

[16]孙正.口腔科诊疗常规[M].北京:中国医药科技出版社,2012.

[17]马净植.口腔疾病诊疗指南[M].北京:科学出版社,2013.

[18]凌均棨,陈智.口腔医学 口腔内科分册[M].北京:人民卫生出版社,2015.

[19]唐建民.口腔颌面耳鼻咽喉头颈外科学[M].天津:天津科技出版社,2010.

[20]俞光岩,王慧明.口腔医学 口腔颌面外科分册[M].北京:人民卫生出版社,2015.

[21]章筱悦,陈振琦.唇腭裂患者的牙周健康状况及其影响因素[J].国际口腔医学杂志,
2014(04):463-467.

[22]陈扬熙.口腔正畸学基础、技术与临床[M].北京:人民卫生出版社,2012.

[23]赵云凤.口腔修复技术学[M].上海:世界图书上海出版公司,2013.

[24]罗启贤,刘长庚.牙周膜和牙槽骨牵张成骨术加速正畸牙移动[J].国际口腔医学杂志,2014(03):309-313.

[25]李翔,康红钰.口腔临床药物学[M].郑州:郑州大学出版社,2013.

[26]中兴,张志愿.口腔颌面外科临床解剖学[M].济南:山东科学技术出版社,2011.

[27]毛珍娥.口腔疾病概要(第二版)[M].北京:人民卫生出版社,2008.